2022年

国家医疗服务与质量安全报告
——超声医学分册

National Report on the Services,
Quality and Safety in Medical Care System:
Manual of Ultrasound Medicine

国家超声医学质量控制中心 编

人民卫生出版社
·北 京·

图书在版编目（CIP）数据

2022 年国家医疗服务与质量安全报告. 超声医学分册 / 国家超声医学质量控制中心编. —北京：人民卫生出版社，2023.6

ISBN 978-7-117-34911-6

Ⅰ. ①2… Ⅱ. ①国… Ⅲ. ①医疗卫生服务 – 质量管理 – 安全管理 – 研究报告 – 中国 –2022②超声波诊断 – 研究报告 – 中国 –2022 Ⅳ. ①R197.1②R445.1

中国国家版本馆 CIP 数据核字（2023）第 111141 号

人卫智网	www.ipmph.com	医学教育、学术、考试、健康，购书智慧智能综合服务平台
人卫官网	www.pmph.com	人卫官方资讯发布平台

2022 年国家医疗服务与质量安全报告
——超声医学分册

2022 Nian Guojia Yiliao Fuwu yu Zhiliang Anquan Baogao
——Chaosheng Yixue Fence

编　　写：国家超声医学质量控制中心
出版发行：人民卫生出版社（中继线 010-59780011）
地　　址：北京市朝阳区潘家园南里 19 号
邮　　编：100021
E - mail：pmph @ pmph.com
购书热线：010-59787592　010-59787584　010-65264830
印　　刷：人卫印务（北京）有限公司
经　　销：新华书店
开　　本：889×1194　1/16　　印张：20
字　　数：634 千字
版　　次：2023 年 6 月第 1 版
印　　次：2023 年 7 月第 1 次印刷
标准书号：ISBN 978-7-117-34911-6
定　　价：108.00 元

打击盗版举报电话：**010-59787491**　**E-mail：WQ @ pmph.com**
质量问题联系电话：**010-59787234**　**E-mail：zhiliang @ pmph.com**
数字融合服务电话：**4001118166**　**E-mail：zengzhi @ pmph.com**

编写工作组名单

主　编　姜玉新　李建初　王红燕

编　委（按姓氏笔画排序）

王　辉　吉林大学中日联谊医院	周　平　中南大学湘雅三医院
王文平　复旦大学附属中山医院	周　青　武汉大学人民医院
王红燕　北京协和医院	周　琦　西安交通大学第二附属医院
王金锐　北京大学第三医院	南瑞霞　海南医学院第一附属医院
尹立雪　四川省人民医院	姜　凡　安徽医科大学第二附属医院
邓学东　苏州市立医院	姜玉新　北京协和医院
叶　军　赣南医学院第一附属医院	袁　惠　昆明医科大学第一附属医院
冉海涛　重庆医科大学附属第二医院	袁建军　河南省人民医院
尼玛玉珍　西藏自治区人民医院	聂　芳　兰州大学第二医院
任卫东　中国医科大学附属盛京医院	郭盛兰　广西医科大学第一附属医院
米成嵘　宁夏医科大学总医院	黄品同　浙江大学医学院附属第二医院
李建初　北京协和医院	焦　彤　天津市人民医院
谷　颖　贵州医科大学附属医院	谢晓燕　中山大学附属第一医院
冷晓萍　哈尔滨医科大学附属第二医院	薛红元　河北省人民医院
张　梅　山东大学齐鲁医院	薛恩生　福建医科大学附属协和医院
张玉英　青海省人民医院	穆玉明　新疆医科大学第一附属医院
陈　武　山西医科大学第一医院	

编写工作组人员（按姓氏笔画排序）

于玮莹	吉林大学中日联谊医院	张群霞	重庆医科大学附属第二医院
马 莉	北京协和医院	陈 舜	福建医科大学附属协和医院
马文琦	西安交通大学第二附属医院	陈文娟	中南大学湘雅三医院
王 欣	天津市第三中心医院分院	陈洪艳	昆明医科大学第一附属医院
王义成	河北北方学院附属第一医院	范培丽	复旦大学附属中山医院
王丽丽	安徽医科大学第二附属医院	姜双全	哈尔滨医科大学附属第二医院
邓 燕	广西医科大学第一附属医院	徐永远	浙江大学医学院附属第二医院
田 霞	新疆医科大学第一附属医院	殷林亮	苏州市立医院
庄博文	中山大学附属第一医院	高璐滢	北京协和医院
刘利平	山西医科大学第一医院	陶国伟	山东大学齐鲁医院
刘晓明	贵州医科大学附属医院	陶蕙茜	北京协和医院
关 莹	海南医学院第一附属医院	黄 瑛	中国医科大学附属盛京医院
杜智慧	鄂尔多斯市中心医院	曹 省	武汉大学人民医院
李 闯	河南省人民医院	常瑞姣	宁夏医科大学总医院
谷 杨	北京协和医院	章春泉	南昌大学第二附属医院
应春花	青海省人民医院	董甜甜	兰州大学第二医院
张红梅	四川省人民医院	德 央	西藏自治区人民医院

前　言

《中华人民共和国国民经济和社会发展第十四个五年规划和 2035 年远景目标纲要》指出,把保障人民健康放在优先发展的战略位置,深入实施健康中国行动,为人民提供全方位全生命期健康服务。医疗质量与安全是医院发展的生命线,加强医疗质量与安全管理并持续改进是医疗机构永恒的核心主题,构建优质高效的医疗质量管理与控制体系,是保障人民健康的重要措施。

随着经济社会发展,人民群众对高质量医疗服务的需求日益增长,经济便捷、安全有效的超声诊断技术得以迅速普及,为提高医疗质量、保障人民群众健康发挥了不可替代的作用。2017 年,国家卫生健康委员会医政医管局委托北京协和医院成立国家超声医学质量控制中心,以加强质量管理,提高超声诊断同质化、规范化水平为核心,不断完善组织架构,建立覆盖全国的质控网络,开展培训及质量监测,制定质控指标并分析数据等,对规范超声从业人员及仪器设备,减少超声诊疗水平的地区差异,促进超声专业高质量发展作出了积极的贡献。

自 2018 年起,国家超声医学质量控制中心每年组织编写《国家医疗服务与质量安全报告 超声医学分册》(以下简称《报告》)。《报告》实现了全国层面的超声医学科医疗质量现状的系统分析,自发行后得到业内广泛认可,对科学化、精细化推进超声质量管理工作发挥了指向标作用。随着目标管理模式的提出,《报告》持续监测、反映我国医疗质量安全情况,明确了当前医疗质量安全领域亟须改进的薄弱环节,为目标的提出奠定了科学基础,对制定针对性改进目标、引导医疗质量安全管理工作方向具有重要参考意义。

2022 年《报告》在往年基础上,广泛征集了全国超声领域专家建议,对已有超声质量控制指标进行了进一步优化,同时新加入反映单病种情况的颈动脉狭窄(≥50%)超声诊断符合率等。展示了 2017—2021 年的数据并进行对比分析,反映了超声质量指标几年来的动态变化情况,更全面、准确、具体地反映超声质量情况,兼具科学性、权威性,是了解我国超声医学专业发展情况的重要参考。

在此,衷心感谢国家卫生健康委员会医政医管局在《报告》编写过程中对国家政策进行解读和指导,并对数据上报和收集提供指导和帮助。感谢国家超声医学质量控制中心专家对质控指标制定和分析贡献的专业化意见。感谢全国各省超声医学质量控制中心专家在报告撰写过程中所倾注的心血。由于时间和资料有限,书中如存在疏漏之处,恳请广大读者予以谅解,并提出宝贵意见与建议。谢谢!

国家超声医学质量控制中心

姜玉新　李建初　王红燕

2022 年 12 月

目　录

第一章

超声医学专业质量控制指标含义

一、超声医师日均承担工作量（US-HR-01）

定义：单位时间内，每名超声医师每日平均承担的工作量。

计算公式：

$$超声医师日均承担工作量 = \frac{超声科年总工作量}{超声医师数 \times 工作日数}$$

说明：

1. 超声科年总工作量是指超声科医师发出的超声报告单总数量。

2. 超声医师是指取得"执业医师资格证书"，在本机构专职从事超声诊疗工作且每年工作天数不少于6个月的医师。

3. 工作日数按 250 天计算。

意义：反映超声医师的工作负荷水平。

二、超声仪器质检率（US-EQ-01）

定义：单位时间内，完成质检的超声仪器数占同期本机构在用超声仪器总数的比例。

计算公式：

$$超声仪器质检率 = \frac{单位时间内完成质检的超声仪器数}{同期本机构在用超声仪器总数} \times 100\%$$

说明：超声仪器质检是指每年由国家认定的计量检测机构对超声仪器进行计量和成像质量质检。

意义：反映超声仪器质量安全的重要指标。

三、住院超声检查 48 小时内完成率（US-TL-01）

定义：单位时间内，在临床开具住院超声检查申请 48 小时内完成检查并出具超声检查报告的例数，占同期临床开具住院超声检查申请单总数的比例。

计算公式：

$$住院超声检查 48 小时内完成率 = \frac{\begin{array}{c}单位时间内在临床开具住院超声检查申请 48 小时内\\完成检查并出具超声检查报告的例数\end{array}}{同期临床开具住院超声检查申请单总数} \times 100\%$$

意义：反映住院超声检查的及时性、合理性。

四、超声危急值 10 分钟内通报完成率（US-CV-01）

定义：单位时间内，10 分钟内完成通报的超声危急值例数占同期超声危急值总例数的比例。

计算公式：

$$超声危急值10分钟内通报完成率 = \frac{单位时间内10分钟内完成通报的超声危急值例数}{同期超声危急值总例数} \times 100\%$$

说明：

1. 超声检查危急值是指超声检查影像提示以下超声诊断：疑似肝脏、脾脏、肾脏破裂出血；疑似宫外孕破裂并腹腔内出血；急性胆囊炎考虑胆囊化脓并急性穿孔；晚期妊娠出现羊水过少并胎儿心率过快（>160次/min）或过慢（<110次/min）；子宫破裂；胎盘早剥、前置胎盘并活动性出血；首次发现心功能减退（左室射血分数<35%）；心包积液并心脏压塞；主动脉夹层；主动脉瘤破裂；心脏破裂；心脏游离血栓；急性上下肢动脉栓塞；瓣膜置换术后卡瓣。

2. 超声检查结束并出具报告后，需将检查结果10分钟内通报给临床医师。

意义：反映超声危急值通报的及时性。

五、超声报告书写合格率（US-RE-01）

定义：单位时间内，超声检查报告书写合格的数量占同期超声检查报告总数的比例。

计算公式：

$$超声报告书写合格率 = \frac{单位时间内超声检查报告书写合格的数量}{同期超声检查报告总数} \times 100\%$$

说明：具有下列情况之一者视为不合格报告。

1. 报告单没有具有资质医师签名的。

2. 未包含申请单开具项目检查的。

3. 报告单中的描述与结论不一致的。

4. 报告单存在明显错误的：所查脏器缺如，但报告为正常；报告描述检查器官、部位、病变的方位（左右、上下、前后）、单位、数据错误；未删除与超声报告有歧义的模板文字；报告单患者姓名、性别、住院号（就诊号）与实际不符或缺失。

意义：反映超声检查报告书写质量。

六、乳腺病变超声报告进行乳腺影像报告和数据系统（BI-RADS）分类率（US-RE-BR-01）

定义：单位时间内，进行BI-RADS分类的乳腺病变超声报告数，占同期乳腺病变超声报告总数的比例。

计算公式：

$$乳腺病变超声报告进行BI-RADS分类率 = \frac{单位时间内进行BI-RADS分类的乳腺病变超声报告数}{同期乳腺病变超声报告总数} \times 100\%$$

意义：反映乳腺超声报告规范性。

七、超声报告阳性率（US-DR-01）

定义：单位时间内，超声报告中有异常发现的报告数，占同期超声报告总数的比例。

计算公式：

$$超声报告阳性率 = \frac{单位时间内超声报告中有异常发现的报告数}{同期超声报告总数} \times 100\%$$

说明：

1. 指标按照报告份数统计，如果一份报告中含有多个检查部位，有一项阳性或多项阳性结果，按1例阳性报告统计。

2. 该指标不包括健康体检相关超声报告。

意义：反映临床医师开具超声检查的合理性和超声检查结果的准确性。

八、超声筛查中胎儿重大致死性畸形的检出率（US-DR-OB-01）

定义：单位时间内，在超声筛查中检出胎儿重大致死性畸形的孕妇人数，占同期超声产检的孕妇总人数的比例。

计算公式：

$$超声筛查中胎儿重大致死性畸形的检出率 = \frac{单位时间内超声筛查中检出胎儿重大致死性畸形的孕妇人数}{同期超声产检的孕妇总人数} \times 100\%$$

说明：

1. 胎儿重大致死性畸形包括无脑儿、严重脑膨出、严重的开放性脊柱裂、严重的胸腹壁缺损内脏外翻、单腔心、致死性软骨发育不全。
2. 该指标的统计按孕妇人数计算。同一孕妇（含多胎）行多次超声检查，按 1 人次计算。
3. 本指标仅适用于提供产检服务的医疗机构。

意义：反映胎儿重大致死性出生缺陷在超声筛查中的检出情况。

九、超声诊断符合率（US-DI-01）

定义：单位时间内，超声诊断与病理或临床诊断符合的例数，占同期超声诊断有对应病理或临床诊断总例数的比例。

计算公式：

$$超声诊断符合率 = \frac{单位时间内超声诊断与病理或临床诊断符合例数}{同期超声诊断有对应病理或临床诊断总例数} \times 100\%$$

说明：

1. 只统计超声诊断有对应病理诊断或临床最终诊断的例数。
2. 以手术诊断或术后病理诊断、临床检验指标、动态随访结局、其他影像学检查佐证和病例讨论等确定，进行综合分析后作为诊断标准。

意义：反映超声诊断质量。

十、乳腺占位超声诊断准确率（US-DI-BR-01）

定义：单位时间内，乳腺超声诊断为乳腺癌或非乳腺癌与病理检验结果相一致的例数，占同期行超声检查诊断为乳腺占位并送病理检验总例数的比例。

计算公式：

$$乳腺占位超声诊断准确率 = \frac{单位时间内乳腺超声诊断为乳腺癌或非乳腺癌与病理检验结果相一致的例数}{同期行超声检查诊断为乳腺占位并送病理检验总例数} \times 100\%$$

说明：

1. 采用 BI-RADS® 分类，真阳性及真阴性参照 ACR BI-RADS® Ultrasound 2013。

活检结果	阳性（1 年内组织学诊断为乳腺癌）	阴性（活检良性或 1 年内未发现恶性）
阳性（BI-RADS 4 类、5 类）	真阳性	假阳性
阴性（BI-RADS 1 类、2 类、3 类）	假阴性	真阴性

2. 纳入同期进行乳腺超声检查并通过穿刺或切除活检获得明确病理诊断结果的病例;排除超声无法定性或未定性的病例;排除无病理诊断或病理诊断不明确的病例。

3. 以最终病理诊断为参考标准。

意义:反映乳腺超声诊断准确性。

十一、颈动脉狭窄(≥50%)超声诊断符合率(US-DI-VA-01)

定义:单位时间内,超声诊断为颈动脉狭窄(≥50%)与数字减影血管造影(DSA)或CT血管成像(CTA)等其他影像结果相符合的例数,占同期超声诊断颈动脉狭窄(≥50%)并可获得DSA或CTA等其他影像结果总例数的比例。

计算公式:

$$颈动脉狭窄(≥50\%)超声诊断符合率 = \frac{单位时间内超声诊断为颈动脉狭窄(≥50\%)与DSA或CTA等其他影像结果相符合的例数}{同期超声诊断颈动脉狭窄(≥50\%)并可获得DSA或CTA等其他影像结果的总例数} ×100\%$$

说明:超声诊断颈动脉狭窄的侧别、狭窄血管名称及狭窄程度的分级与DSA或CTA等其他影像结果相符合才纳入符合例数。

意义:反映颈动脉超声诊断质量。

十二、超声介入相关主要并发症发生率(US-INCO-01)

定义:单位时间内,超声介入相关主要并发症发生的例数,占同期超声介入总例数的比例。

计算公式:

$$超声介入相关主要并发症发生率 = \frac{单位时间内超声介入相关主要并发症发生的例数}{同期超声介入总例数} ×100\%$$

说明:

1. 纳入统计的超声介入包括穿刺活检、抽吸、引流、插管、注药治疗、消融等超声引导下的穿刺与治疗。

2. 主要并发症包括出血、感染、邻近脏器损伤、神经损伤、针道种植等。

意义:反映医疗机构开展超声介入的医疗质量。

第二章

全国超声医学医疗质量管理与控制数据分析

一、医疗服务与质量安全情况分析

（一）数据上报概况

全国共有 7 032 家设有超声医学专业的医疗机构参与数据上报,全国各省、自治区、直辖市及新疆生产建设兵团均参与数据上报。其中公立医院包括三级综合医院 1 660 家(23.61%),二级综合医院 2 872 家(40.84%),三级专科医院 351 家(4.99%),二级专科医院 853 家(12.13%);民营医院 1 296 家(18.43%)。各地区详细数据见表 2-0-1。

表 2-0-1　2021 年全国超声医学专业医疗质量控制指标抽样医疗机构分布情况

单位:家

地区	二级专科	二级综合	三级专科	三级综合	民营	合计
安徽	8	70	7	54	59	198
北京	10	22	5	43	22	102
福建	9	58	8	36	31	142
甘肃	9	60	5	32	6	112
广东	64	189	32	135	84	504
广西	46	92	16	54	19	227
贵州	34	81	7	37	54	213
海南	6	19	3	12	9	49
河北	84	243	7	60	110	504
河南	76	217	19	90	112	514
黑龙江	6	37	13	46	13	115
湖北	20	55	11	76	13	175
湖南	16	42	6	40	16	120
吉林	7	38	10	34	17	106
江苏	11	66	26	104	63	270
江西	32	90	12	47	36	217
辽宁	6	75	8	81	62	232
内蒙古	19	86	8	40	12	165
宁夏	12	26	1	12	10	61
青海	3	35	4	16	5	63

续表

地区	二级专科	二级综合	三级专科	三级综合	民营	合计
山东	57	198	26	103	98	482
山西	35	178	14	41	44	312
陕西	26	101	9	44	31	211
上海	0	10	2	23	0	35
四川	88	182	28	156	99	553
天津	8	29	11	25	21	94
西藏	3	46	1	9	5	64
新疆	10	117	7	35	14	183
新疆兵团	0	6	0	13	1	20
云南	91	197	19	47	124	478
浙江	26	127	20	79	31	283
重庆	31	80	6	36	75	228
全国	853	2 872	351	1 660	1 296	7 032

（二）超声医师人员配置情况

1. 超声科医患比

2021年,全国的平均超声科医患比为 1.33：10 000(即每万人次超声检查患者对应 1.33 名超声医师)。其中超声科医患比较高的地区包括西藏自治区、山西省、河北省、吉林省、内蒙古自治区,而超声科医患比较低的地区包括上海市、浙江省、新疆生产建设兵团、江苏省、北京市等,多为经济相对发达地区(图 2-0-1)。超声科医患比最高的为西藏自治区,为 2.08：10 000,最低的上海市仅为 0.87：10 000,说明经济较发达地区面对诊疗压力相对较大,与当地人口相对密集有关,也可能当地医疗水平较高,存在较多外地患者前往就医。

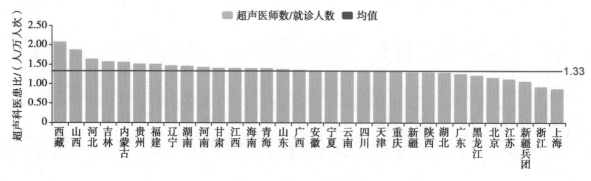

图 2-0-1　2021 年全国超声科医患比

2017—2021 年全国超声科医患比变化不大,其中 2018 年最低,为 1.15：10 000,2020 年最高,为 1.43：10 000(图 2-0-2),可能与新冠病毒感染疫情影响有关,造成就诊人数相对减少。

2. 各类医疗机构超声科医师学历分布情况

2021 年,全国各类医疗机构中的超声医师学历主要为学士及学士以下学历,分别占 54.37%、27.04%,博士学历最少,仅为 2.13%,硕士学历为 16.47%。其中,博士、硕士等高学历人才主要集中于三级医院

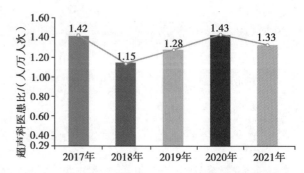

图 2-0-2　2017—2021 年全国超声科医患比变化

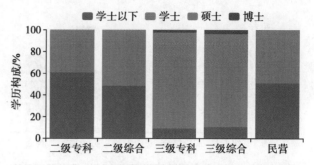

（图 2-0-3），说明三级医院对高端人才更具吸引力，有利于医院及医师学术发展、技术进步，而基层及民营医院则缺乏高学历人才。

3. 各类医疗机构超声科医师职称分布情况

2021 年，全国各类型医疗机构超声科医师职称主要为住院医师及主治医师，分别为 34.56%、41.90%。对比不同级别医疗机构，三级医院的高级职称比例较二级、民营医院明显高（图 2-0-4），说明三级医院的高年资医师较多，具备较强的专业实力，也与三级医院存在较好的学术平台，在学科发展及科研实力方面相对占有优势有关，因而医师可较快达到职称晋升的标准。

图 2-0-3　2021 年全国不同类型医疗机构超声科医师学历构成情况

4. 各类医疗机构超声科医师年龄分布情况

2021 年，全国各类型医疗机构中，>25~35 岁医师占比最大，为 39.68%，>35~45 岁医师次之，为 37.80%。在不同类型的医疗机构中，青年医师均为科室的主要人群，说明超声医师队伍相对年轻，人才的年龄梯度分布较为合理（图 2-0-5）。

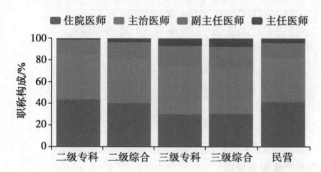

图 2-0-4　2021 年全国不同类型医疗机构超声科医师职称构成情况

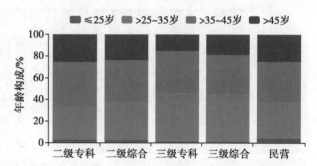

图 2-0-5　2021 年全国不同类型医疗机构超声科医师年龄构成情况

（三）超声质控指标抽样调查结果

指标 1. 超声医师日均承担工作量

2021 年全国超声医师日均承担工作量为 29.91 人次，排名较高的地区包括上海市、浙江省、新疆生产建设兵团、江苏省、北京市等，多为经济相对发达地区，可能与其人口密集、就诊患者较多有关，造成医疗资源相对紧张（图 2-0-6）。三级综合、三级专科医院日均承担工作量较高，说明其诊疗压力相对较大（图 2-0-7）。2017—2019 年的日均承担工作量较高，而 2020—2021 年较前下降，可能与新冠病毒感染疫情造成的影响相关（图 2-0-8）。

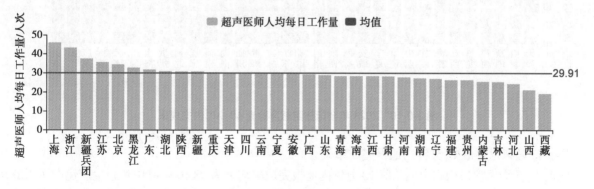

图 2-0-6　2021 年全国超声医师日均承担工作量

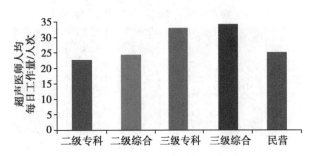

图 2-0-7　2021 年全国不同类型医疗机构超声医师日均
承担工作量

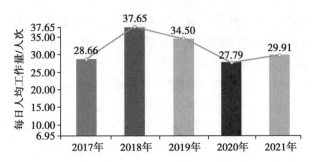

图 2-0-8　2017—2021 年全国超声医师日均承担工作量
变化

指标 2. 超声仪器质检率

2021 年全国医疗机构超声仪器质检率均值为 97.71%,大部分地区均达 90% 以上,说明超声仪器质量检查工作得到重视,保障医疗质量及诊疗安全,但仍存在少数地区超声仪器质检率偏低,需要加强仪器质检工作(图 2-0-9)。

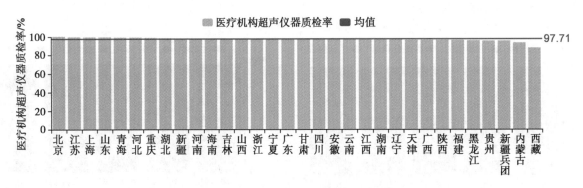

图 2-0-9　2021 年全国超声仪器质检率

指标 3. 住院超声检查 48 小时内完成率

2021 年全国住院超声检查申请 48 小时内完成率均值为 94.58%,其中天津市最高,为 99.87%,大部分地区可达 90% 以上,说明住院超声检查完成较为迅速,为患者的及时诊疗提供了保障,缩短了就医时间,提高了医疗资源的利用效率。但部分地区完成率偏低,可能与检查需求量大或医疗资源相对不足有关,需要增加人员及设备,优化检查预约流程(图 2-0-10)。

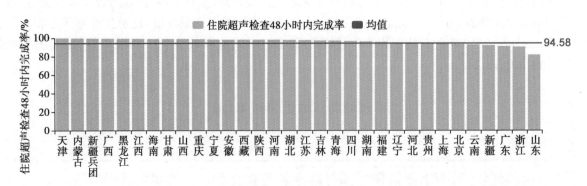

图 2-0-10　2021 年全国住院超声检查 48 小时内完成率

指标 4. 超声危急值 10 分钟内通报完成率

2021 年,全国医疗机构超声危急值 10 分钟内通报完成率均值为 98.10%,其中新疆生产建设兵团最高,为 99.85%(图 2-0-11)。大部分地区的超声危急值 10 分钟内通报完成率均较高,说明各医疗机构建立了较

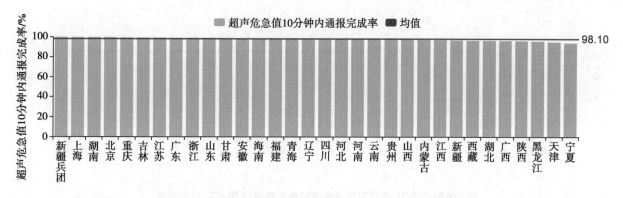

图 2-0-11　2021 年全国超声危急值 10 分钟内通报完成率

为完备的上报流程,可及时为患者提供有效、及时的诊疗服务,帮助临床医师更快速且有效地进行诊断并及时处置。不同类型医疗机构均具备较高的超声危急值10分钟内通报完成率,没有明显差异(图 2-0-12)。

指标 5. 超声报告书写合格率

2021 年全国医疗机构超声报告书写合格率为 99.19%,最高为上海市,为 99.86%,说明大部分地区均具有较高的报告质量,医疗机构应定期进行报告书写规范培训,做好超声报告质控工作(图 2-0-13)。

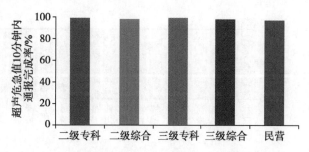

图 2-0-12　2021 年全国不同类型医疗机构超声危急值 10 分钟内通报完成率

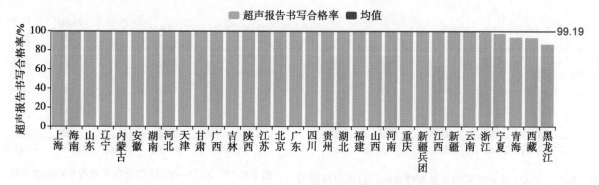

图 2-0-13　2021 年全国超声报告书写合格率

指标 6. 乳腺病变超声报告进行乳腺影像报告和数据系统(BI-RADS)分类率

2021 年全国医疗机构乳腺病变超声报告进行 BI-RADS 分类率均值为 81.37%,福建省、湖南省、重庆市、新疆生产建设兵团、广东省等地区较高,福建省最高,为 95.33%,将近一半的地区 BI-RADS 分类率不足 80%。部分地区仍需推广乳腺病变超声报告进行 BI-RADS 分类,加强相关专业技术培训,为临床提供更为规范的诊疗依据。对比不同医疗机构,三级专科医院的乳腺病变超声报告进行 BI-RADS 分类率最高,为 89.02%,二级专科医院最低,为 76.50%,反映三级专科医院普遍应用 BI-RADS 分类,对于乳腺疾病的诊断流程较规范(图 2-0-14)。

指标 7. 超声报告阳性率

超声报告阳性率反映疾病检出情况,体现了超声检查的价值。2021 年全国超声报告阳性率均值为 74.09%,多数地区差异不大,甘肃省最高,为 86.61%,说明超声检查在临床应用中较为合理及必要(图 2-0-15)。在各类医疗机构中,三级综合医院超声报告阳性率最高,与其医疗水平较高,接诊较多疑难患者,轻症患者较少相关。二级专科医院阳性率较低,可能与其患者疾病谱较综合医院窄,或门诊与体检患者区分不明确有关(图 2-0-16)。

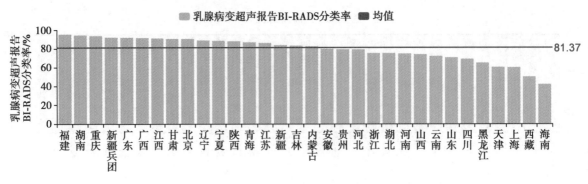

图 2-0-14　2021 年全国乳腺病变超声报告进行 BI-RADS 分类率

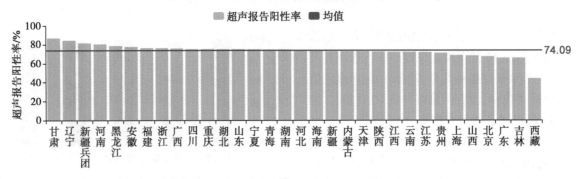

图 2-0-15　2021 年全国门急诊超声报告阳性率

2017—2021 年,超声报告阳性率不断提高,2021 年最高(图 2-0-17)。

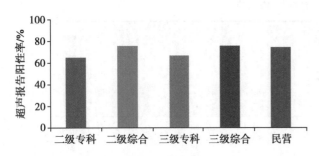

图 2-0-16　2021 年全国不同类型医疗机构门急诊超声报告阳性率

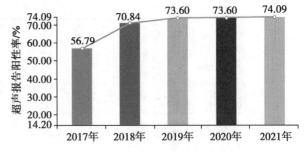

图 2-0-17　2017—2021 年全国超声报告阳性率变化

指标 8. 超声筛查中胎儿重大致死性畸形的检出率

2021 年全国超声筛查中胎儿重大致死性畸形的检出率约为 0.06%,其中上海市最高为 0.20%,广西壮族自治区最低,约为 0.04%(图 2-0-18)。6 种胎儿重大致死性畸形检出率中,致死性软骨发育不全最高,单腔心检出率最低(图 2-0-19)。

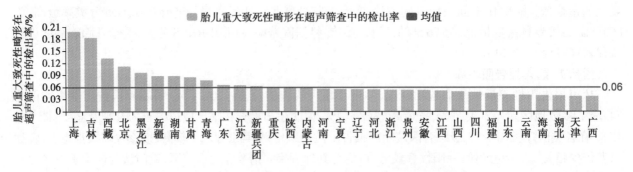

图 2-0-18　2021 年全国超声筛查中胎儿重大致死性畸形的检出率

指标9. 超声诊断符合率

2021年全国医疗机构超声诊断符合率均值为87.15%。大部分地市医疗机构超声诊断符合率均在均值以上，其中，上海市最高，为96.70%（图2-0-20）。说明大部分地区的医疗机构均具备较高的超声诊断质量，可为临床提供较大的诊疗价值。不同类型医疗机构超声诊断符合率见图2-0-21，三级专科、三级综合医院较高。

2017—2021年，超声诊断符合率逐渐提高，2021年最高（图2-0-22）。

指标10. 乳腺占位超声诊断准确率

2021年全国医疗机构乳腺占位超声诊断准确率均值为79.98%（图2-0-23）。其中，新疆生产建设兵团最高，为91.72%，各地普遍较高，可进行较为准确的乳腺占位诊断。但部分地区仍有待提高，可能与仪器精度、扫查的规范性、医师的知识技术水平等均相关，需进一步加强乳腺超声检查规范化培训，不断提高乳腺占位超声诊断的准确性。

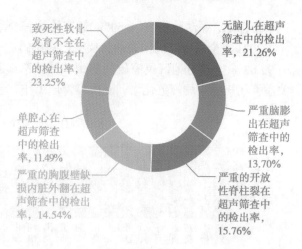

图2-0-19 2021年全国超声筛查中胎儿重大致死性畸形的检出率比例

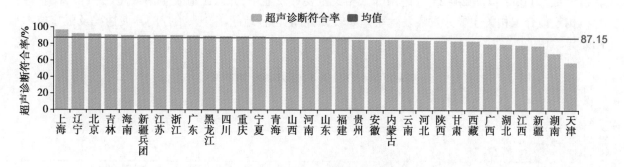

图2-0-20 2021年全国超声诊断符合率

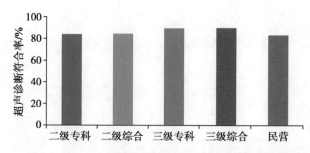

图2-0-21 2021年全国不同类型医疗机构超声诊断符合率

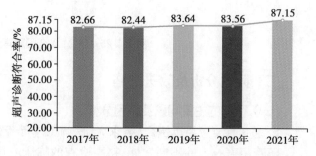

图2-0-22 2017—2021年全国超声诊断符合率变化

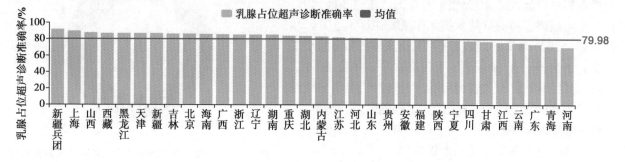

图2-0-23 2021年全国乳腺占位超声诊断准确率

11

指标 11. 颈动脉狭窄(≥50%)超声诊断符合率

2021年全国医疗机构颈动脉狭窄(≥50%)超声诊断符合率为84.84%(图2-0-24)。其中,福建省最高,为97.62%,大部分地区具有较高的颈动脉狭窄诊断水平。但仍存在部分地区符合率较低,提示需加强相关血管超声检查的规范化培训及质控管理工作。

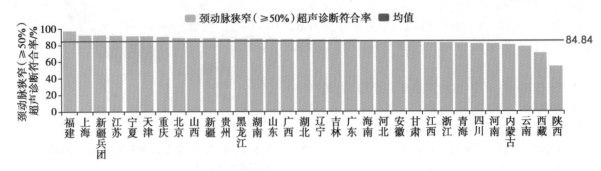

图 2-0-24　2021年全国颈动脉狭窄(≥50%)超声诊断符合率

指标 12. 超声介入相关主要并发症发生率

2021年全国医疗机构超声介入相关主要并发症发生率均值为0.63%,其中西藏自治区最高,为4.10%,天津市最低,为0.12%(图2-0-25)。超声介入相关主要并发症中,介入出血发生率最高(图2-0-26)。各省医疗机构超声介入相关主要并发症发生率差异较大,可能与各地超声介入治疗的开展情况及医疗技术水平的差异均相关。

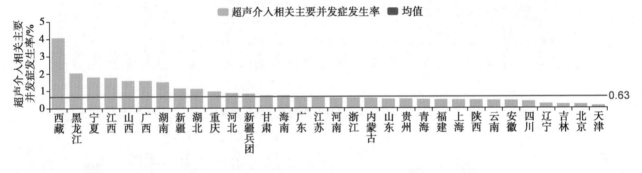

图 2-0-25　2021年全国超声介入相关主要并发症发生率

二、问题分析及改进措施

(一)存在的主要问题及原因分析

1. 超声检查应用范围广、需求大,医师工作负荷重

随着超声技术的不断发展,超声检查的临床应用范围不断扩大,为临床诊疗提供的参考价值越来越大,且超声检查相对便捷经济,因此超声检查的需求量不断上升,报告显示超声医师的日均承担工作量既往逐年上升。尽管2020—2021年受新冠病毒感染疫情影响,部分医疗工作受到影响,但工作量依然处于较高水平。并且,相较二级医院及民营医院,三级医院的工作量较大,说明三级医院面对较高的诊疗压力,分级诊疗工作仍需进一步推进,合理化分配医疗资源。

2. 超声医学科高学历人才短缺

我国超声检查与报告书写均由超声医师完成,与部

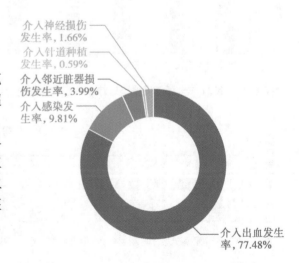

图 2-0-26　2021年全国超声介入相关主要并发症构成比例

分国家的技师采图、医师读图及完成报告不同,对超声医师的操作手法及理论知识的掌握均要求较高。因而超声医师工作负荷较重,人力资源相对不足。目前我国超声医师队伍缺乏高学历人才,博士及硕士学历者主要集中于三级医院。超声学科的发展可能受到影响,二级及民营医院所面对的挑战更为严峻。这可能与超声医学为相对新生学科,早期对入职医师学历不做过多要求有关,也与部分地区对超声科重视不足有关,导致学科发展受限。

3. 超声诊断质量有待进一步提高

超声检查的阳性率和诊断符合率反映了超声检查的临床应用价值。目前,超声检查的阳性率和诊断符合率,以及乳腺占位、颈动脉狭窄的超声诊断符合率仍有待进一步提升。

（二）改进措施

1. 完善超声专业质控体系建设,加强质量控制管理

加强超声质量控制体系建设,组建更加完善的全国超声质控网络,建立国家—省级—市级—医院的分层联动系统,并进一步优化和细化质控指标,通过多种形式鼓励和规范质控工作,建立规范化检查流程及标准化报告,提高质控工作的精度。

2. 开展单病种超声质控项目,实现精细化超声质控管理

国家超声医学质控中心加强对超声检查独具优势的单病种的质量控制,开展乳腺、妇科、盆底、类风湿关节炎等全国多中心单病种质量改进项目,推行规范化检查流程、标准化存图及结构化报告,对基层医院上传的病例进行图像及报告的审核反馈,有效推进检查规范化,提高超声诊断水平。

3. 加强质控宣传,强化继续教育

国家超声医学质控中心拟通过加强质控宣传,开展质量控制及检查规范化培训工作,强化超声医师的继续教育,进行超声规范化培训,全面提高超声医师的理论水平和实践能力,促进不同类型医院超声学科的不断发展及诊疗水平的不断提高。

第三章

各省、自治区、直辖市和新疆生产建设兵团
超声医学医疗质量管理与控制数据分析

第一节 北京市

一、医疗服务与质量安全情况分析

（一）数据上报概况

2022年，北京市共有82家设有超声医学专业的医疗机构参与相关数据上报。其中，公立医院63家，包括三级综合医院37家（45.12%），二级综合医院15家（18.29%），三级专科医院5家（6.10%），二级专科医院6家（7.31%）；民营医院19家（23.17%）。各区及各类别医院分布情况见表3-1-1。

表3-1-1　2021年北京市超声专业医疗质量控制指标抽样医疗机构分布情况

单位:家

区	二级专科	二级综合	三级专科	三级综合	民营	合计
昌平区	1	0	0	3	3	7
朝阳区	0	1	3	4	9	17
大兴区	1	0	0	2	1	4
东城区	0	2	0	3	0	5
房山区	1	0	0	1	1	3
丰台区	0	2	0	4	0	6
海淀区	1	5	1	5	1	13
怀柔区	0	1	0	1	0	2
门头沟区	0	0	0	1	0	1
密云区	0	0	0	1	0	1
平谷区	0	0	0	1	0	1
石景山区	0	1	0	1	0	2
顺义区	1	0	0	1	1	3
通州区	0	0	0	1	1	2
西城区	0	2	1	7	2	12
延庆区	1	1	0	1	0	3
全市	6	15	5	37	19	82

(二)超声医师人员配置情况

1. 超声科医患比

超声检查对医师的依赖性大,检查质量直接与检查者的操作及诊疗水平相关,因此,人力资源的分布情况对超声检查及报告的质量尤为重要。根据超声科医患比的数据显示,2021年北京市平均每万人次患者拥有1.16名超声医师,大兴区、顺义区、延庆区、密云区、西城区、平谷区、昌平区、石景山区、朝阳区的超声科医患比均可达到均值以上,其余区的该指标在均值以下(图3-1-1)。与2020年比,2021年北京市超声科医患比,从平均每万人次患者拥有1.52名超声医师降低至1.16名;与2019年比,2020年从平均每万人次患者拥有1.03名超声医师提高至1.52名。反映近年来,超声医师的数量在北京市处于短缺状态,可能是受新冠病毒感染疫情影响,仅2020年北京市超声医师的数量相对充足(图3-1-2)。

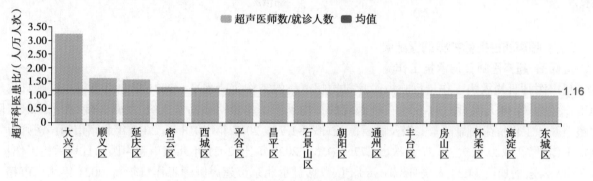

图 3-1-1　2021年北京市超声科医患比

2. 各类医疗机构超声科医师学历分布情况

北京市超声科医师学历构成以学士、硕士学历为主。北京市各类医院中,三级医院超声科医师的构成以硕士及硕士以上学历为主,二级及民营医院超声科医师的构成以学士学历为主,北京市三级医院超声科获硕士及以上学位医师明显多于二级及民营医院,反映北京市各类型各医院的超声医师学历参差不齐、差异较大(图3-1-3)。

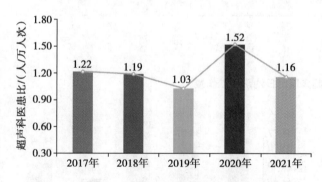

图 3-1-2　2017—2021年北京市超声科医患比变化

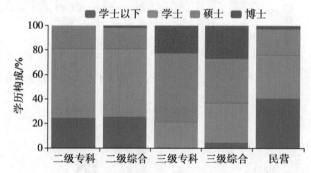

图 3-1-3　2021年北京市各类医疗机构超声科医师学历分布情况

3. 各类医疗机构超声科医师职称分布情况

北京市超声科医师职称构成以主治医师、住院医师为主。北京市的各类医院中,三级及二级医院的超声科医师职称分布较为均衡,三级、二级医院拥有的住院医师比例明显高于民营医院,提示人才储备充足(图3-1-4)。

4. 各类医疗机构超声科医师年龄分布情况

北京市超声科医师的年龄构成以 >35~45 岁为主,民营医院 >45 岁医师的比例明显高于二级及三级医院,公立医院的超声医师年龄相对较年轻,提示公立医院需承担更多的医师培养及教育任务(图3-1-5)。

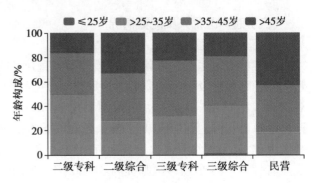

图 3-1-4　2021 年北京市各类医疗机构超声科医师职称分布情况

图 3-1-5　2021 年北京市各类医疗机构超声科医师年龄分布情况

（三）超声质控指标抽样调查结果

指标 1. 超声医师日均承担工作量

超声医师日均承担工作量反映该医疗机构超声科的工作负荷水平。2021 年北京市超声医师日均承担工作量为 34.34 人次（图 3-1-6）。三级医院的日均承担工作量明显高于二级、民营医院，提示三级医院的超声医师工作负荷明显高于二级及民营医院（图 3-1-7）。2017 年、2018 年、2019 年北京市超声医师日均承担工作量为 34.20 人次、36.27 人次、38.77 人次；与 2020 年比，2021 年北京市超声医师日均承担工作量，从 26.15 人次增加至 34.34 人次（图 3-1-8）。该数据显示北京市超声医师工作量较高，2021 年北京市超声医师日均承担工作量明显恢复。

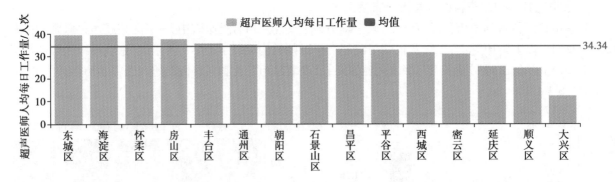

图 3-1-6　2021 年北京市超声医师日均承担工作量

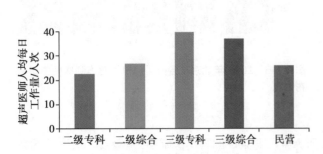

图 3-1-7　2021 年北京市各类医疗机构超声医师日均承担工作量

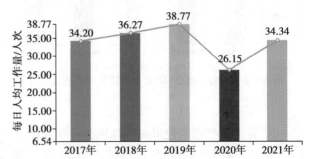

图 3-1-8　2017—2021 年北京市超声医师日均承担工作量变化

指标 2. 超声仪器质检率

2021 年北京市完成计量和成像质量质检的超声仪器数，占同期本机构在用超声仪器总数的比例为 100%，反映北京市超声仪器质检率处于较高水平（图 3-1-9）。

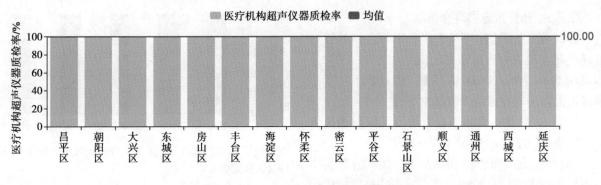

图 3-1-9　2021 年北京市超声仪器质检率

指标 3. 住院超声检查 48 小时内完成率

2021 年北京市住院超声检查 48 小时内完成率平均为 93.28%,体现了住院超声基本可做到即时性。其中东城区和丰台区的住院超声检查 48 小时内完成率位于均值以下,预约时间相对较长,其余区的该指标位于均值以上,提示北京市整体超声检查可以做到及时完成(图 3-1-10)。

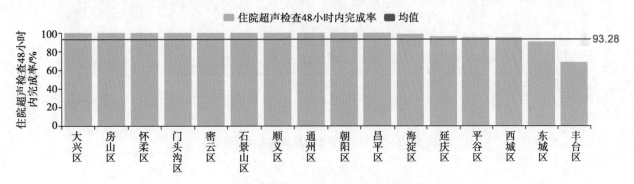

图 3-1-10　2021 年北京市住院超声检查 48 小时内完成率

指标 4. 超声危急值 10 分钟内通报完成率

北京市医疗机构超声危急值 10 分钟内通报完成率反映了超声对临床危重疾病的检出和及时上报的情况。北京市医疗机构超声危急值 10 分钟内通报完成率平均为 99.70%(图 3-1-11)。其中仅朝阳区、丰台区和昌平区的超声危急值 10 分钟内通报完成率低于均值,说明超声对临床危重疾病的可以做到及时检出及上报。此外,不同类型医疗机构差异不大(图 3-1-12)。

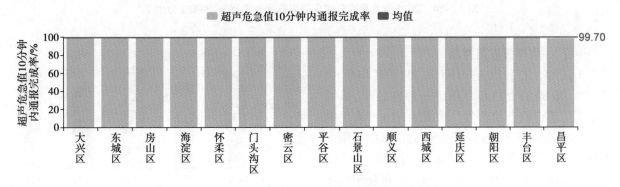

图 3-1-11　2021 年北京市超声危急值 10 分钟内通报完成率

指标 5. 超声报告书写合格率

2021 年,北京市超声检查报告书写合格的数量占同期超声检查报告总数的比例平均为 99.43%,分布范围为 94.70%~100.00%,反映 2021 年北京市超声检查报告书写质量处于较高水平(图 3-1-13)。

指标 6. 乳腺病变超声报告进行乳腺影像报告和数据系统(BI-RADS)分类率

2021 年,北京市进行 BI-RADS 分类的乳腺病变超声报告数占同期乳腺病变超声报告的总数的比例平均为 90.56%(范围为 48.6%~100.00%),其中顺义区、昌平区、怀柔区和东城区的乳腺病变超声报告进行 BI-RADS 分类率在均值以下,反映 2021 年北京市各区超声报告规范性差异大(图 3-1-14)。在北京市的各类型医疗机构中,乳腺病变超声报告进行 BI-RADS 分类率无显著差异(图 3-1-15)。

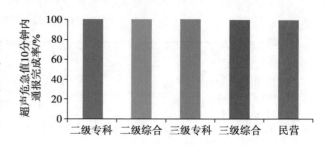

图 3-1-12 2021 年北京市各类医疗机构超声危急值 10 分钟内通报完成率

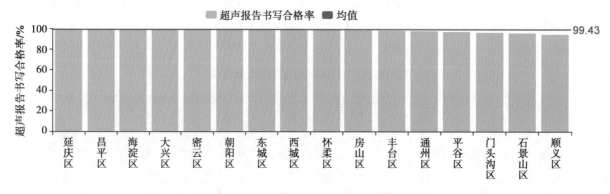

图 3-1-13 2021 年北京市超声报告书写合格率

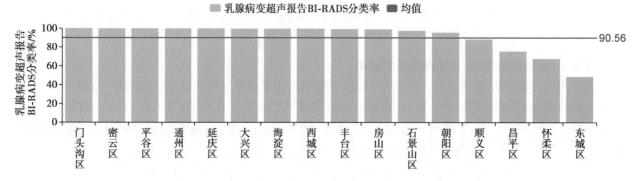

图 3-1-14 2021 年北京市乳腺病变超声报告进行 BI-RADS 分类率

指标 7. 超声报告阳性率

2021 年,北京市超声报告阳性率均值为 67.31%,即 67.31% 的超声报告有阳性结果,该指标体现了超声检查的价值。从图 3-1-16 可直观地看到东城区、石景山区、门头沟区、朝阳区的超声诊断阳性率可达到均值以上,其余区的该指标在均值以下。在各类型医疗机构中,二级专科医院阳性率最低,可能是由于二级专科医院承担了较多正常产检或妇科筛查(图 3-1-17)。与 2020 年比,2021 年

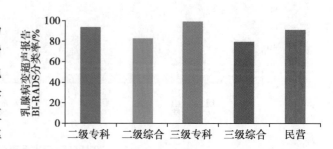

图 3-1-15 2021 年北京市各类医疗机构乳腺病变超声报告进行 BI-RADS 分类率

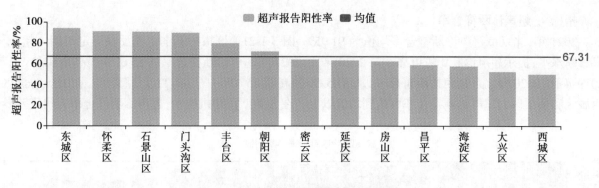

图 3-1-16　2021 年北京市超声报告阳性率

北京市超声报告阳性率从 74.16% 降低至 67.31%；与 2020 年比，2019 年超声报告阳性率从 69.62% 提高至 74.16%。

指标 8. 超声筛查中胎儿重大致死性畸形的检出率

2021 年，北京市在超声筛查中检出胎儿重大致死性畸形的孕妇人数，占同期超声产检的孕妇总人数的比例为 0.11%，该指标反映胎儿重大致死性出生缺陷在超声筛查中的检出情况（图 3-1-18）。2021 年北京市超声筛查中胎儿重大致死性畸形的检出率比

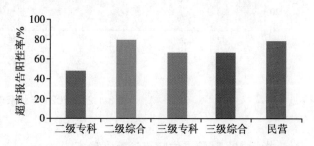

图 3-1-17　2021 年北京市各类医疗机构超声报告阳性率

例见图 3-1-19，最高的是单腔心。在北京市的各类型医疗机构中，三级专科医院胎儿重大致死性畸形检出率最高，可能是由于三级专科医院承担了较多产检转会诊（图 3-1-20）。

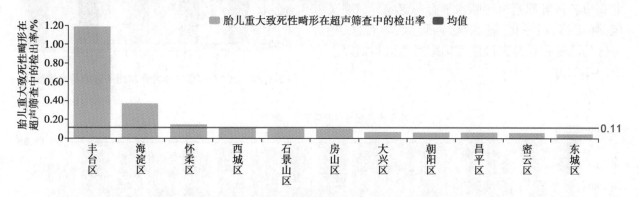

图 3-1-18　2021 年北京市超声筛查中胎儿重大致死性畸形的检出率

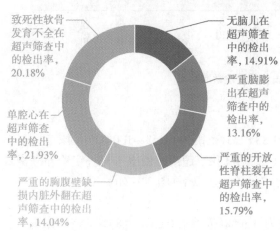

图 3-1-19　2021 年北京市超声筛查中胎儿重大致死性畸形的检出率比例

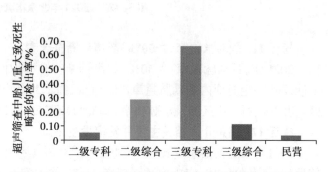

图 3-1-20　2021 年北京市各类医疗机构超声筛查中胎儿重大致死性畸形的检出率

指标 9. 超声诊断符合率

2021 年,北京市超声诊断符合率均值为 91.95%(图 3-1-21),该指标基本上能反映一定时期内超声科室诊断水平,提示超声诊断比较可靠。与 2020 年比,2021 年超声诊断符合率从 85.67% 提高至 91.95%;与 2019 年比,2020 年北京超声诊断符合率,从 81.52% 提高至 85.67%(图 3-1-22)。顺义区、房山区、海淀区、西城区和怀柔区的超声诊断符合率可达到均值以上。在各类型医疗机构中,超声诊断符合率无明显差异。

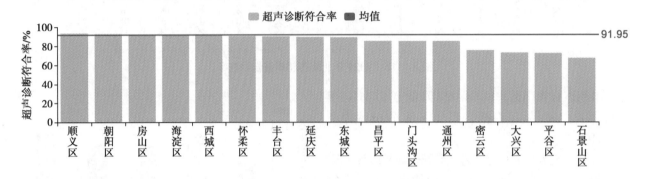

图 3-1-21 2021 年北京市医疗机构超声诊断符合率

指标 10. 乳腺占位超声诊断准确率

2021 年,北京市乳腺占位超声诊断准确率均值为 86.38%(范围为 63.56%~98.60%),该指标基本上能反映一定时期内乳腺超声诊断质量,提示北京市各区乳腺超声诊断水平有一定差异。顺义区、怀柔区、昌平区、密云区、西城区、丰台区、平谷区的乳腺占位超声诊断准确率可达到均值以上(图 3-1-23)。

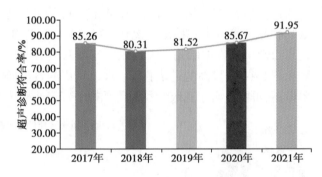

图 3-1-22 2017—2021 年北京市超声诊断符合率变化

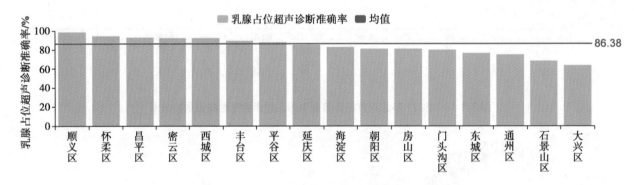

图 3-1-23 2021 年北京市乳腺占位超声诊断准确率

指标 11. 颈动脉狭窄(≥50%)超声诊断符合率

2021 年,颈动脉狭窄(≥50%)超声诊断符合率均值为 88.81%(范围为 50.5%~100.00%),该指标基本上能反映一定时期内颈动脉超声诊断质量,提示北京市各区颈动脉狭窄超声诊断水平有一定差异。密云区、朝阳区、石景山区的颈动脉狭窄(≥50%)超声诊断符合率处于均值以下(图 3-1-24)。

指标 12. 超声介入相关主要并发症发生率

2021 年,北京市超声介入相关主要并发症发生率均值为 0.20%(范围为 0.05%~3.84%),该指标基本上能反映一定时期内医疗机构开展超声介入工作的安全性(图 3-1-25)。超声介入相关主要并发症为出血,其次为邻近脏器损伤、神经损伤、感染等(图 3-1-26)。

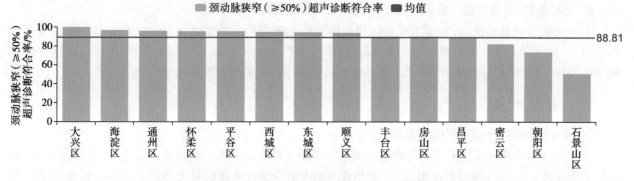

图 3-1-24　2021 年北京市颈动脉狭窄（≥50%）超声诊断符合率

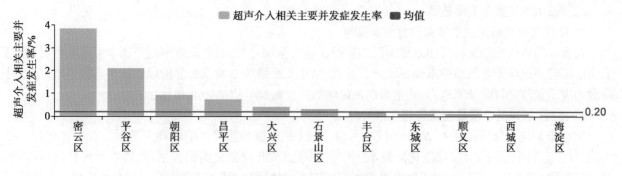

图 3-1-25　2021 年北京市超声介入相关主要并发症发生率

二、问题分析及改进措施

（一）存在的主要问题及原因分析

1. 超声医学科人才队伍短缺

超声从业人员短缺是超声质量提高的最大瓶颈，与欧美地区及日本等国家相比，目前我国超声医师数量严重不足，一次完整的高质量超声检查包括病史询问、部位扫查、报告书写，耗时较长，一些复杂的检查如产科排畸筛查更是需要 30 分钟以上的时间。人员不足导致过高的工作负荷，过大的工作量易导致诊断差错。针对这样的现状，北京市超声医学质控中心拟通过制订标准化、科学化的工作流程，保证超声检查的质量。

2. 不同等级医院的差异程度大

不同等级的医院超声科在人员配置、工作量、服务能力等方面，仍存在较大的差异。民营、二级公立医院的大部分质量指标显著落后于三级医院。如何优化配置超声服务资源，使优质的超声专家资源向基层下沉，是值得我们深入思考的问题。

3. 超声质控体系尚需进一步完善

良好的超声质控是准确超声诊断的基础，缺乏质控必然影响超声报告的质量。目前，超声检查的阳性率及准确率等有待提高，北京市超声医学质控中心拟通过加强各级各类医疗机构对质控工作的重视、规范化的培训，提高超声医师的诊断水平。

（二）改进措施

1. 推广质量控制指标、标准等措施，实现医疗服务质量提升

为促进医疗卫生事业高质量发展，将通过推广超声报告的规范化书写、标准化存图、行业最新诊断指南更新的教育等工作，提高各级医院的超声报告水平，达到超声报告的同质化、规范化。

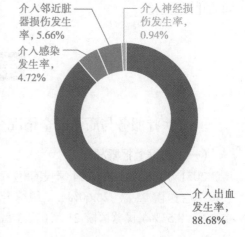

图 3-1-26　2021 年北京市超声介入相关主要并发症构成比例

2. 立足基层,完善市级—区级—医院的三级超声质控管理体系

不断完善分级联动机制,完善市级—区级—医院的三级超声质控管理体系。北京市超声医学质控中心参与、督导区级超声医学质控中心工作,以区级质控中心为重点单位,发挥辐射作用,组织专家进行超声医学质控技术帮扶,推进优质资源下沉,重点改进基层医疗机构的超声医疗质量和服务水平。

三、质控中心简介

(一)成立时间,目前主任委员单位

为加强北京市超声医学专业医疗质量管理,2017年北京市超声医学质控中心成立,并设立专家组、学术指导专家组、办公室、质控专业组,以开展北京市超声医学医疗质量管理及质控工作。主任委员单位为北京协和医院,包括学术指导专家11人及其他专家委员共77人,14个质控专业组。

(二)2021年重点工作总结

1. 修订北京市超声医学专业质量控制指标

在参考国内外质控指标及国家超声医学质控指标的基础之上,结合北京市超声医学专业的情况,修订了北京市超声医学专业的质控指标,从结构、过程、结果三个维度全面系统分析超声医学质控发展现状,并提出相应质量改进目标及策略,为北京市超声医学医疗质量提升提供标准和目标。

2. 出版《超声医学质量控制管理规范》

北京市超声医学质控中心2021年度已编纂完成《超声医学质量控制管理规范》,主要内容包括人员构成,仪器,诊间、诊疗流程,规范化的技术操作,标准化存图,规范化的报告书写,质控考评标准,管理制度,基层医院的质控管理等。本年度已收集国家质控专家的反馈意见,并制作配套的专家系列线上质控指南培训精讲,尝试从国家层面推广。

3. 召开质控会议及培训,完善国家—市级—区级—医院的四级超声质控管理体系

北京市超声医学质控中心于2021年10月13日召开2021年北京市超声医学质控中心年度专家工作会议。北京市超声医学质控中心参与、督导区级超声医学质控中心工作,与区级超声医学质控中心联合开展"携手同心"走基层超声质控培训班的系列活动,旨在提高各级医院的超声报告水平,达到超声报告的同质化、规范化。

第二节 天津市

一、医疗服务与质量安全情况分析

(一)数据上报概况

2021年,天津市共有94家设有超声医学专业的医疗机构参与数据上报。其中,公立医院73家,包括三级综合医院25家(26.60%),二级综合医院29家(30.85%),三级专科医院11家(11.70%),二级专科医院8家(8.51%);民营医院21家(22.34%)。各区及各类别医院分布情况见表3-2-1。

表3-2-1 2021年天津市超声专业医疗质量控制指标抽样医疗机构分布情况

单位:家

区	二级专科	三级专科	二级综合	三级综合	民营	合计
宝坻区	1	0	1	1	0	3
北辰区	0	1	0	3	2	6
滨海新区	1	2	7	2	4	16
东丽区	0	0	0	2	0	2

区	二级专科	三级专科	二级综合	三级综合	民营	合计
和平区	1	1	2	1	1	6
河北区	0	0	2	3	1	6
河东区	0	1	2	1	2	6
河西区	2	3	1	3	2	11
红桥区	0	0	2	2	0	4
蓟州区	0	0	1	1	0	2
津南区	0	2	2	0	1	5
静海区	1	0	1	1	1	4
南开区	2	1	4	3	2	12
宁河区	0	0	1	1	0	2
武清区	0	0	1	2	3	6
西青区	0	0	0	1	2	3
全市	8	11	29	25	21	94

（二）超声医师人员配置情况

1. 超声科医患比

2021 年,天津市 94 家医疗机构超声科医患比平均值为 1.32 人/万人次,宁河区、宝坻区、南开区、蓟州区、津南区数值明显低于均值,反映了这些区域超声医师诊疗压力较大。东丽区、和平区、武清区、河北区、滨海新区等地区的超声科医患比高于均值(图 3-2-1)。此指标反映天津市各区超声科医患比分布仍不均衡,工作强度差异较大。在各类医疗机构中,三级综合和三级专科医院超声科医患比最低,说明三级医院的超声医师工作压力相对较大(图 3-2-2)。2017—2021 年,天津市超声科医患比是波动的,其中,2018 年最低,为 0.86 人/万人次,2020 年最高,为 1.53 人/万人次(图 3-2-3)。

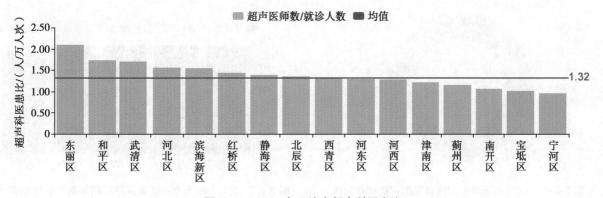

图 3-2-1　2021 年天津市超声科医患比

2. 各类医疗机构超声科医师学历分布情况

2021 年,天津市超声科医师学历总占比分布情况显示,学士学历者仍然是最多的,达 50% 以上,博士学历者极少,仅占 2.41%,但相比 2020 年的 1.91% 已有所提升(图 3-2-4)。该构成表体现出天津市各医院超声医师整体学历水平仍较低,极其缺乏拥有博士学位的高学历人才,为数不多的博士主要集中在三级专科医院,其次是三级综合医院(图 3-2-5)。

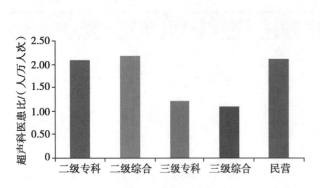

图 3-2-2　2021 年天津市各类医疗机构超声科医患比

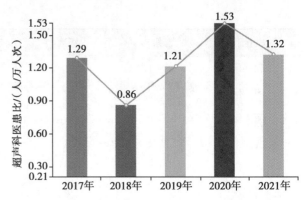

图 3-2-3　2017—2021 年天津市超声科医患比变化

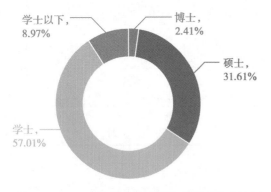

图 3-2-4　2021 年天津市超声科医师学历构成比例

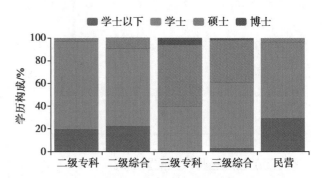

图 3-2-5　2021 年天津市各类医疗机构超声科医师学历分布情况

3. 各类医疗机构超声科医师职称分布情况

2021 年,天津市各类医疗机构超声科医师职称分布情况显示,以中级和初级职称为主,分别占比 44.60% 和 36.44%,主任医师占比最小,为 6.32%,副主任医师为 12.68%(图 3-2-6)。在各类医疗机构中,二级医院主任医师占比最低,尤其是二级专科医院,说明该类型医院更缺乏高职称医师(图 3-2-7)。

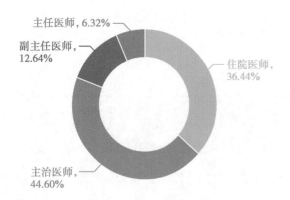

图 3-2-6　2021 年天津市超声科医师职称构成比例

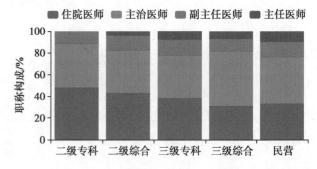

图 3-2-7　2021 年天津市各类医疗机构超声科医师职称分布情况

4. 各类医疗机构超声科医师年龄分布情况

2021 年,天津市各类医疗机构超声科医师年龄分布情况显示,在公立医院中,45 岁以下(含 45 岁)的中青年医师占 80% 以上,尤其是三级医院,35 岁以下(含 35 岁)的青年医师占比最高,中青年医师成为公立医院超声专业发展的中坚力量,承担大部分的医疗工作(图 3-2-8)。民营医院中 45 岁以上的医师占比较高,这与民营医院超声工作相对轻松,许多退休医师选择在此工作发挥余热有一定关系(图 3-2-9)。

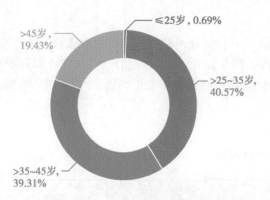

图 3-2-8　2021 年天津市超声科医师年龄构成比例

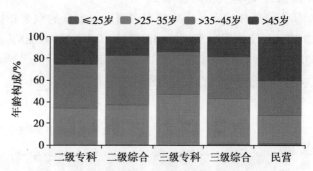

图 3-2-9　2021 年天津市各类医疗机构超声科医师年龄分布情况

（三）超声质控指标抽样调查结果

指标 1. 超声医师日均承担工作量

超声医师日均承担工作量反映了超声医师的工作负荷,也在一定程度上体现出超声医师工作的精细程度。2021 年,天津市超声医师日均承担工作量为 30.12 人次,较 2020 年的 25.97 人次有明显上升,说明超声医师工作压力较上一年度有明显增加。不同区域中,该数据有一定差异,说明各区域间超声医师工作强度不同。宁河区、宝坻区、南开区、蓟州区、津南区、河西区超声医师日均承担工作量高于均值,反映了这些区域超声医师工作量相对较大。综合分析不同类型医疗机构,日均承担工作量差距较大,其中三级医院超声医师每日工作量最大,明显高于二级医院及民营医院(图 3-2-10~ 图 3-2-12)。

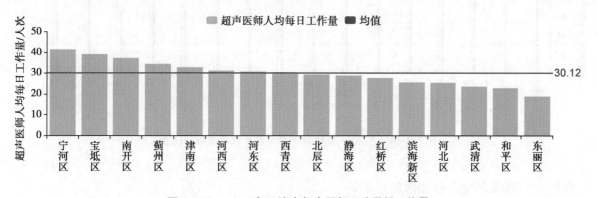

图 3-2-10　2021 年天津市超声医师日均承担工作量

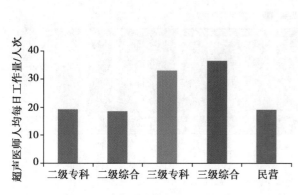

图 3-2-11　2021 年天津市各类医疗机构超声医师日均承担工作量

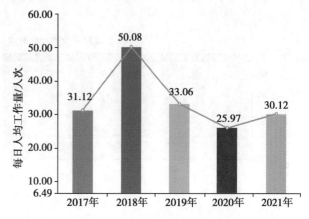

图 3-2-12　2017—2021 年天津市超声医师日均承担工作量变化

指标 2. 超声仪器质检率

超声仪器质检率是反映超声仪器质量安全的重要指标,也是保证超声检查质量的重要条件。2021 年,天津市超声仪器质检率为 96.40%,较 2020 年的 87.88% 有了明显提升,宝坻区、北辰区等 11 个区超声仪器质检率达到了 100%,而津南区、滨海新区、南开区、静海区超声仪器质检率低于均值,今后要进一步加强对这些区域的督导检查工作(图 3-2-13、图 3-2-14)。

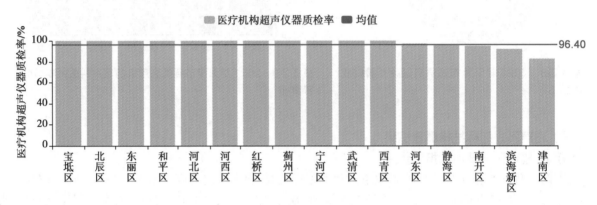

图 3-2-13　2021 年天津市超声仪器质检率

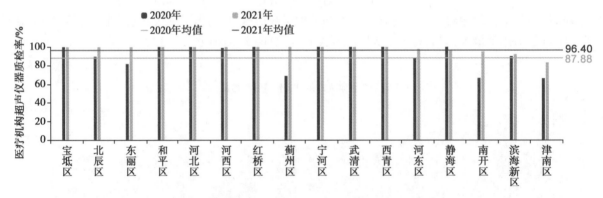

图 3-2-14　2020—2021 年天津市超声仪器质检率比较

指标 3. 住院超声检查 48 小时内完成率

2021 年,天津市医疗机构住院超声检查 48 小时内完成率为 99.87%,较 2020 年的 95.26% 有明显提升,绝大多数的医疗机构可在 48 小时内完成超声检查工作(图 3-2-15)。

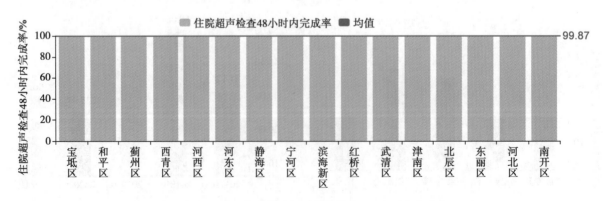

图 3-2-15　2021 年天津市住院超声检查 48 小时内完成率

指标4. 超声危急值10分钟内通报完成率

危急值通报率是超声检查过程中的重要质量指标,临床医师及时得到检查信息,迅速给予患者有效的干预措施,可以挽救患者生命。2021年,天津市超声危急值10分钟内通报完成率为95.05%,绝大部分区域达到100%。津南区明显低于全市平均水平,经实地检查,津南区某医院在填报数据时存在严重错误,已督促整改。在不同类型医疗机构中,二级综合医院通报率最低,也与该医院数据填报有误有关(图3-2-16、图3-2-17)。

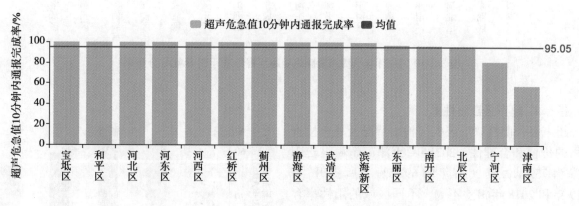

图 3-2-16　2021 年天津市超声危急值 10 分钟内通报完成率

指标5. 超声报告书写合格率

2021年,天津市超声报告书写合格率为99.59%,2020年为95.71%。其中蓟州区等5个区域达到100%,不同区域之间差异不明显(图3-2-18)。

指标6. 乳腺病变超声报告进行乳腺影像报告和数据系统(BI-RADS)分类率

乳腺病变超声报告进行 BI-RADS 分类率反映了乳腺超声报告的规范性。2021年,天津市 BI-RADS 分类率仅为60.17%,明显低于全国(81.37%)。其中,西青区、东丽区、河北区分类率最高,而宝坻区、蓟州区明显低于天津市平均值。在不同类型医疗机构中,三级专科医院数值最高,而二级专科医院分类率最低(图3-2-19、图3-2-20)。

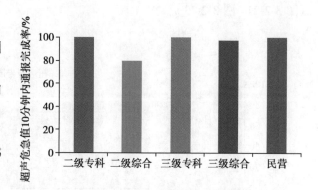

图 3-2-17　2021 年天津市各类医疗机构超声危急值 10 分钟内通报完成率

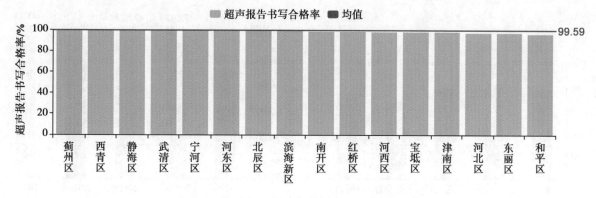

图 3-2-18　2021 年天津市超声报告书写合格率

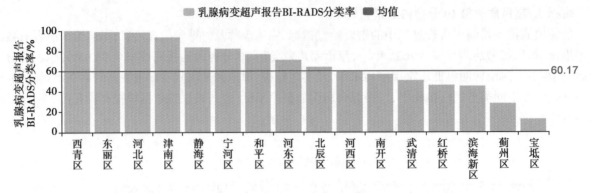

图 3-2-19　2021 年天津市乳腺病变超声报告进行 BI-RADS 分类率

指标 7. 超声报告阳性率

超声报告阳性率反映疾病检出情况及超声检查应用的价值和合理性。2021 年, 天津市超声报告阳性率为 73.14%, 较 2020 年的 69.15% 有所提升, 与 2019 年和 2018 年相差不大。不同区域的阳性率存在一定的差异, 静海区阳性率最高, 而蓟州区的阳性率较低。在不同类型医疗机构中, 阳性率差异不明显 (图 3-2-21~ 图 3-2-23)。

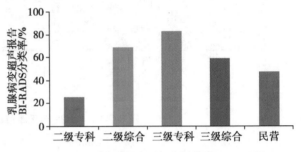

图 3-2-20　2021 年天津市各类医疗机构乳腺病变超声报告进行 BI-RADS 分类率

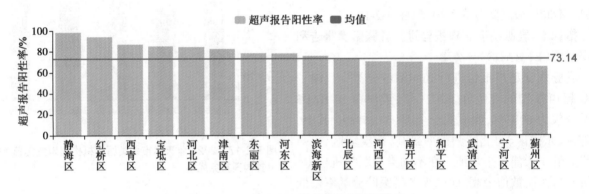

图 3-2-21　2021 年天津市超声报告阳性率

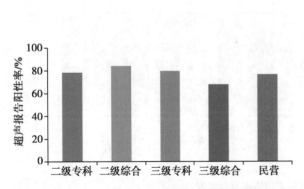

图 3-2-22　2021 年天津市各类医疗机构超声报告阳性率

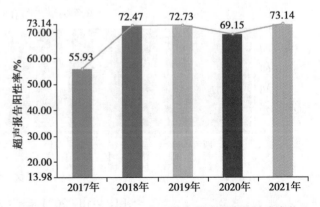

图 3-2-23　2017—2021 年天津市超声报告阳性率变化

指标 8. 超声筛查中胎儿重大致死性畸形的检出率

2021 年,天津市胎儿重大致死性畸形在超声筛查中的检出率为 0.04%。不同区域检出率存在一定的差异,其中蓟州区检出率最高,河北区、河西区检出率较低。分析天津市超声检出的胎儿重大致死性畸形疾病分布,致死性软骨发育不全检出率占比最高,达 50%,其次是无脑儿和严重的开放性脊柱裂,检出率分别为 16.25% 和 15.00%(图 3-2-24、图 3-2-25)。

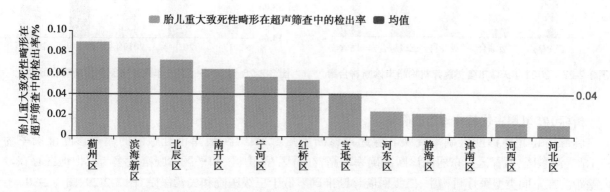

图 3-2-24　2021 年天津市超声筛查中胎儿重大致死性畸形的检出率

指标 9. 超声诊断符合率

超声诊断符合率是反映超声诊断质量最重要的指标,可反映超声诊断水平,对临床诊疗有较大的价值。2021 年,天津市超声诊断符合率平均值为 57.83%,与 2017—2020 年相比有较大出入,其中蓟州区的诊断符合率低于 40%,严重影响了全市的平均水平。通过调取原始填报数据及实地检查发现,蓟州区某医院因对指标的理解存在问题,在数据填报时存在明显失误从而影响了数据的准确性。综合分析不同类型医疗机构之间的超声诊断符合率显示,二级专科医院超声诊断符合率明显低于其他类型医院也与上述因素有关(图 3-2-26~图 3-2-28)。

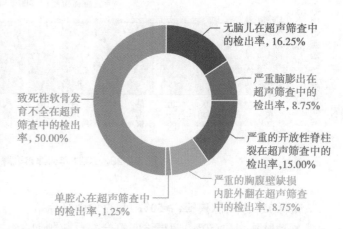

图 3-2-25　2021 年天津市超声筛查中胎儿重大致死性畸形的检出率比例

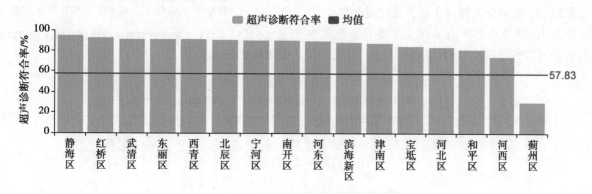

图 3-2-26　2021 年天津市超声诊断符合率

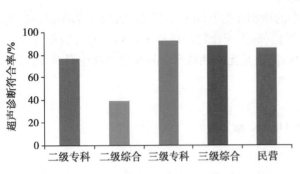

图 3-2-27 2021 年天津市各类医疗机构超声诊断符合率

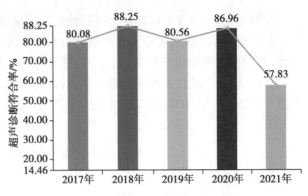

图 3-2-28 2017—2021 年天津市超声诊断符合率变化

指标 10. 乳腺占位超声诊断准确率

乳腺占位超声诊断准确率反映乳腺超声诊断质量。2021 年,天津市乳腺癌的超声诊断准确率为87.16%,河东区、西青区及东丽区诊断准确率较高,红桥区、津南区、和平区诊断准确率与其他地区存在较大差距。在不同类型医疗机构中,二级医院诊断准确率低于三级医院和民营医院(图 3-2-29、图 3-2-30)。

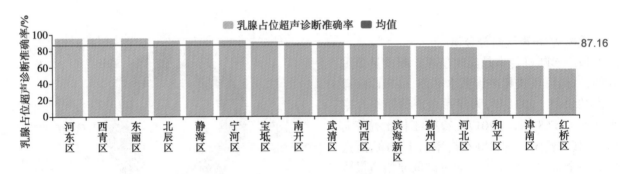

图 3-2-29 2021 年天津市乳腺占位超声诊断准确率

指标 11. 颈动脉狭窄(≥50%)超声诊断符合率

颈动脉狭窄(≥50%)超声诊断符合率反映颈动脉超声诊断质量。2021 年,天津市颈动脉狭窄(≥50%)超声诊断符合率为91.17%,南开区的数值明显低于其他区域,其他区域之间无明显差异(图 3-2-31)。

指标 12. 超声介入相关主要并发症发生率

2021 年,天津市超声介入相关主要并发症发生率均值为0.12%,但是不同区域差异明显,武清区并

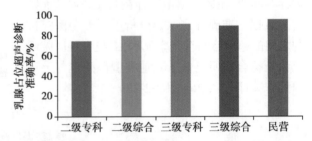

图 3-2-30 2021 年天津市各类医疗机构乳腺占位超声诊断准确率

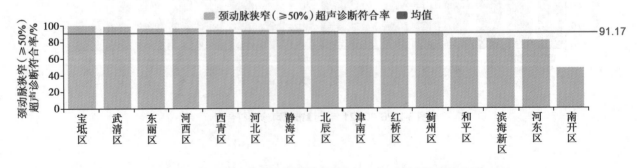

图 3-2-31 2021 年天津市颈动脉狭窄(≥50%)超声诊断符合率

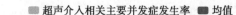

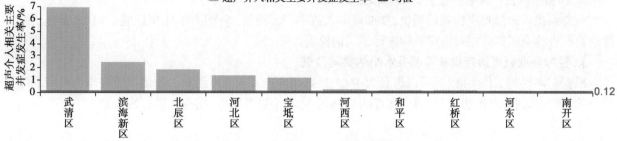

图 3-2-32　2021 年天津市超声介入相关主要并发症发生率

发症发生率明显高于其他地区,南开区并发症发生率最低,说明天津市超声介入诊疗水平参差不齐,有待进一步提高。在超声介入相关主要并发症中,出血发生率最高的,占 68.13%,其次是感染,占 21.25%(图3-2-32、图 3-2-33)。

二、问题分析及改进措施

(一)存在的主要问题及原因分析

1. 超声从业人员短缺,尤其缺乏高学历人才,且为数不多的高学历人才主要集中在三级医院。超声科医师中年轻医师占比较高,诊疗经验相对不足。

2. 不同等级医院工作量差距明显,三级医院人均工作量明显高于二级医院和民营医院,三级医院超声科医师工作压力较大。

3. 乳腺病变超声报告进行 BI-RADS 分类率较低。

4. 个别医院填报数据不认真,影响数据的准确性。

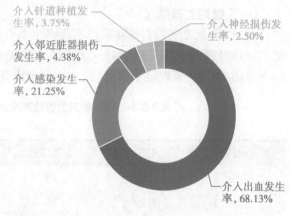

图 3-2-33　2021 年天津市超声介入相关主要并发症构成比例

(二)改进措施

1. 加强人才队伍建设,促进年轻医师尽快成长。继续组织质控培训工作,加强超声医师的规范化诊疗培训,兼顾基层医院和民营医院,以提高天津市超声队伍的整体水平。

2. 针对超声医师工作量大等问题,积极与各级领导沟通,加强人员与设备的引进。

3. 积极组织培训及推广乳腺病变超声报告进行 BI-RADS 分类的应用,并通过抽查报告等形式提高乳腺超声报告的规范性。

4. 进一步做好质控指标填报的培训工作,对数据填报不准确的机构给予通报批评。

三、质控中心简介

(一)成立时间,目前主任委员单位

天津市超声医学质控中心于 2013 年筹建,最初名称为"天津市超声医学质量控制指导中心",2015 年正式挂牌成立"天津市超声医学质量控制中心"。2021 年度主任委员单位为天津市人民医院。

(二)2021 年重点工作总结

1. 超声质控常态化管理

坚持三级医院超声医学专业质控指标和工作情况季度上报制度。每季度召开质控委员工作例会。加强超声诊疗的规范化培训工作,组织学习《天津市超声质量控制规范(2020 年版)》,督促"结构性规范化超声报告模板"的应用,在提升三级医院超声诊疗水平的同时,带动基层医疗机构诊断水平的提高。开展督导检查工作,促进质控中心各项工作的落实。2021 年,天津市超声医学质控中心对 40 家二、三级医疗机构进行了督导检查,采用实地检查和线上检查相结合的方式,将结果反馈给相关医院,提出整改措施。

2. 加强系统性产前超声检查的培训和监管工作

举办系统性产前超声检查培训班,参加培训人数 79 人,涵盖 15 个区的 41 家医院。对 18 家开展系统性产前超声检查工作的相关医疗机构进行了实地检查。

3. 努力争取超声诊疗质量和服务水平的共同改进

根据超声科的工作实际,开展以患者为中心、提高超声患者满意度活动。邀请成绩突出的科室主任介绍经验,共同探讨和谐医患关系,减少医疗纠纷,提倡用心为患者服务,实现医患有效沟通。

第三节 河 北 省

一、医疗服务与质量安全情况分析

(一) 数据上报概况

2021 年,河北省共有 504 家设有超声医学专业的医疗机构参与数据上报。其中,公立医院 394 家,包括三级综合医院 60 家(11.9%),二级综合医院 243 家(48.2%),三级专科医院 7 家(1.4%),二级专科医院 84 家(16.7%);民营医院 110 家(21.8%)。各地级市及各类别医院分布情况见表 3-3-1。

表 3-3-1 2021 年河北省超声专业医疗质量控制指标抽样医疗机构分布情况

单位:家

地市	二级专科	二级综合	三级专科	三级综合	民营	合计
保定市	16	25	1	6	29	77
沧州市	4	16	0	5	10	35
承德市	5	14	0	3	4	26
邯郸市	16	31	1	6	11	65
衡水市	7	13	0	5	3	28
廊坊市	9	19	0	4	18	50
秦皇岛市	5	12	1	3	2	23
石家庄市	9	30	3	11	10	63
唐山市	6	26	1	9	11	53
邢台市	4	34	0	5	6	49
张家口市	3	23	0	3	6	35
全省	84	243	7	60	110	504

(二) 超声医师人员配置情况

1. 超声科医患比

2021 年,河北省超声科医患比平均为 1.64 人/万人次。其中,廊坊市最高,为 1.88 人/万人次,唐山市最低,为 1.33 人/万人次。唐山市、秦皇岛市、石家庄市、沧州市、承德市和张家口市的超声科医患比低于全省平均水平(图 3-3-1)。近 5 年,河北省超声科医患比平均值为 1.56~1.74 人/万人次,有小幅度波动,整体变化不大(图 3-3-2)。

2. 各类医疗机构超声科医师学历分布情况

2021 年,河北省三级综合及三级专科医院超声科医师以学士学历及以上为主,二级及民营医院超声科医师仍以学士学历及以下为主,硕士、博士学历者占比极少(图 3-3-3)。

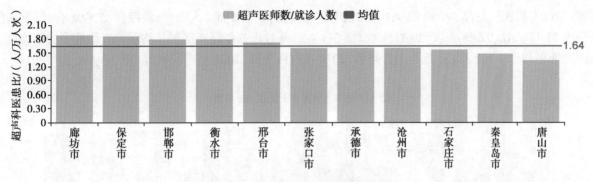

图 3-3-1　2021 年河北省超声科医患比

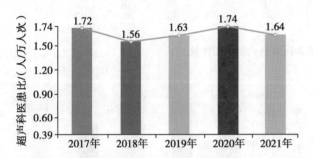

图 3-3-2　2017—2021 年河北省超声科医患比变化

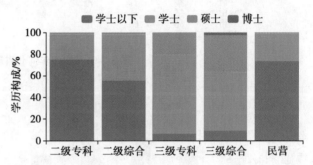

图 3-3-3　2021 年河北省各类医疗机构超声科医师学历分布情况

3. 各类医疗机构超声科医师职称分布情况

2021 年,河北省各医疗机构二级专科及民营医院超声科医师以住院医师为主,其次是主治医师;三级综合、三级专科及二级综合超声科医师以主治医师为主,其次是住院医师。各医疗机构高级职称者占比较少(图 3-3-4)。

4. 各类医疗机构超声科医师年龄分布情况

2021 年,河北省不同类型医疗机构超声科医师从年龄构成比来看,仍以中青年居多。二级医院及民营医院以 >35~45 岁年龄段居多;三级医院以 >25~35 岁及 >35~45 岁年龄段为主(图 3-3-5)。

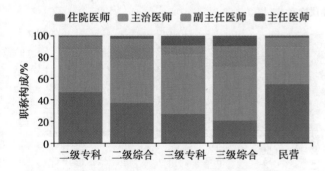

图 3-3-4　2021 年河北省各类医疗机构超声科医师职称分布情况

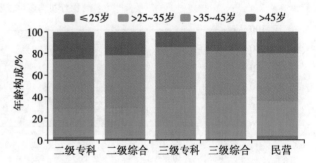

图 3-3-5　2021 年河北省各类医疗机构超声科医师年龄分布情况

(三)超声质控指标抽样调查结果

指标 1. 超声医师日均承担工作量

2021 年,河北省超声医师日均承担工作量平均值为 24.29 人次,低于全国均值水平(29.91 人次)。其中唐山市最高,为 29.84 人次;廊坊市最低,为 21.18 人次。廊坊市、保定市、邯郸市、衡水市和邢台市超声医师日均承担工作量低于全省平均水平(图 3-3-6)。2021 年,河北省各类医疗机构超声医师日均承担工作量:三级专科医院最高,为30.92人次;二级专科医院最低,为19.07人次;三级综合、二级综合、民营医院分别为28.18人次、22.26人次、20.32人次(图3-3-7)。全省近五年超声医师日均承担工作量平均值均低于全国同期平均水平,前3年呈逐年上升趋势,2020年有所下降,2021年有所回升(图3-3-8)。

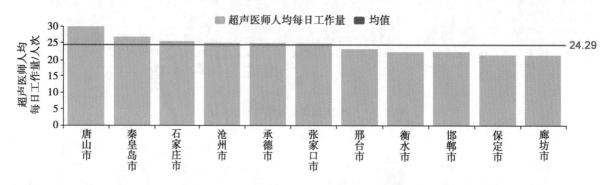

图3-3-6　2021年河北省超声医师日均承担工作量

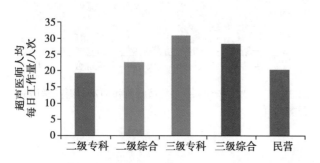

图3-3-7　2021年河北省各类医疗机构超声医师日均承担工作量

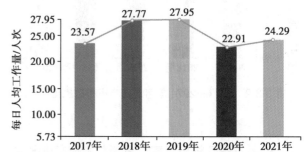

图3-3-8　2017—2021年河北省超声医师日均承担工作量变化

指标2. 超声仪器质检率

2021年,河北省超声仪器质检率平均值为99.07%,高于全国均值水平(97.71%),其中沧州市、邯郸市、衡水市、石家庄市均达100%,有5个市低于全省平均水平,其中廊坊市最低为96.82%(图3-3-9)。

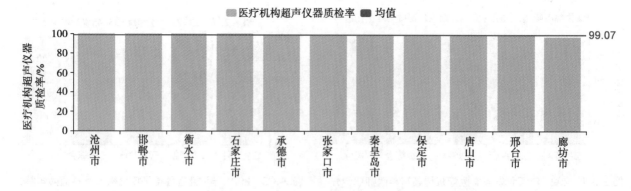

图3-3-9　2021年河北省超声仪器质检率

指标3. 住院超声检查48小时内完成率

2021年,河北省住院超声检查48小时内完成率均值水平为94.64%,稍高于全国均值水平(94.58%)。其中,衡水市最高,为99.99%;张家口市最低,为86.59%;有5个市低于河北省平均水平(图3-3-10)。

指标4. 超声危急值10分钟内通报完成率

2021年,河北省超声危急值10分钟内通报完成率平均值为97.97%,低于全国均值水平(98.10%)。

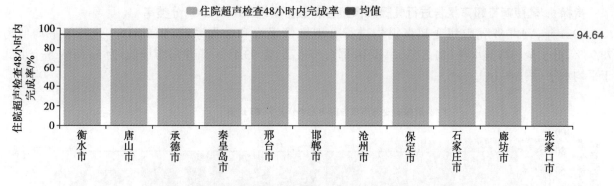

图 3-3-10　2021 年河北省住院超声检查 48 小时内完成率

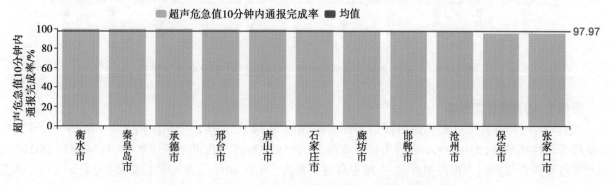

图 3-3-11　2021 年河北省超声危急值 10 分钟内通报完成率

其中衡水市、秦皇岛市最高,为 100%;张家口市最低,为 95.85%;张家口市、保定市、沧州市 3 个市低于平均水平(图 3-3-11)。2021 年,河北省各类医疗机构超声危急值 10 分钟内通报完成率情况:三级专科医院最高,为 100%;民营医院最低,为 89.33%;二级综合医院、三级综合医院、二级专科医院依次为 99.42%、98.72%、98.33%(图 3-3-12)。

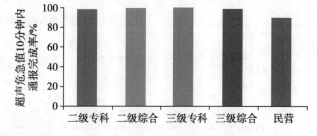

图 3-3-12　2021 年河北省各类医疗机构超声危急值 10 分钟内通报完成率

指标 5. 超声报告书写合格率

2021 年,河北省超声报告书写合格率平均值为 99.60%,高于全国平均水平(99.19%)。其中,唐山市最高,为 99.97%;邢台市最低,为 98.83%;5 个市低于平均水平(图 3-3-13)。

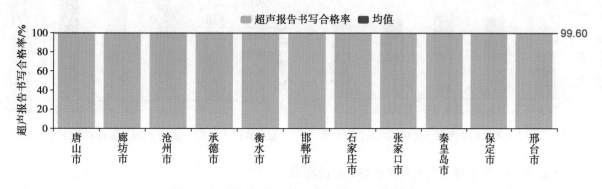

图 3-3-13　2021 年河北省超声报告书写合格率

指标 6. 乳腺病变超声报告进行乳腺影像报告和数据系统（BI-RADS）分类率

2021 年,河北省乳腺病变超声报告进行乳腺影像报告和数据系统（BI-RADS）分类率平均值为 78.98%,低于全国均值水平（81.37%）。其中,邢台市最高,为 93.41%;秦皇岛市最低,为 58.51%;5 个市低于平均水平（图 3-3-14）。

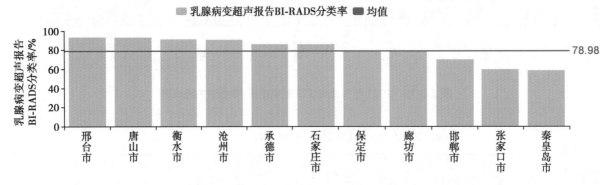

图 3-3-14　2021 年河北省乳腺病变超声报告进行 BI-RADS 分类率

指标 7. 超声报告阳性率

2021 年,河北省各医疗机构超声报告阳性率平均值为 74.12%,接近全国均值水平（74.09%）。其中,秦皇岛市阳性率最高,为 80.97%;邢台市阳性率最低,为 58.56%。5 个市低于平均水平（图 3-3-15）。2021 年,河北省各类医疗机构超声报告阳性率:三级专科医院最高,为 81.16%;二级专科医院最低,为 44.06%;民营医院、三级综合医院、二级综合医院超声报告阳性率分别为 77.03%、75.30%、74.15%（图 3-3-16）。2017—2020 年,河北省各医疗机构超声报告阳性率呈逐年上升趋势,近两年持平（图 3-3-17）。

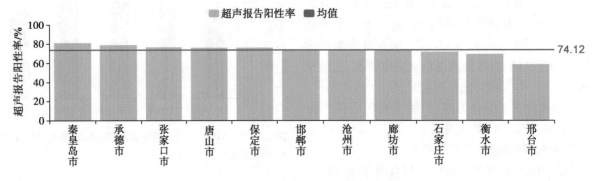

图 3-3-15　2021 年河北省超声报告阳性率

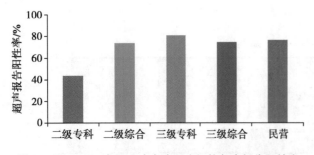

图 3-3-16　2021 年河北省各类医疗机构超声报告阳性率

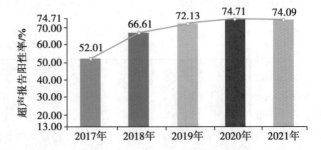

图 3-3-17　2017—2021 年河北省超声报告阳性率变化

指标 8. 超声筛查中胎儿重大致死性畸形的检出率

2021 年,河北省各医疗机构超声筛查中胎儿重大致死性畸形检出率平均值为 0.05%,稍低于全国均值水平（0.06%）。其中。廊坊市检出率最高,为 0.12%;秦皇岛市检出率最低,为 0.01%;5 个市低于平均水平

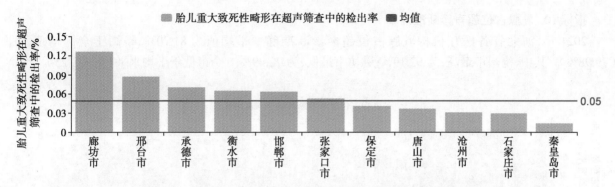

图 3-3-18　2021 年河北省超声筛查中胎儿重大致死性畸形的检出率

（图 3-3-18）。2021 年，河北省各医疗机构超声筛查中胎儿重大致死性畸形检出率各类疾病具体情况如下：无脑儿，24.12%；严重的开放性脊柱裂，18.93%；致死性软骨发育不全，16.58%；单腔心，15.41%；严重脑膨出，13.57%；严重的胸腹壁缺损内脏外翻，11.39%（图 3-3-19）。

指标 9. 超声诊断符合率

2021 年，河北省各医疗机构超声诊断符合率平均值为 84.34%，低于全国均值水平（87.15%）。其中，石家庄市最高，为 91.68%；沧州市最低，为 71.13%；3 个市低于全省平均水平（图 3-3-20）。2021 年，河北省各类医疗机构超声诊断符合率：三级专科医院超声诊断符合率最高，为 90.96%；三级综合医院最低，为 82.75%；二级专科医院、民营医院、二级综合医院分别为 88.00%、85.07%、84.50%（图 3-3-21）。2017—2021 年河北省各医疗机构超声诊断符合率除 2019 年略下降外，整体变化不大（图 3-3-22）。

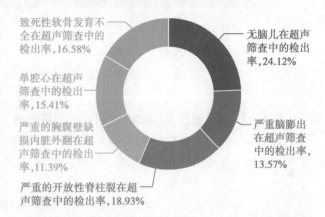

图 3-3-19　2021 年河北省超声筛查中胎儿重大致死性畸形的检出率比例

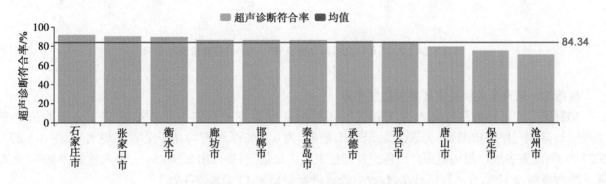

图 3-3-20　2021 年河北省超声诊断符合率

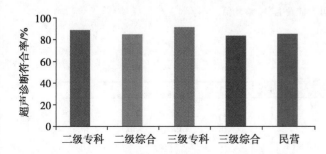

图 3-3-21　2021 年河北省各类医疗机构超声诊断符合率

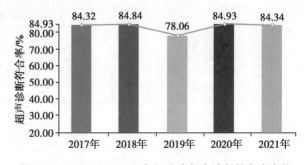

图 3-3-22　2017—2021 年河北省超声诊断符合率变化

指标 10. 乳腺占位超声诊断准确率

2021 年,河北省各医疗机构乳腺占位超声诊断准确率平均值为 81.70%,略高于全国均值水平(79.98%)。其中,沧州市最高,为 92.19%;廊坊市最低,为 72.49%;6 个市低于平均水平(图 3-3-23)。

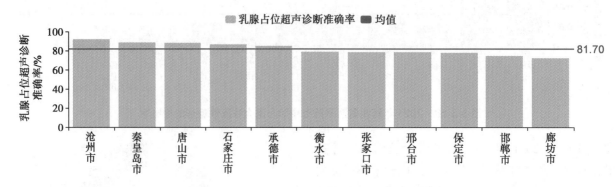

图 3-3-23　2021 年河北省乳腺占位超声诊断准确率

指标 11. 颈动脉狭窄(≥50%)超声诊断符合率

2021 年,河北省各医疗机构颈动脉狭窄(≥50%)超声诊断准确率平均值为 85.48%,略高于全国均值水平(84.84%)。其中,沧州市最高,为 95.71%;秦皇岛市最低,为 45.59%;4 个市低于平均水平(图 3-3-24)。

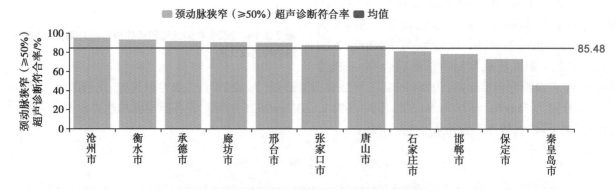

图 3-3-24　2021 年河北省颈动脉狭窄(≥50%)超声诊断符合率

指标 12. 超声介入相关主要并发症发生率

2021 年,河北省各医疗超声介入相关主要并发症发生率平均值为 0.85%,略高于全国均值水平(0.63%)。其中,保定市最高,为 3.65%;沧州市最低,为 0.11%;7 个市均高于全省平均水平(图 3-3-25)。2021 年,河北省各医疗机构超声介入各类并发症主要占比情况:介入出血,86.54%;介入感染,9.89%;介入邻近脏器损伤,2.37%;介入针道种植,1.06%;介入神经损伤,0.13%(图 3-3-26)。

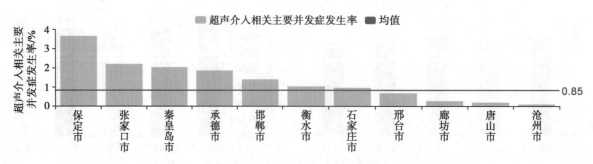

图 3-3-25　2021 年河北省超声介入相关主要并发症发生率

二、问题分析及改进措施

（一）存在的主要问题及原因分析

1. 超声医师人员配置方面

全省大约每 1 万人次就诊患者对应 1.64 名超声医师；各级医疗机构中，主要以中青年超声医师为主，学历水平偏低，高级职称者均占比较少，可能与各医疗机构人才队伍建设不完善相关。

2. 质控指标

（1）全省超声医师日均承担工作量低于全国平均水平（24.29 人次 *vs.* 29.91 人次），三级医院超声日均承担工作量远远高于二级及民营医院，说明三级医院承担较多超声检查工作量。

（2）三级医院超声报告阳性率要相对高于二级医院，但诊断符合率方面，三级综合医院最低，可能与三级医院承担较多疑难重症接诊工作有关。

（3）全省超声危急值 10 分钟内通报完成率平均值低于全国平均水平（97.97% *vs.* 98.10%），民营医院最低，为 89.33%，可能省内部分医院在危急值通报培训及督导检查等方面工作不到位。

（4）全省乳腺病变超声报告进行 BI-RADS 分类率平均值为 78.98%（低于全国平均水平 81.37%），可能与培训不到位或病灶表现不典型、不能明确分类有关。

（5）胎儿重大致死性畸形检出率及介入相关主要并发症发生率平均值均接近全国均值，各地市差异较大，可能与各地开展项目种类、技术难易程度及超声医师技术水平有关。

（二）改进措施

进一步优化人才队伍建设，培养高学历优质人才；落实并完善分级诊疗工作，使不同级别医疗机构承担不同疾病的治疗；各医疗机构超声医师均应加强业务学习，不断提升理论与专业技术水平，加强培训，提高乳腺病变超声报告进行 BI-RADS 分类率及各类疾病超声诊断符合率；三级医院承担较多疑难重症接诊工作，更应加强专业技术水平，提升专业技能；开展危急值通报培训、提高知晓率，加强督导检查，及时上报。

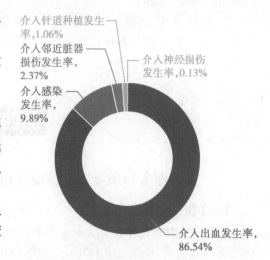

图 3-3-26　2021 年河北省超声介入相关主要并发症构成比例

三、质控中心简介

（一）成立时间，目前主任委员单位

河北省超声医学质控中心成立于 2011 年 2 月，主任为叶玉泉。2021 年换届，现任主任为薛红元，主任委员单位为河北省人民医院。

（二）2021 年重点工作总结

河北省超声医学质控中心在省卫生健康委的直接领导及医院领导的支持下，求真务实，履职尽责，有关工作总结如下：

1. 完成换届，完善梯队建设。

2. 打造亮点，质控工作向民营医院延伸，将社会办医院纳入质控范畴，2021 年 7 月将邯郸明仁医院纳入中心成员单位，确保省内各地市公立、民营医院超声医疗水平均衡发展。

3. 突出重点，圆满完成国家任务。薛红元教授受邀参加第四届全国超声医学质量控制会议并做大会发言；完成 2021 年 100 家哨点医院遴选及质控数据的填报工作；深度参与了国家质控数据的上报、撰写、整理、反馈及推广普及工作；邀请国家质控中心王红燕教授到石家庄、衡水等地现场授课，解读质控指标。

4. 聚焦难点,筹建信息化管理系统,真正实现"精准质控"。

5. 整合资源,推进检查结果互认,争取尽早在河北省推进普及。

6. 加强督导,确保标准同质化。采取"线上 + 线下"方式对各地市开展督导检查,多次深入基层进行指导,帮助解决问题。

7. 总结提高,掌握工作动态。河北省超声医学质控中心安排部署省内已成立的 10 个质控中心进行质控总结汇报,加强与各地市质控中心间的联络,及时掌握各地市质控动态,加强统筹管理,积极推动河北省超声医学质控工作协同、稳步发展。

第四节 山 西 省

一、医疗服务与质量安全情况分析

(一)数据上报概况

2021 年,山西省共有 312 家设有超声医学专业的医疗机构参与数据上报。其中,公立医院 268 家,包括三级综合医院 41 家(13.14%),二级综合医院 178 家(57.05%),三级专科医院 14 家(4.49%),二级专科医院 35 家(11.22%);民营医院 44 家(14.10%)。各地级市及各类别医院分布情况见表 3-4-1。

表 3-4-1 2021 年山西省超声专业医疗质量控制指标抽样医疗机构分布情况

单位:家

地市	二级专科	二级综合	三级专科	三级综合	民营	合计
长治市	7	23	1	6	0	37
大同市	1	10	2	3	11	27
晋城市	6	11	1	4	1	23
晋中市	8	14	1	4	4	31
临汾市	0	19	2	3	5	29
吕梁市	3	15	0	2	0	20
朔州市	0	9	0	1	3	13
太原市	1	29	5	8	10	53
忻州市	1	17	1	2	1	22
阳泉市	3	8	0	3	1	15
运城市	5	23	1	5	8	42
全省	35	178	14	41	44	312

(二)超声医师人员配置情况

1. 超声科医患比

2021 年,山西省平均每万人次患者拥有 1.88 名超声医师,朔州市、长治市、运城市、大同市、太原市、阳泉市的超声科医患比在均值以下(图 3-4-1)。太原市等经济发达地市或人口较多地市低于全省平均水平,阳泉市超声科医患比最低,为 1.56 人/万人次,其次为太原市,1.52 人/万人次。2021 年,山西省超声科医患比高于全国平均水平(1.33 人/万人次),说明山西省超声医师数量相对充足。2017—2020 年山西省超声科医患比分别是 1.66 人/万人次、1.76 人/万人次、1.70 人/万人次、1.85 人/万人次(图 3-4-2),2020—2021 年山西省超声科医患比有所增加,可能因新冠病毒感染疫情就诊患者减少有关,但超声医师数量依然处于短缺状态。

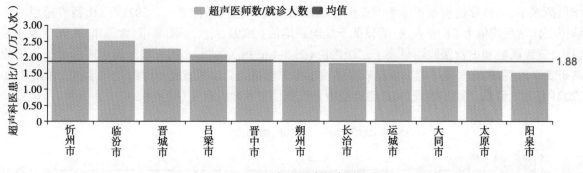

图 3-4-1　2021 年山西省超声科医患比

2. 各类医疗机构超声科医师学历分布情况

2021 年,山西省三级医院硕士及以上的高学历人才明显多于二级医院及民营医院,高学历超声医师主要集中于三级医院,与全国各类医疗机构超声科医师学历分布情况基本一致。山西省二级医院及民营医院超声科医师中硕士学历者占比小于 3%(二级综合医院 1.27%;二级专科医院 2.35%;民营医院 0.68%),较 2020 年略有提升,2020 年二级医院及民营医院超声科医师中硕士学历者占比小于 2%(二级综合医院

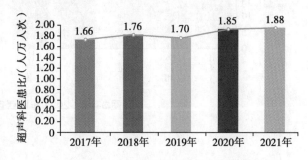

图 3-4-2　2017—2021 年山西省超声科医患比变化

1.57%;二级专科医院 1.28%;民营医院为 0),说明山西省基层医疗机构开始注重人才引进,加强超声影像人才梯队建设,重视超声影像科人力资源开发与利用(图 3-4-3)。

3. 各类医疗机构超声科医师职称分布情况

2021 年,山西省各类医疗机构中超声科医师均以住院医师和主治医师为主,副主任医师较主任医师多,二级及民营医院住院医师占比较三级医院高,三级医院各种职称比例较为接近,人才梯队更为合理(图 3-4-4)。

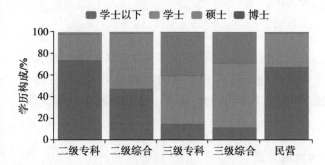

图 3-4-3　2021 年山西省各类医疗机构超声科医师学历分布情况

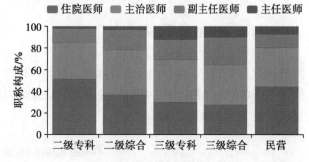

图 3-4-4　2021 年山西省各类医疗机构超声科医师职称分布情况

4. 各类医疗机构超声科医师年龄分布情况

2021 年,山西省除二级专科医院超声科医师 45 岁以上占比最大,为 45.88%;其他医疗机构则以 >35~45 岁占比最大,其中民营医院为 49.32%,三级综合医院为 42.63%,二级综合医院为 41.90%、三级专科医院为 36.82%,说明中年医师是山西省超声医学的骨干力量,同时要注重青年医师的培养(图 3-4-5)。

(三)超声质控指标抽样调查结果

指标 1. 超声医师日均承担工作量

超声医师日均承担工作量反映医院超声医师的

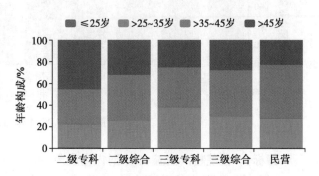

图 3-4-5　2021 年山西省各类医疗机构超声科医师年龄分布情况

工作负荷水平,是医疗机构超声医学专业医疗质量的重要结构性指标之一。2021年,山西省超声医师日均承担工作量平均值为21.19人次,明显低于全国平均值(29.91人次)。阳泉市、太原市、大同市等地区工作量大,三级医院和民营医院明显高于二级医院(图3-4-6、图3-4-7),表明三级医院超声医师工作负荷明显高于二级医院,民营医院可能因承担较多体检工作工作量大。山西省超声医师日均承担工作量在2020年、2021年有所降低,考虑与新冠病毒感染疫情导致就诊患者减少有关(图3-4-8)。

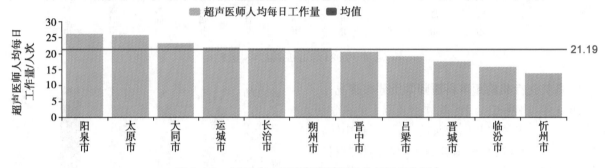

图3-4-6 2021年山西省超声医师日均承担工作量

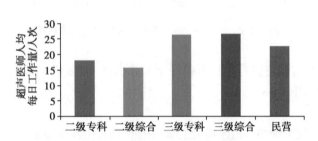

图3-4-7 2021年山西省各类医疗机构超声医师日均承担工作量

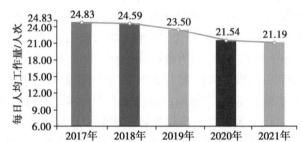

图3-4-8 2017—2021年山西省超声医师日均承担工作量变化

指标2. 超声仪器质检率

2021年,山西省超声仪器质检率平均为97.98%,高于2021年全国平均水平(97.71%),较本省2020年超声仪器质检率(94.98%)显著提高。各地市医疗机构的质检率差别不大,运城市和吕梁市相对较低分别为93.30%、94.57%(图3-4-9)。仪器的质检安全,是超声医师工作的前提,应进一步完善超声仪器质检,尽可能达到质检率为100%。

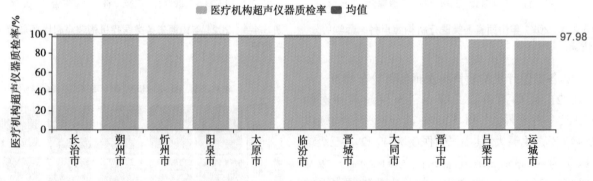

图3-4-9 2021年山西省超声仪器质检率

指标3. 住院超声检查48小时内完成率

2021年,山西省住院超声检查48小时内完成率为99.01%,高于全国平均水平(94.58%),同时也较2020年有显著提高,2020年仅为79.38%(图3-4-10)。

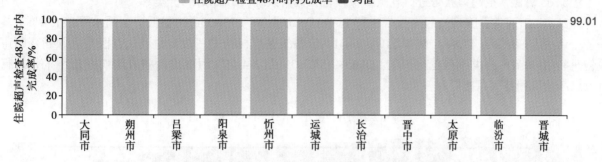

图 3-4-10 2021 年山西省住院超声检查 48 小时内完成率

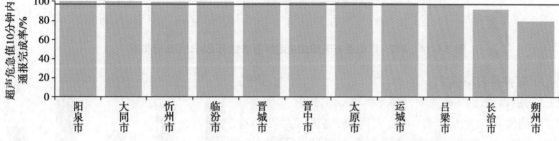

图 3-4-11 2021 年山西省超声危急值 10 分钟内通报完成率

指标 4. 超声危急值 10 分钟内通报完成率

2021 年，山西省超声危急值 10 分钟内通报完成率平均为 97.38%，略低于全国平均水平（98.10%），其中长治市和朔州市低于全省平均值，分别为 91.29%、79.50%（图 3-4-11）。全省各类医疗机构超声危急值 10 分钟内通报完成率较为一致，二级专科医院及二级综合医院略低，分别为 96.01%、95.57%（图 3-4-12），危急值做到及时上报能使患者第一时间得到相关科室的干预，提高抢

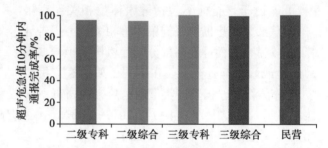

图 3-4-12 2021 年山西省各类医疗机构超声危急值 10 分钟内通报完成率

救及治疗成功率，也能降低不良结局，避免医疗纠纷，因此不同级别医院超声医师应熟悉超声危急值及其报告流程，尽可能做到危急值百分之百上报。

指标 5. 超声报告书写合格率

2021 年，山西省超声报告书写合格率为 99.20%，略高于全国平均水平（99.19%）。各地区医疗机构差异不大（图 3-4-13）。

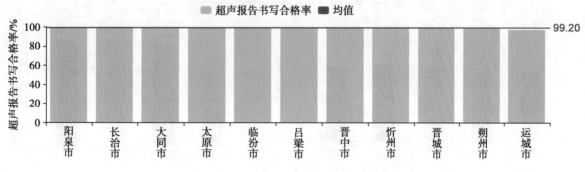

图 3-4-13 2021 年山西省超声报告书写合格率

指标 6. 乳腺病变超声报告进行乳腺影像报告和数据系统（BI-RADS）分类率

2021 年，山西省乳腺病变超声报告进行 BI-RADS 分类率为 73.95%，明显低于全国水平（81.37%），其中晋中市、阳泉市仅为 47.84%、60.38%（图 3-4-14）。各级医疗机构中三级专科及民营医院乳腺病变超声报告进行 BI-RADS 分类率较低，分别为 50.65%、53.39%（图 3-4-15），因此山西省乳腺病变超声报告进行 BI-RADS 分类亟待大力推广和普及。

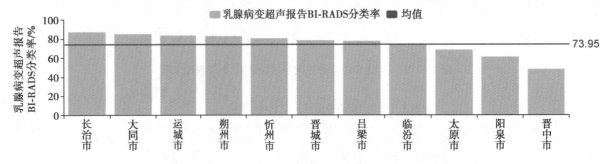

图 3-4-14　2021 年山西省乳腺病变超声报告进行 BI-RADS 分类率

指标 7. 超声报告阳性率

2021 年，山西省超声报告阳性率平均 68.17%，低于全国平均值（74.09%）。晋中市、大同市、临汾市、吕梁市、阳泉市、晋城市阳性率低于全省平均值，晋城市最低，仅为 49.20%（图 3-4-16）。究其原因，可能由于该指标不包括健康体检相关超声报告，但是部分医疗机构将健康体检相关超声报告计算在内；另一方面可能与部分医疗机构承担较多正常产检或妇科筛查有关。在不同类型的医疗机构

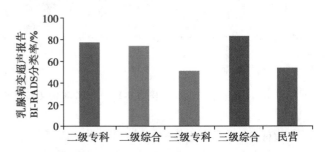

图 3-4-15　2021 年山西省各类医疗机构乳腺病变超声报告进行 BI-RADS 分类率

中，分布情况与全国不同类型的医疗机构分布一致，三级综合医院阳性率最高（70.76%），二级专科医院阳性率最低（58.37%，图 3-4-17）。2017—2021 年山西省超声报告阳性率变化不大，2020 年最高为 68.66%，2017 年最低为 51.64%（图 3-4-18）。

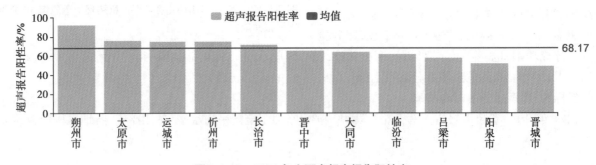

图 3-4-16　2021 年山西省超声报告阳性率

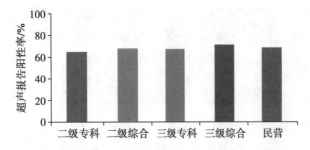

图 3-4-17　2021 年山西省各类医疗机构超声报告阳性率

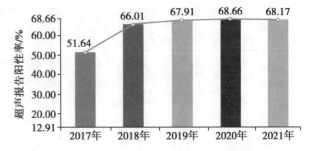

图 3-4-18　2017—2021 年山西省超声报告阳性率变化

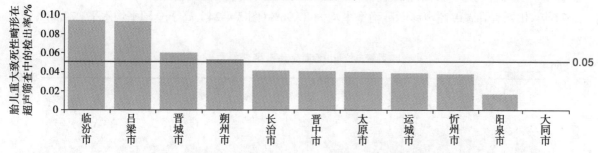

图 3-4-19　2021年山西省超声筛查中胎儿重大致死性畸形的检出率

指标8. 超声筛查中胎儿重大致死性畸形的检出率

2021年,山西省胎儿重大致死性畸形在超声筛查中的检出率平均为0.05%,临汾市的检出率最高为0.09%,大同市最低为0(图3-4-19)。在六种胎儿重大致死性畸形的超声筛查中,无脑儿的超声检出率最高,为24.67%,单腔心的超声检出率最低,为4.85%(图3-4-20)。

指标9. 超声诊断符合率

2021年,山西省平均超声诊断符合率为87.19%,略高于2021年全国平均水平。其中太原市最高为90.81%;2个市符合率低于80%,吕梁市为79.62%,运城市为76.30%(图3-4-21)。2021年,山西省各类医疗机构中超声诊断符合率差异不大,二级综合医院符合率最低为82.16%,三级专科医院最高为91.00%(图3-4-22)。2017—2021年,山西省超声诊断符合率有所提升,2021年最高(图3-4-23)。

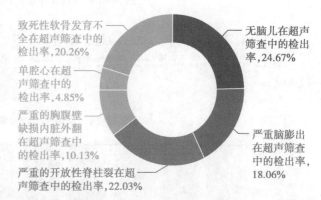

图 3-4-20　2021年山西省超声筛查中胎儿重大致死性畸形的检出率比例

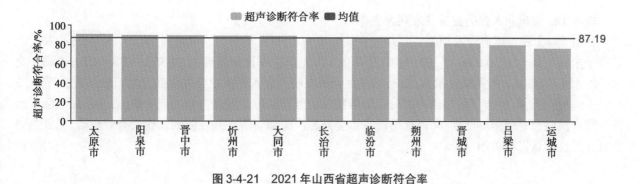

图 3-4-21　2021年山西省超声诊断符合率

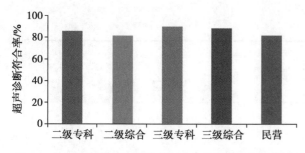

图 3-4-22　2021年山西省各类医疗机构超声诊断符合率

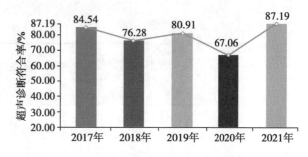

图 3-4-23　2017—2021年山西省超声诊断符合率变化

指标 10. 乳腺占位超声诊断准确率

2021 年,山西省乳腺癌超声诊断准确率平均为 87.96%(图 3-4-24),高于全国平均水平(79.98%)。

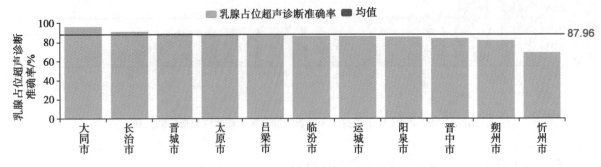

图 3-4-24　2021 年山西省乳腺占位超声诊断准确率

指标 11. 颈动脉狭窄(≥50%)超声诊断符合率

2021 年,山西省颈动脉狭窄(≥50%)超声诊断符合率为 88.49%(图 3-4-25),高于全国平均水平(84.84%)。

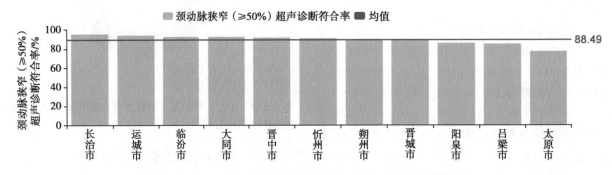

图 3-4-25　2021 年山西省颈动脉狭窄(≥50%)超声诊断符合率

指标 12. 超声介入相关主要并发症发生率

2021 年,山西省超声介入相关主要并发症发生率为 1.58%,其中太原市最高,为 2.74%(图 3-4-26),明显高于全国平均水平(0.63%)。2021 年山西省介入出血发生率比例最高为 94.35%(图 3-4-27),也高于全国平均水平 77.48%。不同医疗机构比较,三级综合医院超声介入相关主要并发症发生率最高为 2.17%(图 3-4-28)。究其原因,一方面可能由于部分二级医院及民营医院未开展超声介入亚专业,另一方面可能由于三级综合医院患者穿刺难度偏高,因此需进一步提高超声医师对潜在并发症的认识及有效防治,尤其是对出血并发症的认识和防治。

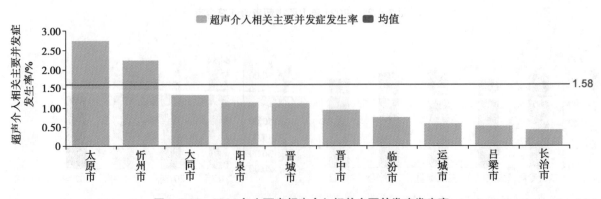

图 3-4-26　2021 年山西省超声介入相关主要并发症发生率

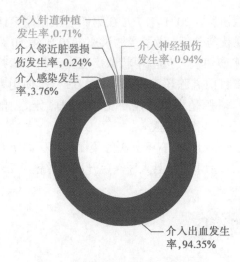

图 3-4-27　2021 年山西省超声介入相关主要并发症构成比例

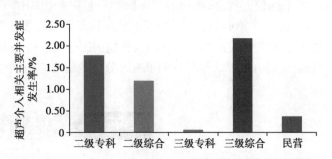

图 3-4-28　2021 年各类医疗机构超声介入相关主要并发症发生率

二、问题分析及改进措施

（一）存在的主要问题及原因分析

1. 山西省乳腺病变超声报告进行 BI-RADS 分类率整体水平较低（73.95%），明显低于全国平均水平（81.37%）。不同地区医疗机构（晋中市、阳泉市较低）及不同等级医疗机构（三级专科及民营医院较低）存在差异，原因主要为部分专科医院乳腺超声检查开展较少，不熟悉乳腺病变超声报告 BI-RADS 分类系统，以及民营医院以体检为主，主要筛查有无结节，不进行 BI-RADS 分类。

2. 山西省超声介入相关主要并发症发生率（1.58%）较高，远高于全国平均水平（0.63%），而且不同等级及不同地区医疗机构超声介入相关主要并发症发生率差异也比较大。原因：①超声介入医师对潜在并发症的认识及有效防治不足，尤其是介入出血的认识、防治能力；②个别医疗机构对指标理解存在偏差，上报工作不仔细，使上报数据的可靠性受到一定程度的影响。

（二）改进措施

1. 组织专家定期下基层或派驻指导；组织基层医院医生进修学习；建立临床培训基地，开展规范化培训，将乳腺病变超声报告进行 BI-RADS 分类率普及到全省各级医疗机构。

2. 定期开展超声介入培训会议，加大超声介入规范化巡讲的力度和规模，并定期对介入医师进行理论和实践能力考核。

3. 通过会议培训、联合哨点医院等形式对超声质控指标网上数据正确填报进行指导。

三、质控中心简介

（一）成立时间，目前主任委员单位

新一届山西省超声医学质控中心于 2016 年 7 月 30 日成立，主任委员单位为山西医科大学第一医院。

（二）2021 年重点工作总结

1. 完善山西省超声医学质量管理体系、超声专业质控监测指标；定期分析质控工作状况；拟定超声专业相关的技术操作规范和质量考核标准。

2. 2021 年 6 月协助山西省 272 家设有超声医学专业的医疗机构完成 2020 年度超声诊断专业质量管理指标情况基线调研及数据上报。

3. 2021 年 11 月参与完成《超声诊断专业医疗质量控制指标（2022 年版）》的修订。

4. 2021 年 12 月参与完成《2021 年国家医疗服务与质量安全报告 超声医学分册》的撰写。

5. 在全省范围内开展了超声质控相关会议及网络课堂平台讲座。2021 年山西省超声医学质控中心

委员在全国超声学院网络平台及其他网络平台进行超声质控讲座。2021年7月在第四届全国超声医学质控大会上,就"山西省二级医院和三级医院超声质量控制现状与分析"做了专题讲座。2021年10月开展"国家继续医学教育项目:甲状腺疾病介入超声诊疗新技术研讨会",规范甲状腺疾病介入超声诊疗流程。2021年12月召开太原市超声医学质控会议,针对山西省目前乳腺超声检查BI-RADS分类使用率较低及质控不到位的情况,陕西省超声医学质控中心组织做了"乳腺超声质量控制及BI-RADS分类"的专题讲座。2021年10月开展"乳腺癌的超声诊断及新技术的应用"培训讲座。

6. 帮扶县级医院能力提升。山西省超声医学质控中心成员在朔州市右玉县医疗集团人民医院下乡期间,帮扶县医院开展甲状腺结节TI-RADS分类的临床应用,帮扶长治市武乡县人民医院开展肌骨超声工作。

第五节 内蒙古自治区

一、医疗服务与质量安全情况分析

(一)数据上报概况

2021年,内蒙古自治区共有165家设有超声医学专业的医疗机构参与数据上报。其中,公立医院153家,包括三级综合医院40家(24.24%),二级综合医院86家(52.12%),三级专科医院8家(4.85%),二级专科医院19家(11.51%);民营医院12家(7.27%)。各地级市及各类别医院分布情况见表3-5-1。

表3-5-1　2021年内蒙古自治区超声专业医疗质量控制指标抽样医疗机构分布情况

单位:家

地市	二级专科	三级专科	二级综合	三级综合	民营	合计
阿拉善盟	1	0	4	1	0	6
巴彦淖尔市	4	0	11	1	2	18
包头市	0	3	5	8	5	21
赤峰市	4	2	10	7	0	23
鄂尔多斯市	4	0	7	4	2	17
呼和浩特市	1	3	8	5	0	17
呼伦贝尔市	1	0	10	5	1	17
通辽市	1	0	4	4	0	9
乌海市	1	0	2	2	1	6
乌兰察布市	0	0	10	1	0	11
锡林郭勒盟	0	0	9	1	0	10
兴安盟	2	0	6	1	1	10
全自治区	19	8	86	40	12	165

(二)超声医师人员配置情况

1. 超声科医患比

2021年,内蒙古自治区2021年超声科医患比均值为1.56人/万人次,通辽市、呼和浩特市、赤峰市、呼伦贝尔市及兴安盟超声科医患比低于平均值,鄂尔多斯市、锡林郭勒盟及包头市医患比接近均值,阿拉善盟医患比最高,约4.30人/万人次,巴彦淖尔市、乌海市、乌兰察布均高于均值(图3-5-1)。医患比的明显差异与当地人口数量多少及不同地区上报医院级别及个数有关,三级医院患者人数较多,其他级别医院患者人数较少,所以地区间差异较大。

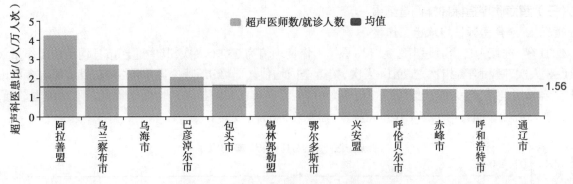

图 3-5-1　2021 年内蒙古自治区超声科医患比

内蒙古自治区 2017 年医患比最高,1.81 人/万人次,至 2019 年呈逐年下降趋势,2019 年是近 5 年最低的,1.53 人/万人次;2020 年上升为 1.77 人/万人次,2021 年下降为 1.56 人/万人次(图 3-5-2)。

2. 各类医疗机构超声科医师学历分布情况

2021 年,内蒙古自治区除民营医院及二级综合医院超声科医师以学士学历以下居多外,其他医疗机构超声科医师主要以学士学历为主(图 3-5-3)。

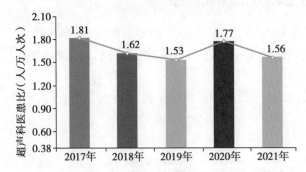

图 3-5-2　2017—2021 年内蒙古自治区超声科医患比变化

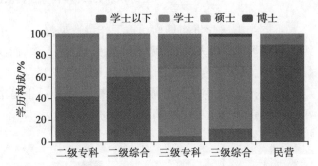

图 3-5-3　2021 年内蒙古自治区各类医疗机构超声科医师学历分布情况

3. 各类医疗机构超声科医师职称分布情况

2021 年,内蒙古自治区三级综合医院及三级专科医院超声科医师中主治医师较多,住院医师相对少;二级专科医院主治医师为主,住院医师也相对较少;二级综合医院及民营医院以住院医师为主,其次为主治医师和副主任医师,二级医院人员职称分布相对合理(图 3-5-4)。

4. 各类医疗机构超声科医师年龄分布情况

2021 年,内蒙古自治区三级专科医院超声科医师年轻化,>25~45 岁者占 80.16%,45 岁以上医师占 18.18%;三级综合医院 >25~45 岁占 71.43%,45 岁以上医师占 27.29%;二级医院 45 岁以上医师相对较多,占 34% 以上,民营医院 45 岁以上医师最多,占 36.84%(图 3-5-5)。

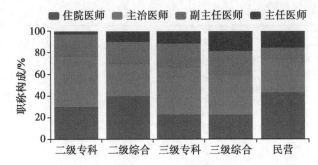

图 3-5-4　2021 年内蒙古自治区各类医疗机构超声科医师职称分布情况

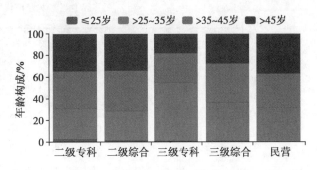

图 3-5-5　2021 年内蒙古自治区各类医疗机构超声科医师年龄分布情况

（三）超声质控指标抽样调查结果

指标 1. 超声医师日均承担工作量

2021 年,内蒙古自治区超声医师日均承担工作量均值为 25.51 人次,其中通辽市日均承担工作量最高为 31.98 人次,呼和浩特市次之 29.14 人次,接近全国均值。赤峰市、呼伦贝尔市、兴安盟及鄂尔多斯市略高于全自治区均值,包头市、巴彦淖尔市、乌海市、乌兰察布市和阿拉善盟均低于均值。阿拉善盟最低,为 9.28 人次。各盟市间日均承担工作量差异较大(图 3-5-6)。

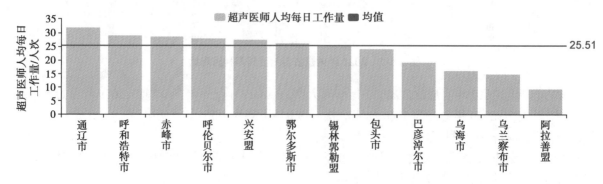

图 3-5-6 2021 年内蒙古自治区超声医师日均承担工作量

不同类型医疗机构日均承担工作量数据显示,三级综合医院 32.03 人次,三级专科医院 22.84 人次,二级综合医院 17.93 人次,二级专科医院 13.99 人次,而民营医院 16.68 人次,不同类型医疗机构之间存在明显的差异,三级综合医院工作量最多(图 3-5-7)。

2017—2019 年超声医师日均承担工作量每年递增,2020 年受新冠病毒感染疫情影响明显减低,2021 年日均承担工作量再次增加(图 3-5-8)。

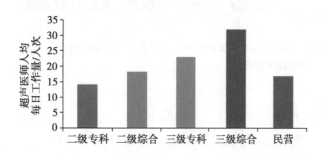

图 3-5-7 2021 年内蒙古自治区各类医疗机构超声医师日均承担工作量

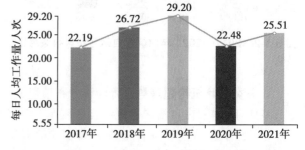

图 3-5-8 2017—2021 年内蒙古自治区超声医师日均承担工作量变化

指标 2. 超声仪器质检率

2021 年,内蒙古自治区大部分地区仪器质检率未达到 100%,乌海市最低(图 3-5-9),需要加强所有

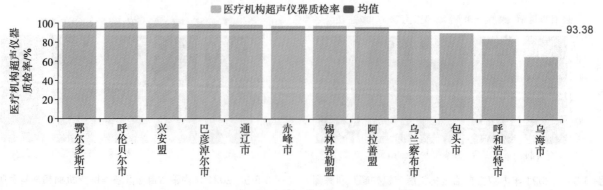

图 3-5-9 2021 年内蒙古自治区超声仪器质检率

仪器的质检工作,保障超声图像质量。民营医院仪器质检率为 100%,二级和三级综合医院质检率较高,而专科医院质检率较低,三级专科医院质检率仅65.69%(图 3-5-10)。

指标 3. 住院超声检查 48 小时内完成率

2021 年,内蒙古自治区大部分地区不同类型医疗机构 48 小时内能够完成住院患者超声检查(图3-5-11、图 3-5-12)。乌兰察布市少数患者未能在 48小时内完成检查。

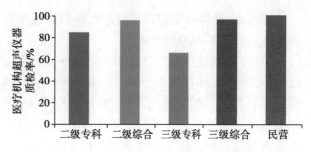

图 3-5-10　2021 年内蒙古自治区各类医疗机构超声仪器质检率

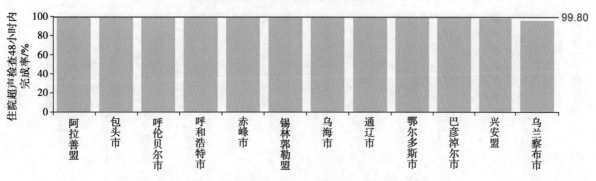

图 3-5-11　2021 年内蒙古自治区住院超声检查 48 小时内完成率

指标 4. 超声危急值 10 分钟内通报完成率

2021 年,内蒙古自治区大多数地区医疗机构能够完成 10 分钟内通报超声危急值,通辽市、兴安盟通报完成率低于 90%(图 3-5-13)。综合医院的超声危急值 10 分钟内通报完成率较低(图 3-5-14)。

指标 5. 超声报告书写合格率

2021 年,内蒙古自治区超声报告书写合格率除赤峰市(96.74%)外,均高于 98%,但是未能达到100%(图 3-5-15)。不合格报告中不具有资质医师签名的报告最多,其次是患者信息不符或缺失,报告描述与结果不符的占 39.30%,报告描述的器官、部位及单位数据等错误的占 32.11%。

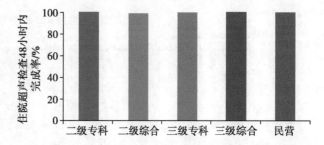

图 3-5-12　2021 年内蒙古自治区各类医疗机构住院超声检查 48 小时内完成率

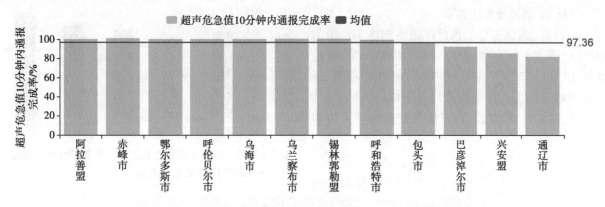

图 3-5-13　2021 年内蒙古自治区超声危急值 10 分钟内通报完成率

指标 6. 乳腺病变超声报告进行乳腺影像报告和数据系统（BI-RADS）分类率

2021 年，通辽市等四个盟市 BI-RADS 分类率超过 90%，包海市和包头市分类率较低 40% 左右，其他盟市分类率 70%~90%（图 3-5-16），全区 BI-RADS 分类有待进一步推广及规范。2021 年，内蒙古自治区三级医院及民营医院进行 BI-RADS 分类率高，二级医院偏低（图 3-5-17）。

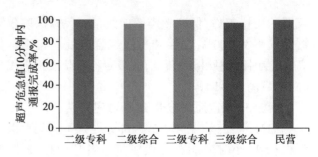

图 3-5-14　2021 年内蒙古自治区各类医疗机构超声危急值 10 分钟内通报完成率

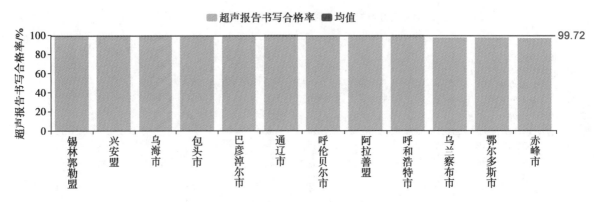

图 3-5-15　2021 年内蒙古自治区超声报告书写合格率

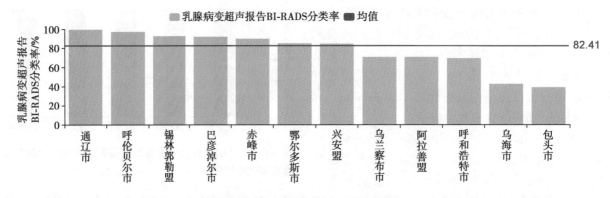

图 3-5-16　2021 年内蒙古自治区乳腺病变超声报告进行 BI-RADS 分类率

指标 7. 超声报告阳性率

2021 年，内蒙古自治区超声报告阳性率均值为 73.23%（图 3-5-18）。兴安盟最高，为 90.05%，呼伦贝尔市、包头市高于 80%，赤峰市、锡林郭勒盟、通辽市均高于均值。其他盟市均低于均值，特别是乌海市约 35.37%，明显偏低，可能与健康体检人群多有关。

2021 年，内蒙古自治区三级综合医院超声报告阳性率 74.04%（图 3-5-19）。二级综合医院超声报告阳性率 71.55%，二级专科医院 64.98%，三级专科医院 60.03%，民营医院最高，报告阳性率达 86.06%，可能与民营医院诊治病种有关。

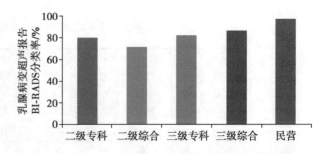

图 3-5-17　2021 年内蒙古自治区各类医疗机构乳腺病变超声报告进行 BI-RADS 分类率

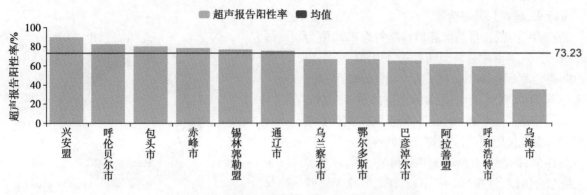

图 3-5-18　2021 年内蒙古自治区超声报告阳性率

2017 年内蒙古超声报告阳性率较低,约 52.38%,2018—2021 年报告阳性率为 71.25%~75.40%,基本变化不大(图 3-5-20)。

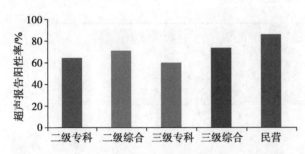

图 3-5-19　2021 年内蒙古自治区各类医疗机构超声报告阳性率

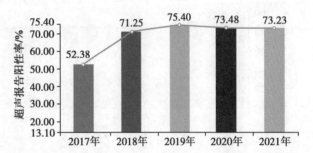

图 3-5-20　2017—2021 年内蒙古自治区超声报告阳性率变化

指标 8. 超声筛查中胎儿重大致死性畸形的检出率

2021 年,内蒙古自治区鄂尔多斯市胎儿重大致死性畸形检出率最高,约 0.18%,呼伦贝尔市约 0.10%,赤峰市约 0.09%,呼和浩特市约 0.09%,其他盟市均低于均值 0.06%,其中锡林郭勒盟最低约 0.01%(图 3-5-21)。检出率与当地医院胎儿筛查人数和上报数据医院类型及级别均有关系。

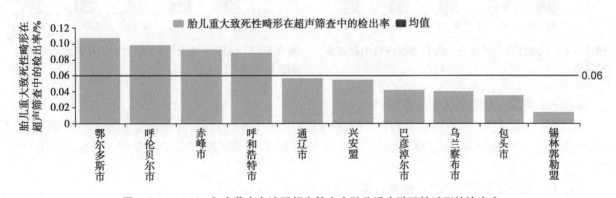

图 3-5-21　2021 年内蒙古自治区超声筛查中胎儿重大致死性畸形的检出率

2021 年,内蒙古自治区胎儿严重的致死性畸形检出率由高到低分别为严重的开放性脊柱裂、致死性软骨发育不全、单腔心、严重脑膨出、无脑儿及严重的胸腹壁缺损内脏外翻。其中最多见的是严重的开放性脊柱裂,占 30.97%(图 3-5-22)。

指标 9. 超声诊断符合率

2021 年,内蒙古自治区超声诊断符合率均值为 85.07%,12 个盟市中 8 个盟市超过了均值,两个盟市诊断符合率超过 90%。呼伦贝尔市、赤峰市和巴彦淖尔市符合率低于均值,80% 左右(图 3-5-23)。鄂尔多斯市最低,为 46.98%,可能与鄂尔多斯上报医院中二级及民营医院诊断符合率低有关。

2021 年,内蒙古自治区超声诊断符合率较高的是三级综合医院,诊断符合率为 88.22%,其次是民营医院 86.20%,二级医院较低,低于 80%(图 3-5-24)。

2017—2021 年内蒙古自治区超声诊断符合率除 2018 年较低外,其余均在 80% 以上,诊断符合率相对较高,但仍需要进一步提高(图 3-5-25)。

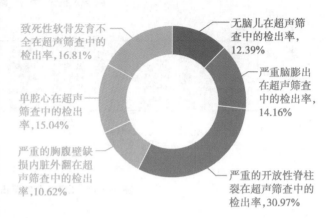

图 3-5-22　2021 年内蒙古自治区超声筛查中胎儿重大致死性畸形的检出率比例

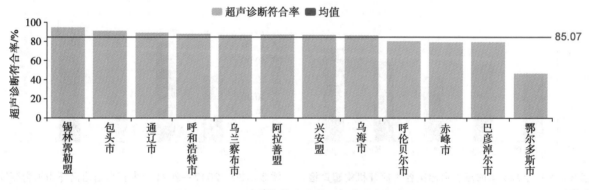

图 3-5-23　2021 年内蒙古自治区超声诊断符合率

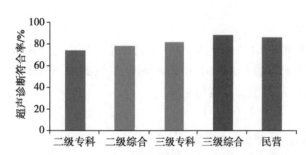

图 3-5-24　2021 年内蒙古自治区各类医疗机构超声诊断符合率

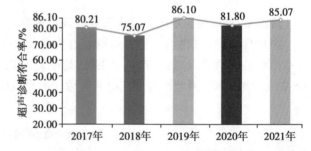

图 3-5-25　2017—2021 年内蒙古自治区超声诊断符合率变化

指标 10. 乳腺占位超声诊断准确率

2021 年,内蒙古自治区乳腺占位超声诊断准确率 83.44%(图 3-5-26),大部分盟市超过均值,阿拉善盟和乌海市超过 97%,锡林郭勒盟诊断准确率最低为 49.76%,鄂尔多斯市(66.44%)及呼伦贝尔市(71.73%)较低。

指标 11. 颈动脉狭窄(≥50%)超声诊断符合率

2021 年,内蒙古自治区颈动脉狭窄(≥50%)超声诊断符合率均值为 80.48%(图 3-5-27)。一半的盟市超过均值,乌海市和锡林郭勒盟明显偏低,低于 42%,需要查找原因,规范检查,提高诊断准确率。

指标 12. 超声介入相关主要并发症发生率

2021 年,内蒙古自治区上报 7 个盟市超声介入相关并发症发生率,均值为 0.57%(图 3-5-28)。兴安盟发生率较高,为 3.70%,呼和浩特市和赤峰市及包头市高于均值,其他三个盟市相对较低。

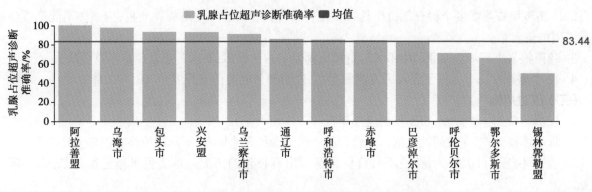

图 3-5-26　2021 年内蒙古自治区乳腺占位超声诊断准确率

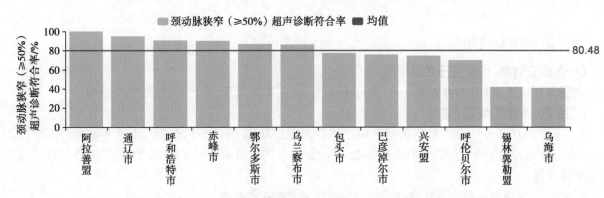

图 3-5-27　2021 年内蒙古自治区颈动脉狭窄（≥50%）超声诊断符合率

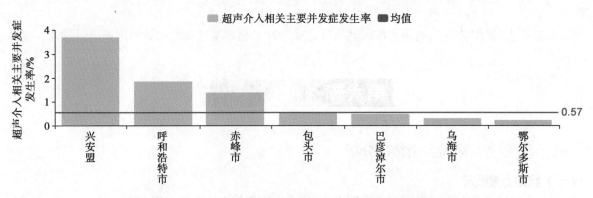

图 3-5-28　2021 年内蒙古自治区超声介入相关主要并发症发生率

2021 年,内蒙古自治区介入出血发生率最高为 65.28%,介入感染发生率次之为 19.44%,介入神经损伤发生率为 8.33%,邻近脏器损伤发生率为 6.94%（图 3-5-29）。介入出血是常见的并发症,必须把握好适应证和禁忌证,提前做好穿刺路径规划。无菌操作必须规范,杜绝感染的发生。

二、问题分析及改进措施

（一）存在的主要问题及原因分析

1. 内蒙古自治区超声仪器质检率均值为 93.38%,需要严格落实全部仪器质检工作。

2. 内蒙古自治区超声医师日均承担工作量均值为 25.51 人次,低于全国均值（29.91 人次）。与内蒙

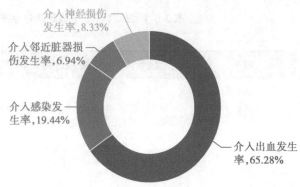

图 3-5-29　2021 年内蒙古自治区超声介入相关主要并发症构成比例

古自治区超声检查习惯多个检查部位出具一张报告单有关。为了方便单病种质控,应该按不同部位分别出具不同的报告单。

3. 超声报告书写不合格原因中不具有资质医师签名占比最多,其次是患者信息不符或缺失。

4. 12个盟市中7个上报了介入并发症发生率,说明部分地区仍未开展介入治疗工作。

(二)改进措施

1. 仪器质检工作要督查,做到仪器全部年检。

2. 规范质控工作,完善超声数据库建设和超声医师专科人才培养,不同部位检查报告分开出具。

3. 检查不规范行医行为,杜绝不具有资质医师出具报告的情况。落实患者信息准确录入,不定期检查。

4. 通过理论和实践教学,培养更多超声介入医师,推进各地各级医院超声引导下介入治疗工作的开展。

三、质控中心简介

(一)成立时间,目前主任委员单位

内蒙古自治区超声医学质控中心于2016年成立,主任委员单位是鄂尔多斯市中心医院。

(二)2021年重点工作总结

1. 召开2021年度内蒙古自治区超声质控年会。2021年10月29日召开了2021年度超声医学质控年会,除专业内容授课外,总结了2019及2020年内蒙古自治区超声质控工作,并制订了2022年度工作任务和具体安排。

2. 组织全区超声人员学习和贯彻国家卫生健康委超声质控指南。

3. 通过微信公众平台"内蒙古超声影像研究所"发布最新超声进展和知识,规范超声检查,提高诊断水平。

4. 每周线上进行"内蒙古超声影像研究所群直播",针对超声基础知识和最新进展进行授课。

第六节 辽 宁 省

一、医疗服务与质量安全情况分析

(一)数据上报概况

2021年,辽宁省共有231家设有超声医学专业的医疗机构参与数据上报,其中,公立医院169家,包括三级综合医院80家(34.6%),二级综合医院75家(32.5%),三级专科医院8家(3.5%),二级专科医院6家(2.6%);民营医院62家(26.8%)。各地级市及各类别医院分布情况见表3-6-1。

表3-6-1 2021年辽宁省超声专业医疗质量控制指标抽样医疗机构分布情况

单位:家

地市	二级专科	三级专科	二级综合	三级综合	民营	合计
鞍山市	0	2	4	6	8	20
本溪市	0	0	9	2	0	11
朝阳市	0	0	5	5	2	12
大连市	0	1	5	17	20	43
丹东市	0	0	4	4	1	9
抚顺市	2	0	8	4	1	15

地市	二级专科	三级专科	二级综合	三级综合	民营	合计
阜新市	0	0	1	3	0	4
葫芦岛市	0	0	4	4	2	10
锦州市	0	1	6	4	2	13
辽阳市	0	0	5	2	5	12
盘锦市	0	0	1	3	1	5
沈阳市	0	4	12	20	9	45
铁岭市	2	0	8	4	5	19
营口市	2	0	3	2	6	13
全省	6	8	75	80	62	231

（二）超声医师人员配置情况

1. 超声科医患比

2021年辽宁省超声科医患比均值为1.48人/万人次，其中以铁岭市、盘锦市、本溪市等城市超声科医患比较高，明显高于平均水平，而阜新市、朝阳市、大连市超声科医患比明显低于平均水平（图3-6-1）。

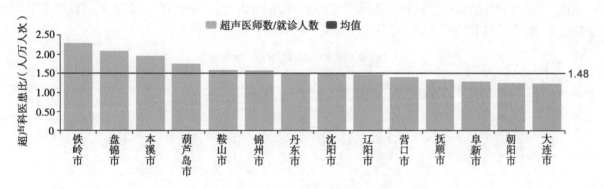

图3-6-1　2021年辽宁省超声科医患比

2017—2018年辽宁省超声科医患比呈下降趋势，2018—2020年辽宁省超声科医患比逐步上升；2020—2021年辽宁省超声科医患比略有下降（图3-6-2）。

2. 各类医疗机构超声科医师学历分布情况

2021年辽宁省不同类型医疗机构超声科医师学历构成以学士学历为主，三级综合医院博士学历占比最高（图3-6-3）。

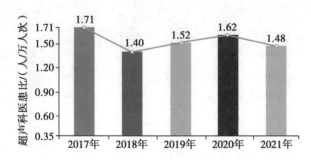

图3-6-2　2017—2021年辽宁省超声科医患比变化

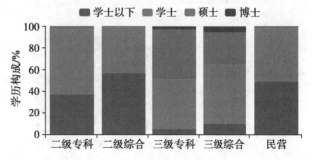

图3-6-3　2021年辽宁省各类医疗机构超声科医师学历分布情况

3. 各类医疗机构超声科医师职称分布情况

2021 年辽宁省不同类型医疗机构超声科医师职称构成以主治医师为主，三级综合医院和三级专科医院主任医师占比较高，民营医院、二级专科医院和二级综合医院较低（图 3-6-4）。

4. 各类医疗机构超声科医师年龄分布情况

2021 年辽宁省不同类型医疗机构超声科医师年龄分布以 >35~45 岁为主，三级专科医院和二级专科医院 >35~45 岁超声科医师所占比例较高，二级综合医院 >35~45 岁超声科医师所占比例最低（图 3-6-5）。

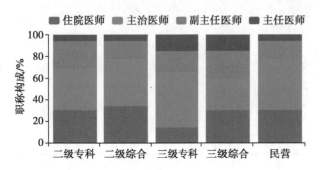

图 3-6-4　2021 年辽宁省各类医疗机构超声科医师职称分布情况

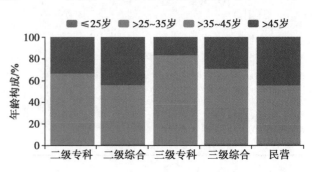

图 3-6-5　2021 年辽宁省各类医疗机构超声科医师年龄分布情况

（三）超声质控指标抽样调查结果

指标 1. 超声医师日均承担工作量

2021 年辽宁省各地市医疗机构日均承担工作量为 26.98 人次，其中大连市、朝阳市明显高于平均水平，本溪市、盘锦市、铁岭市明显低于平均水平（图 3-6-6）。

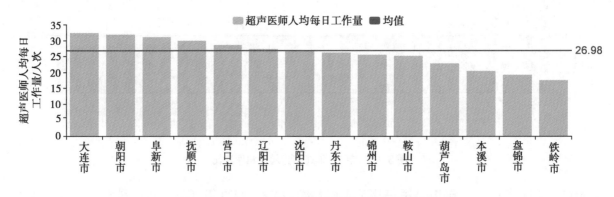

图 3-6-6　2021 年辽宁省超声医师日均承担工作量

2021 年辽宁省不同类型医疗机构日均承担工作量以三级综合医院和三级专科医院较高，二级综合医院最低（图 3-6-7）。

2017—2019 年辽宁省超声医师日均承担工作量呈上升趋势，从 2017 年日均承担工作量 23.81 人次到 2019 年 31.15 人次，2019—2021 年辽宁省超声医师日均承担工作量有所下降，降至 26.98 人次（图 3-6-8）。

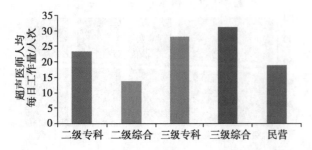

图 3-6-7　2021 年辽宁省各类医疗机构超声医师日均承担工作量

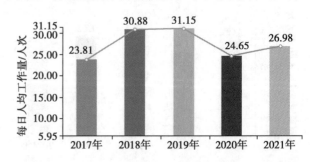

图 3-6-8　2017—2021 年辽宁省超声医师日均承担工作量变化

指标 2. 超声仪器质检率

2021 年,辽宁省各地市医疗机构超声仪器质检率平均为 96.54%,其中鞍山市、朝阳市、抚顺市等市高于平均水平,丹东市、阜新市明显低于平均水平(图 3-6-9)。

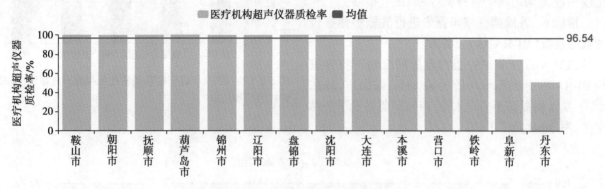

图 3-6-9　2021 年辽宁省超声仪器质检率

指标 3. 住院超声检查 48 小时内完成率

2021 年辽宁省各地市医疗机构住院超声检查 48 小时内完成率平均为 94.68%,其中辽阳市、大连市、本溪市、葫芦岛市、盘锦市明显高于平均水平,丹东市、抚顺市、朝阳市明显低于平均水平(图 3-6-10)。

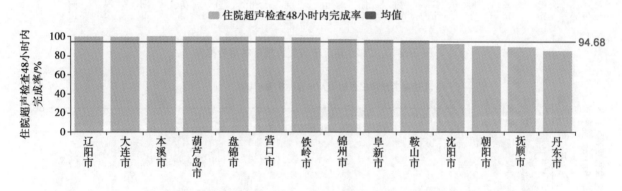

图 3-6-10　2021 年辽宁省住院超声检查 48 小时内完成率

指标 4. 超声危急值 10 分钟内通报完成率

2021 年,辽宁省各地市医疗机构超声危急值 10 分钟内通报完成率平均为 98.20%,本溪市、抚顺市、葫芦岛市、盘锦市危急值 10 分钟内通报完成率明显高于平均水平,丹东市、朝阳市低于平均水平(图 3-6-11)。

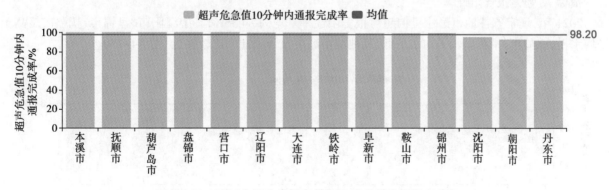

图 3-6-11　2021 年辽宁省超声危急值 10 分钟内通报完成率

2021 年辽宁省不同类型医疗机构超声危急值 10 分钟内通报完成率以二级专科医院和三级专科医院最高,为 100%,二级综合医院次之,三级综合及民营医院危急值通报率相对较低(图 3-6-12)。

指标 5. 超声报告书写合格率

2021 年辽宁省各地市医疗机构超声报告书写合格率平均为 99.72%,各地市超声报告书写合格率比较相近,朝阳市略低于平均水平(图 3-6-13)。

指标 6. 乳腺病变超声报告进行乳腺影像报告和数据系统(BI-RADS)分类率

2021 年辽宁省医疗机构乳腺病变超声报告进行 BI-RADS 分类率平均值为 88.81%,鞍山市、丹东市、本溪市明显高于平均水平,锦州市明显低于平均水平(图 3-6-14)。

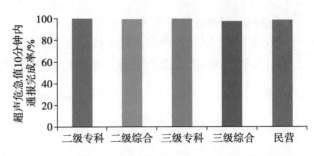

图 3-6-12 2021 年辽宁省各类医疗机构超声危急值 10 分钟内通报完成率

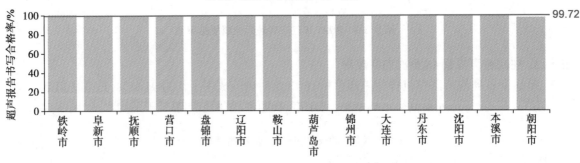

图 3-6-13 2021 年辽宁省超声报告书写合格率

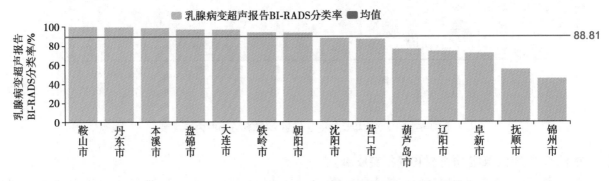

图 3-6-14 2021 年辽宁省乳腺病变超声报告进行 BI-RADS 分类率

指标 7. 超声报告阳性率

2021 年,辽宁省各地市医疗机构超声报告阳性率平均为 84.36%,其中辽阳市、盘锦市、抚顺市略高于平均水平,铁岭市、阜新市较平均水平低,其他城市超声报告阳性率比较接近(图 3-6-15)。

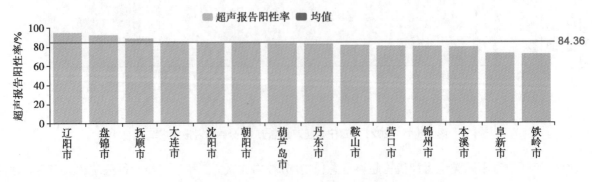

图 3-6-15 2021 年辽宁省超声报告阳性率

2021年辽宁省不同类型医疗机构超声报告阳性率差别不大,二级专科医院及二级综合医院稍高(图3-6-16)。

2017—2021辽宁省超声报告阳性率呈上升趋势,从2017年超声报告阳性率58.64%上升到2021年的84.36%(图3-6-17)。

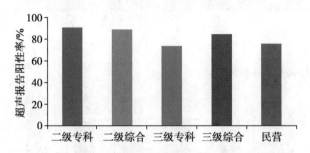

图3-6-16　2021年辽宁省各类医疗机构超声报告阳性率

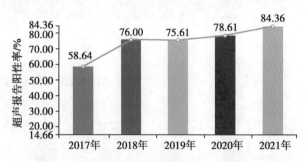

图3-6-17　2017—2021年辽宁省超声报告阳性率变化

指标8. 超声筛查中胎儿重大致死性畸形的检出率

2021年辽宁省各地市医疗机构胎儿重大致死性畸形在超声筛查中的检出率平均为0.06%。丹东市、锦州市检出率明显高于平均水平,盘锦市、营口市检出率明显低于平均水平(图3-6-18)。

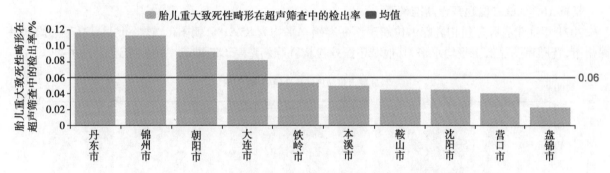

图3-6-18　2021年辽宁省超声筛查中胎儿重大致死性畸形的检出率

2021年辽宁省不同类型医疗机构超声筛查中胎儿重大致死性畸形的检出率以无脑儿最高,占比23.94%;严重的开放性脊柱裂次之,为18.31%;其余胎儿重大致死性畸形的检出率比例较为接近(图3-6-19)。

指标9. 超声诊断符合率

2021年,辽宁省各地市医疗机构超声诊断符合率平均值为92.18%,盘锦市、沈阳市、朝阳市高于平均水平,锦州市、本溪市明显低于平均水平(图3-6-20)。

2021年辽宁省不同类型医疗机构超声诊断符合率以三级综合医院最高,二级专科医院和民营医院无明显差异,二级综合医院最低(图3-6-21)。

2017—2021辽宁省超声诊断符合率,2021年最高,达到92.18%,2017年最低,为79.59%,2017—2021年超声诊断符合率整体呈上升趋势(图3-6-22)。

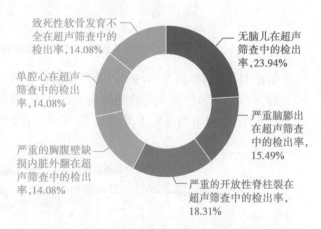

图3-6-19　2021年辽宁省超声筛查中胎儿重大致死性畸形的检出率比例

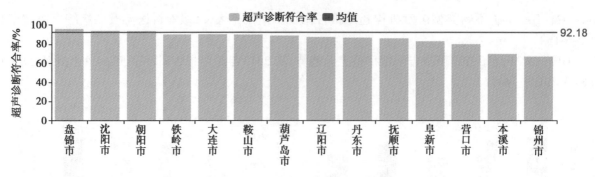

图 3-6-20　2021 年辽宁省超声诊断符合率

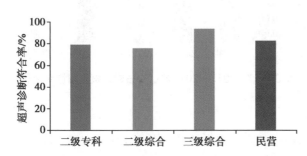

图 3-6-21　2021 年辽宁省各类医疗机构超声诊断符合率

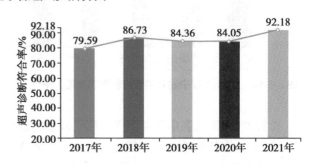

图 3-6-22　2017—2021 年辽宁省超声诊断符合率变化

指标 10. 乳腺占位超声诊断准确率

2021 年辽宁省医疗机构乳腺占位超声诊断准确率平均为 85.51%,朝阳市、铁岭市明显高于平均水平,锦州市、抚顺市明显低于平均水平,其他城市医疗机构乳腺癌超声诊断准确率比较接近(图 3-6-23)。

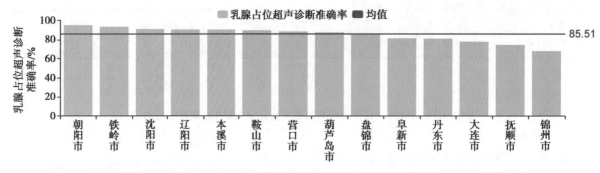

图 3-6-23　2021 年辽宁省乳腺占位超声诊断准确率

指标 11. 颈动脉狭窄(≥50%)超声诊断符合率

2021 年辽宁省医疗机构颈动脉狭窄(≥50%)超声诊断符合率平均为 86.64%,阜新市、本溪市明显高于平均水平,营口市明显低于平均水平,其他城市医疗机构颈动脉狭窄(≥50%)超声诊断符合率比较接近(图 3-6-24)。

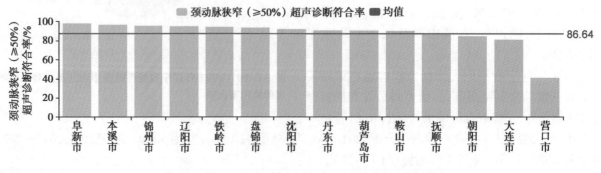

图 3-6-24　2021 年辽宁省颈动脉狭窄(≥50%)超声诊断符合率

指标 12. 超声介入相关主要并发症发生率

2021 年辽宁省各地市医疗机构超声介入相关主要并发症发生率的均值为 0.24%（图 3-6-25），其中铁岭市超声介入相关主要并发症发生率最高，沈阳市最低。

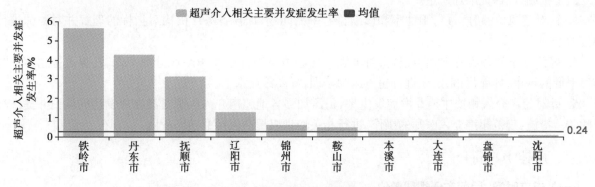

图 3-6-25　2021 年辽宁省超声介入相关主要并发症发生率

2021 年辽宁省各地市医疗机构超声介入相关主要并发症构成比例，介入出血发生率最高，为 87.29%，介入感染发生率次之，为 7.63%，介入针道种植发生率及介入神经损伤发生率相当，均为 0.85%（图 3-6-26）。

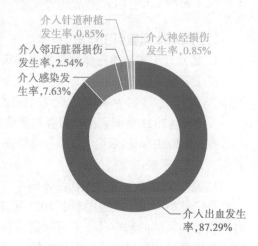

图 3-6-26　2021 年辽宁省超声介入相关主要并发症构成比例

二、问题分析及改进措施

（一）存在的主要问题及原因分析

1. 超声医师配置情况

辽宁省各城市间超声科医患比明显不均衡，其中铁岭市超声科医患比为大连市的 2 倍左右，全省各医疗机构中博士、硕士学历超声医生所占比例较低。

2. 超声医师日均承担工作量

辽宁省各地市医疗机构超声医师日均承担工作量略有差距，大连市最多，平均达 31.55 人次，这与超声医师配置有关。朝阳市超声科医患比最低，因此每位医师需完成的工作量较高。

3. 超声仪器质检率

超声仪器质检率是反映超声仪器质量安全的重要指标。其中丹东市超声仪器质检率较低。

4. 超声危急值 10 分钟内通报完成率

丹东市超声危急值通报率明显低于平均值，可能与丹东市各医疗机构对危急值的理解及关注程度不足有关。

5. 乳腺病变超声报告进行 BI-RADS 分类率

乳腺病变超声报告进行 BI-RADS 分类率反映乳腺超声报告规范性。锦州市、抚顺市明显低于平均值，说明该地区对于乳腺病变分类规范的认识尚不足。

6. 乳腺占位超声诊断准确率

锦州市乳腺占位超声诊断准确率明显低于平均值，说明该市对乳腺癌的诊断仍需加强。

7. 超声介入相关主要并发症发生率

辽宁省各市超声介入相关主要并发症发生率有明显差异，可能与各市超声介入医师的操作规范性及熟练程度有关。

（二）改进措施

1. 对于医师资源配置不均的问题，辽宁省超声医学质控中心将进一步了解原因，对于大连市等超声科医患比明显低于平均水平、日均承担工作量明显高于平均水平的城市,建议扩大超声医师队伍,从而提高超声医师医患比,降低这些城市超声医师的工作量,以保证医疗质量。

2. 定期检查各市超声仪器,尤其针对丹东市等超声仪器质检率较低的城市,增加仪器检查的频率,并设立监督机制,以保证医疗质量。

3. 针对危急值、超声报告阳性率和诊断符合率的问题,加强各医疗机构对指标的理解并对医师进行相应的培训。

4. 规范辽宁省各市乳腺超声报告,对乳腺病变超声报告进行 BI-RADS 分类率低、乳腺占位超声诊断准确率低的城市,如锦州市,定期进行超声医师培训,提高诊疗水平。

5. 针对超声介入相关主要并发症发生率,仍需加强各地超声介入医师对潜在并发症的认识并提供有效的防治措施,规范超声介入医师的操作,进行相关培训以提高医师的熟练程度。

三、质控中心简介

(一) 成立时间,目前主任委员单位

辽宁省超声医学质控中心成立于 2020 年 11 月 14 日。目前主任委员单位是中国医科大学附属盛京医院。

(二) 2021 年重点工作总结

1. 建立辽宁省超声医学质量控制评审专家库

辽宁省超声医学质控中心根据各亚专业质控需求,建立了超声医学质控评审专家库,专家库由 14 个城市 33 家医院 75 名专家构成,为未来质控工作的开展奠定了良好的基础。

2. 撰写《2021 年国家医疗服务与质量安全报告 超声医学分册》中辽宁省部分

根据《2021 年国家医疗服务与质量安全报告 超声医学分册》数据,分析辽宁省超声科各项指标存在的问题,以及未来应对措施。

3. 辽宁省超声医学质控基线调查

辽宁省超声医学质控中心于 2021 年 3 月下发辽宁省超声医学质控基线调查问卷,调查对象为辽宁省内各级各类医院的超声科。采用微信问卷星方式下发问卷,各医疗机构超声科负责人网上填写问卷。辽宁省各级医院超声科在多项质控指标方面存在明显差异,辽宁省超声医学质控中心将基于辽宁省各级医院超声科的发展现状,有针对性地制定相关的质控政策和规范,开展相关的质控工作。

4. 质控哨点医院遴选工作

积极开展质控哨点医院遴选工作,通过基层医院报名、质控中心考察遴选方式,2021 年共上报哨点医院 43 家。

5. 在国内核心期刊发表质控文章,积极参与国家超声医学质控中心的会议

撰写《辽宁省超声医学质量控制基线调查情况及现状分析》文章,被第四届全国超声医学质控大会录用为优秀论文,并发表于《中华医学超声杂志(电子版)》;同时辽宁省超声医学质控中心四位专家受邀于第四届全国超声医学质控大会汇报发言。

6. 筹备撰写《辽宁省超声医学质量控制指南》

在学习国内先进医院质控经验的基础上,结合辽宁省超声专业发展特点,组织专家筹备撰写《辽宁省超声医学质量控制指南》,现已完成质控制度及标准化检查部分内容。

7. 建立辽宁省超声医学质控中心微信公众平台

建立辽宁省超声医学质控中心微信公众平台,在公众平台中宣传质控中心的质控工作,并定期发表质控相关理论学习内容,有利于质控工作的宣传和推广。

8. 举办 2021 年辽宁省超声医学质控年会

2021 年 10 月 10 日,为推动辽宁省超声诊断治疗技术的规范发展,加强医疗质量管理,保障医疗安全,提高医疗技术和服务水平,实现超声诊断治疗的规范化、标准化、同质化,由辽宁省超声医学质控中心主办,中国医科大学附属盛京医院超声科承办的 2021 辽宁省超声医学质控年会在沈阳召开,来自全省各地

从事超声医学的 200 余名专家同道参会。

9. 举办质控相关学术会议线下会议 1 次,线上会议 8 次

2021 年,辽宁省超声医学质控中心针对临床工作中的热点问题,共举办质控相关学术会议线下会议 1 次,线上会议 8 次。分别从不同角度不同亚专业进行了相关质控理论培训,取得了良好的效果。

10. 组织质控专家完成国家相关质控工作的意见反馈工作

组织质控专家分别完成"关于《医疗机构检查检验结果互认管理办法》的意见反馈""关于《超声诊断专业医疗质量控制指标(征求意见稿)》的意见反馈"。

11. 督导工作受新冠病毒感染疫情影响未能按期进行

辽宁省超声医学质控中心计划于 2021 年 11 月对辽宁省各级医疗机构超声科进行督导工作,根据国家超声医学质控中心要求并结合客观情况编制了"辽宁省超声医学质量控制评分表",督导通知已下放,然而受新冠病毒感染疫情影响未能按时完成,延期进行督导工作。

第七节 吉 林 省

一、医疗服务与质量安全情况分析

(一) 数据上报概况

2021 年,吉林省共有 106 家设有超声医学专业的医疗机构参与数据上报,其中公立医院 89 家,包括三级综合医院 34 家(32.08%),二级综合医院 38 家(35.85%),三级专科医院 10 家(9.43%),二级专科医院 7 家(6.60%);民营医院 17 家(16.04%)。各地级市及各类别医院分布情况见表 3-7-1。

表 3-7-1　2021 年吉林省超声专业医疗质量控制指标抽样医疗机构分布情况

单位:家

地市	二级专科	三级专科	二级综合	三级综合	民营	合计
白城市	0	6	0	1	1	8
白山市	0	2	0	1	1	4
长春市	1	6	5	13	6	31
吉林市	3	4	0	5	2	14
辽源市	1	2	0	2	0	5
四平市	0	3	2	4	2	11
松原市	0	5	1	3	1	10
通化市	2	2	1	2	1	8
延边朝鲜族自治州	0	8	1	3	3	15
全省	7	38	10	34	17	106

(二) 超声医师人员配置情况

在吉林省,超声检查几乎全部都是由超声专业医师进行操作并完成诊断报告。相较其他影像学资料,超声检查对医师的依赖性更大,检查质量直接与检查者的操作及诊疗水平相关。因此,人力资源的分布情况对超声检查及报告的质量尤为重要。

1. 超声科医患比

2021 年吉林省在经济及医疗较发达的地区如长春市、吉林市等,超声科医患比较低,长春市最低,平均每万人次患者仅有 1.33 名超声医师。比例相对较高的地区有辽源市、通化市、白山市等,最高的辽源市平均每万人次患者拥有 3.15 名超声医师（图 3-7-1）。2021 年吉林省超声科医患比均值为 1.57 人/万人次，与 2018、2019 年相差不大，较 2020 年下降，可能由于 2020 年新冠病毒感染疫情原因导致患者减少（图 3-7-2）。

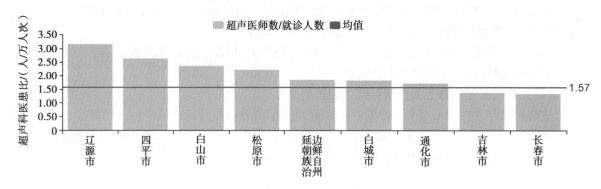

图 3-7-1　2021 年吉林省超声科医患比

2. 各类医疗机构超声科医师学历分布情况

总体来看，2021 年吉林省各类医疗机构超声科医师学历以学士为主（图 3-7-3），三级医院高学历超声医师（学士及以上）占医院主体地位，二级医院及民营医院仍主要由学士及学士以下学历超声医师组成。

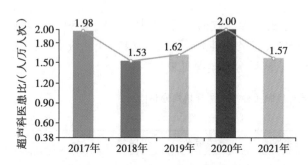

图 3-7-2　2017—2021 年吉林省超声科医患比变化

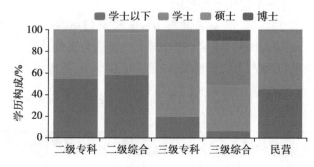

图 3-7-3　2021 年吉林省各类医疗机构超声科医师学历分布情况

3. 各类医疗机构超声科医师职称分布情况

医师职称构成比反映了医院的综合实力。2021 年在吉林省医疗机构超声医师中，主治医师作为医院的中坚力量，占 36.18%。在三级综合医院中，主治医师比例最高，为 38.93%（图 3-7-4）。

4. 各类医疗机构超声科医师年龄分布情况

2021 年在吉林省各级医疗机构中，>35~45 岁超声医师占比高，占 38.94%，在三级综合医院中 >35~45 岁超声医师最多，占 41.61%；其余公立医院及民营医院均为 45 岁以上超声医师占据比例最高（图 3-7-5）。

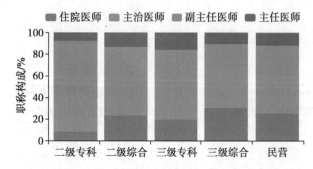

图 3-7-4　2021 年吉林省各类医疗机构超声科医师职称分布情况

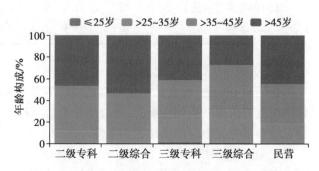

图 3-7-5　2021 年吉林省各类医疗机构超声科医师年龄分布情况

（三）超声质控指标抽样调查结果

指标 1. 超声医师日均承担工作量

2021 年,吉林省超声医师日均承担工作量为 25.31 人次（图 3-7-6）。长春市、吉林市日均承担工作量较大;其中,三级综合医院 29.01 人次,民营医院 28.48 人次,日均承担工作量较大,二级专科医院较小,仅为 14.27 人次（图 3-7-7）。2021 年,吉林省超声医师日均承担工作量较 2020 年增加（图 3-7-8）。

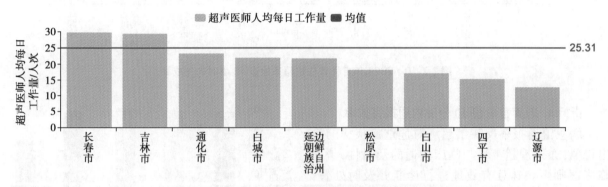

图 3-7-6　2021 年吉林省超声医师日均承担工作量

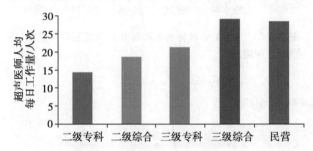

图 3-7-7　2021 年吉林省各类医疗机构超声医师日均承担工作量

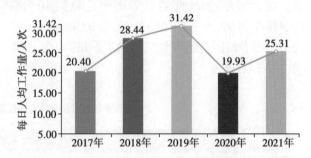

图 3-7-8　2017—2021 年吉林省超声医师日均承担工作量变化

指标 2. 超声仪器质检率

超声仪器质检率反映了超声仪器的质量安全,一定程度上反映了超声科的工作安全性,是超声科保证诊断准确率的前提。2021 年,吉林省超声仪器质检率达到 98.03%（图 3-7-9）。

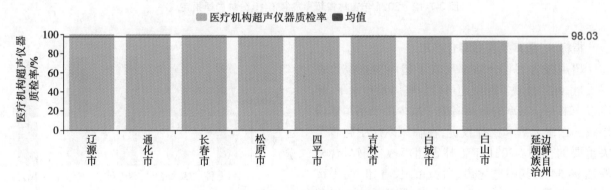

图 3-7-9　2021 年吉林省超声仪器质检率

指标 3. 住院超声检查 48 小时内完成率

住院超声检查 48 小时内完成率反映了住院超声报告的及时性。2021 年吉林省住院超声检查 48 小时内完成率为 97.30%,辽源市最低,为 80.43%（图 3-7-10）;民营医院住院超声检查 48 小时内完成率仅为 70.73%（图 3-7-11）。

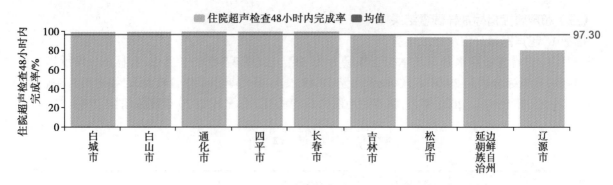

图 3-7-10 2021 年吉林省住院超声检查 48 小时内完成率

指标 4. 超声危急值 10 分钟内通报完成率

危急值通报率反映了超声对危重症疾病的检出价值,亦体现超声科与临床沟通的及时性,帮助临床医师更快速且有效地进行诊断并及时处置,减少医疗纠纷,确保患者的医疗安全,提高患者预后。统计显示,2021 年吉林省超声危急值 10 分钟内通报率为 99.29%,白山市最低,为 92.78%(图 3-7-12),三级专科医院超声危急值通报率最高,为 100%(图 3-7-13)。

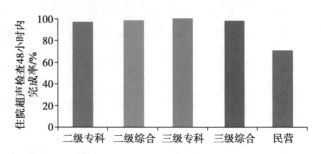

图 3-7-11 2021 年吉林省各类医疗机构住院超声检查 48 小时内完成率

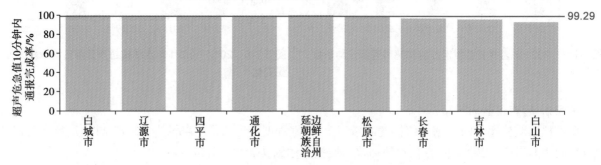

图 3-7-12 2021 年吉林省超声危急值 10 分钟内通报完成率

指标 5. 超声报告书写合格率

超声报告书写合格率反映了超声检查报告书写质量,同时反映了医院超声科的整体诊疗水平,超声报告书写合格率的提高有助于减少由于书写错误导致的医患矛盾和医疗投诉,在临床诊疗中起着至关重要的作用。2021 年吉林省超声报告书写合格率达 99.54%,其中通化市、白城市、长春市、四平市的报告书写合格率高于平均水平(图 3-7-14);民营医院超声报告书写合格率低于平均水平,为 99.52%(图 3-7-15)。

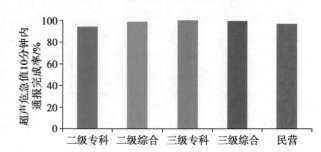

图 3-7-13 2021 年吉林省各类医疗机构超声危急值 10 分钟内通报完成率

指标 6. 乳腺病变超声报告进行乳腺影像报告和数据系统(BI-RADS)分类率

乳腺病变超声报告进行 BI-RADS 分类率反映了乳腺超声报告规范性,也一定程度上反映了医院超声科对于乳腺病变的标准化诊疗水平。统计显示,吉林省 2021 年乳腺病变超声报告进行 BI-RADS 分类率

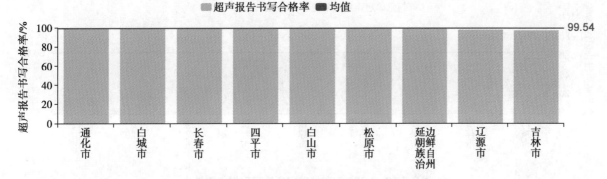

图 3-7-14　2021 年吉林省超声报告书写合格率

为 83.01%,四平市、长春市、白山市低于均值(图 3-7-16),其中,公立综合性医院和三级专科医院分类率较高(图 3-7-17)。

指标 7. 超声报告阳性率

超声报告阳性率反映疾病的检出情况,超声检查应用的质量和合理性,体现了超声检查的价值。2021年吉林省超声阳性报告率较 2018—2020 年有所下降(图 3-7-18)。

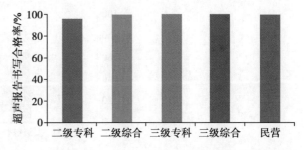

图 3-7-15　2021 年吉林省各类医疗机构超声报告书写合格率

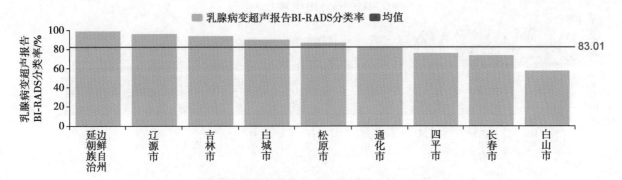

图 3-7-16　2021 年吉林省乳腺病变超声报告进行 BI-RADS 分类率

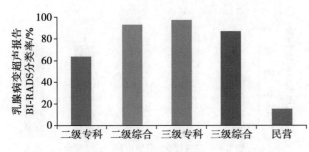

图 3-7-17　2021 年吉林省各类医疗机构乳腺病变超声报告进行 BI-RADS 分类率

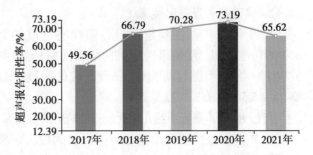

图 3-7-18　2017—2021 年吉林省超声报告阳性率变化

1. 门急诊超声报告阳性率

2021 年吉林省门急诊超声报告阳性率均值为 63.90%,即超过半数的超声报告有阳性结果。通化市、辽源市、白山市医疗机构的阳性率较低(图 3-7-19)。各类型医疗机构中,二级专科医院的阳性率最高,为 94.66%;民营医院阳性率最低,为 19.71%(图 3-7-20)。

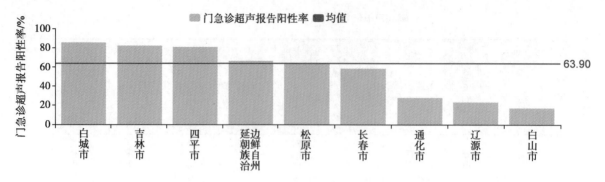

图 3-7-19 2021 年吉林省门急诊超声报告阳性率

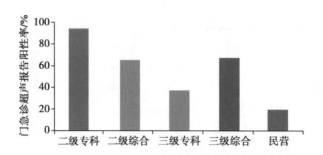

图 3-7-20 2021 年吉林省各类医疗机构门急诊超声报告阳性率

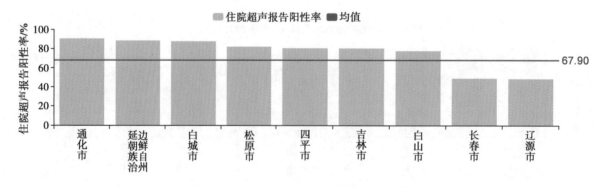

图 3-7-21 2021 年吉林省住院超声报告阳性率

2. 住院超声报告阳性率

2021 年吉林省住院超声报告阳性率均值约为 67.90%。长春市、辽源市医疗机构的阳性率较低(图 3-7-21)。各类型医疗机构中,民营医院的阳性率较高,为 85.50%(图 3-7-22)。

指标 8. 超声筛查中胎儿重大致死性畸形的检出率

胎儿重大致死性畸形在超声筛查中的检出率反映了胎儿重大致死性出生缺陷在超声筛查中的检出情况,也反映了医院产科超声的诊断水平。2021 年吉林省胎儿重大致死性畸形在超声筛查中的检出率为 0.18%,其中,辽源市检出率最高,达到 0.41%(图 3-7-23)。各类畸形中,无脑儿在超声筛查中的检出率最高,达 24.03%(图 3-7-24)。

指标 9. 超声诊断符合率

超声诊断符合率是反映超声诊断质量最重要的指标,基本上能反映一定时期内超声科室诊断水平,

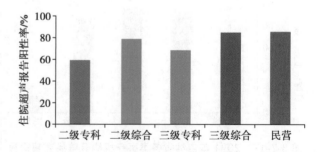

图 3-7-22 2021 年吉林省各类医疗机构住院超声报告阳性率

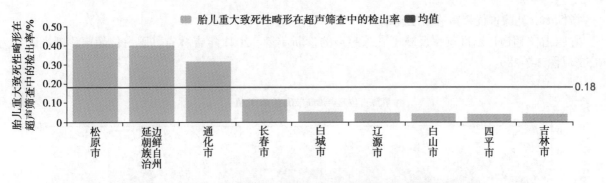

图 3-7-23　2021 年吉林省超声筛查中胎儿重大致死性畸形的检出率

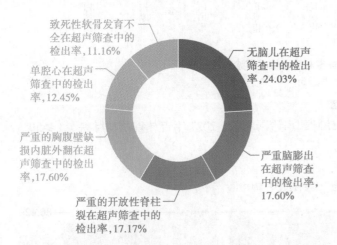

图 3-7-24　2021 年吉林省超声筛查中胎儿重大致死性畸形
的检出率比例

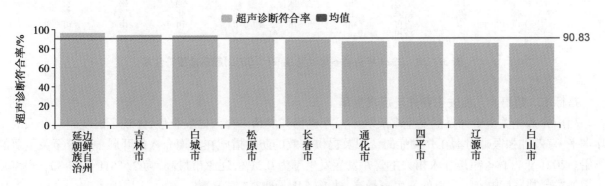

图 3-7-25　2017—2021 年吉林省超声诊断符合率变化

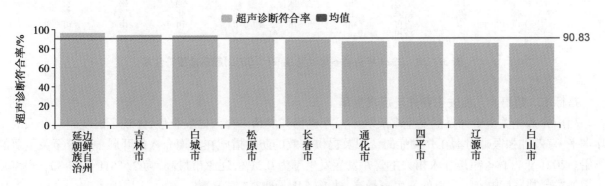

图 3-7-26　2021 年吉林省超声诊断符合率

对临床也有非常大的诊疗价值。要求上报医疗机构随机抽查 2021 年获得病理随访结果的超声报告,统计超声诊断符合的份数。数据显示,2021 年吉林省医疗机构超声诊断符合率达到 90.83%,较前几年有所提高(图 3-7-25);延边朝鲜族自治州超声诊断符合率最高为 96.21%,长春市、通化市、四平市、辽源市、白山市均低于均值(图 3-7-26);不同类型医疗机构之间,二级专科医院的超声诊断符合率最高,可达 96.27%,民营医院的超声诊断符合率最低,为 86.30%(图 3-7-27)。

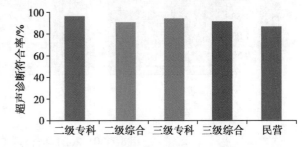

图 3-7-27　2021 年吉林省各类医疗机构超声诊断符合率

指标 10. 乳腺占位超声诊断准确率

乳腺占位超声诊断准确率反映了乳腺超声的诊断质量。2021 年吉林省乳腺占位超声诊断准确率为86.55%（图 3-7-28）。

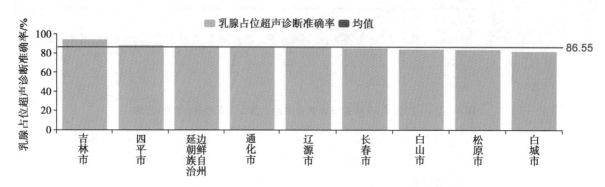

图 3-7-28　2021 年吉林省乳腺占位超声诊断准确率

指标 11. 颈动脉狭窄（≥50%）超声诊断符合率

颈动脉狭窄（≥50%）超声诊断准确率反映颈动脉超声诊断质量。2021 年吉林省颈动脉狭窄（≥50%）超声诊断符合率为 86.42%（图 3-7-29）。

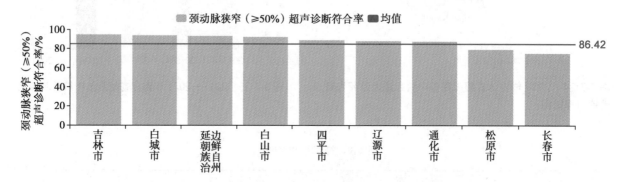

图 3-7-29　2021 年吉林省颈动脉狭窄（≥50%）超声诊断符合率

指标 12. 超声介入相关主要并发症发生率

超声介入相关主要并发症发生率反映了医疗机构开展超声介入的安全性,体现了医院超声介入的诊疗水平,有效加强医师对潜在并发症的认识及提供有效的防治措施在超声介入的开展中起着至关重要的作用。2021 年吉林省超声介入相关主要并发症发生率为 0.21%,辽源市最高,为 2.5%（图 3-7-30）;超声介入相关主要并发症中介入出血的发生率最高,达 77.54%（图 3-7-31）。

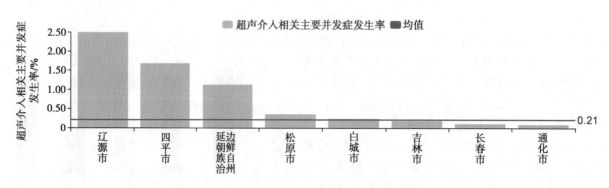

图 3-7-30　2021 年吉林省超声介入相关主要并发症发生率

二、问题分析及改进措施

（一）存在的主要问题及原因分析

1. 超声医学科医师整体水平不均衡

吉林省超声科医师学历水平参差不齐，拥有学士以上学位的超声医师多分布在三级医院，二级医院及民营医院超声医师多为学士及以下学位。

2. 超声诊断符合率有待进一步提高

2021 年吉林省各地市医疗机构的平均超声诊断符合率较往年有所提高，但各地市超声诊断符合率仍有差异，民营医院超声诊断符合率较低，公立综合医院诊断符合率低于同级专科医院。超声仪器质量、超声医师水平均对超声诊断质量有一定影响，综合医院患者量大，检查时间不充分也是导致诊断符合率不高的原因。

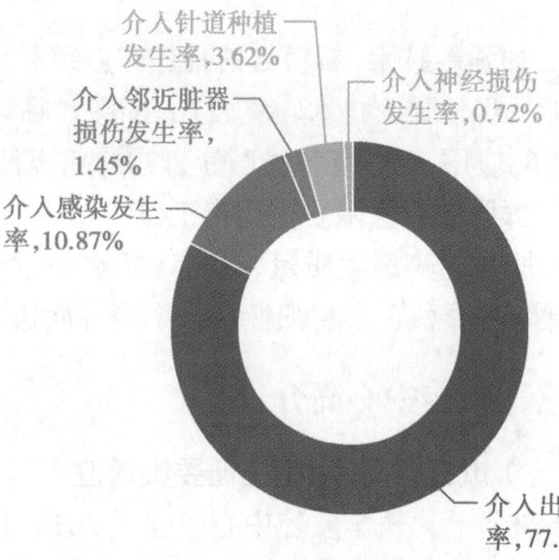

图 3-7-31 中各数据标签：

介入针道种植发生率，3.62%

介入神经损伤发生率，0.72%

介入邻近脏器损伤发生率，1.45%

介入感染发生率，10.87%

介入出血发生率，77.54%

图 3-7-31 2021 年吉林省超声介入相关主要并发症构成比例

3. 超声报告书写不够规范

虽然 2021 年超声报告书写合格率达 99.54%，但民营医院超声报告书写合格率低于平均水平为 99.52%；二级及以下医院仍存在扫查不标准、报告不规范，分类不准确等情况，临床医师对不同医院、不同医师的超声诊断报告信任度不同，造成患者在上级医院就诊时，常需要重新进行超声检查，造成医疗资源重复浪费。

4. 患者分布不均

三级医院较二级医院及民营医院患者量大，承担了较多超声检查，大部分急诊和体检超声都集中在三级综合医院。

5. 超声医师相对数量不足

虽然吉林省现有超声医师数量较高，但每万人次超声医师数量仍然远远不足，由于人力不足，每人单位时间工作量较高，导致工作负荷过重，诊断质量受到影响。

6. 新技术、新项目开展不够全面

目前，超声医学在国内外已逐渐向诊疗一体化方向发展，除常规二维及彩色多普勒超声诊断外，介入超声在临床逐渐推广，提高了诊断准确率，实现了诊疗一体化。但在吉林省仍存在应用不普遍的问题。

（二）改进措施

1. 进一步完善超声医学专业质控体系建设

加强超声质控体系建设。组建更加完善的全省超声质控网络，进一步优化和细化质控指标，并通过多种形式鼓励和规范质控工作。

2. 加强三级医院对二级医院超声医学科的业务指导

建立良好的转会诊及远程会诊机制，切实提高二级医院的超声诊疗水平。

3. 推进吉林省医疗机构间医学超声影像检查结果互认

参照权威性临床指南，制订统一标准化切面存图，进一步宣讲普及分类指南，设计结构化报告模板，减少报告书写时间，推进吉林省医疗机构间医学超声影像检查结果互认，减少重复检查，节约有效的医疗资源。

4. 进一步加大规范化巡讲的力度和规模

在现有全省超声医师规范化巡讲的基础上，进一步扩大培训范围和层次，重点深入基层医院，以提高二级及以下医院的超声诊疗水平，为推行结构化模式奠定基础。

5. 建立和完善分级诊疗制度

建立和完善分级诊疗制度，合理配置医疗资源，使常见病、多发病患者首选二级及民营医院进行诊治,逐步实现不同级别和类别医疗机构的有序转诊,避免出现三级医院患者量巨大,人均工作量过多的现象。

6. 加强新技术、新项目的推广和应用

进一步加强新技术、新项目的推广和临床应用,开展介入超声相关学习班,使介入超声在吉林省得到更广泛的应用,以提高各类医疗机构的超声诊断符合率。

7. 加强各级医院质控巡查工作

为加强超声医学质量,提高诊断水平,推进超声诊断报告的同质化及互认,就从业人员资质、报告书写、图像存储规范、诊断阳性符合率等方面进行巡查。

三、质控中心简介

(一)成立时间,目前主任委员单位

吉林省超声医学质控中心成立于 2019 年 6 月 20 日。主任委员单位为吉林大学中日联谊医院。

(二)2021 年重点工作总结

1. 召开吉林省超声医学质控中心第二次全体会议暨网络平台启动会,加强医疗质量管理,共同促进超声医学专业的健康和高质量发展,缩小不同地区及不同医疗机构之间的医疗质量差距,充分发挥超声技术便捷、经济、无创的优势。

2. 开展吉林省超声医师肌骨超声教学巡讲,全面提高吉林省超声医师肌骨超声检查和诊断技能,2021 年共完成 5 站培训,编写肌骨超声教学巡讲讲义。

3. 开展吉林省智能盆底超声规范化培训,提供学术及管理经验交流平台,助推吉林省盆底疾病超声诊断的全面升级,2021 年共完成 3 站培训,并编写盆底智能超声巡讲讲义。

4. 开展吉林省心血管超声教学巡讲,提高吉林省超声医师心血管超声检查与诊断技能。2021 年共完成 1 站培训,编写心血管超声智能巡讲讲义。

5. 吉林省超声医学质控中心组织编写并出版了《实用超声规范化检查与操作》,加强了超声医学专业医疗质量管理。

6. 推广新技术、新疗法

(1)开展了 6 期"穿针又引线——介入线上培训",增进医护人员对介入诊疗相关知识和技术的了解,提高超声介入医师的介入诊疗技术水平。

(2)开展 2 期超声造影学习班,通过超声造影的学习和病例讨论,提高诊断准确率,实现上下级医院的交流,促进吉林省超声事业的发展。

(3)开展 2 期肿瘤微波消融精品培训班,提升吉林省医疗机构介入超声的临床应用水平。

(4)开展肿瘤微波消融培训基地(CCMA)肿瘤微波消融国际云课堂(甲状腺专题),探讨甲状腺微波消融的新理论、新方法,提升吉林省医疗机构甲状腺微波消融的治疗水平。

(5)开展甲状腺结节微波消融培训,推广微波消融理念,提升吉林省医疗机构临床应用水平。

7. 强化信息化建设

(1)建立吉林省超声医学质控中心网络平台,优化超声医学质控工作,促进超声医学专业规范化、制度化、标准化管理。

(2)建立吉林省瑞影云超声远程医教研协作平台,开展线上教学,提升全省基层人员服务能力和诊断能力水平,构建网络化、数字化、个性化、终身化的医教研培训平台。

8. 为推动吉林省超声医学的发展,吉林省超声医学质控中心组织超声同仁参加 2021 年全国超声医学质控线上会议并进行相关培训。与全国各省的超声质控专家就质控信息系统的相关热点问题,进行了深入探讨与交流。通过会议,解决了质控工作中的一些困惑,进一步明确了下一步的工作任务及难点。

第八节 黑龙江省

一、医疗服务与质量安全情况分析

（一）数据上报概况

2021年,黑龙江省共有114家设有超声医学专业的医疗机构参与数据上报。其中,公立医院102家,包括三级综合医院46家(40.35%),二级综合医院37家(32.46%),三级专科医院13家(11.40%),二级专科医院6家(5.26%);民营医院12家(10.53%)。各地级市及各类别医院分布情况见表3-8-1。

表 3-8-1　2021年黑龙江省超声专业医疗质量控制指标抽样医疗机构分布情况

单位:家

地市	二级专科	二级综合	三级专科	三级综合	民营	合计
大庆市	1	2	0	4	1	8
大兴安岭地区	0	1	0	1	0	2
哈尔滨市	0	10	3	14	2	29
鹤岗市	0	0	0	1	0	1
黑河市	2	4	0	2	0	8
鸡西市	0	1	2	2	1	6
佳木斯市	1	2	2	3	3	11
牡丹江市	0	4	3	5	1	13
七台河市	0	0	0	2	1	3
齐齐哈尔市	0	1	0	5	1	7
双鸭山市	1	6	0	2	1	10
绥化市	1	4	1	3	1	10
伊春市	0	2	2	2	0	6
全省	6	37	13	46	12	114

（二）超声医师人员配置情况

1. 超声科医患比

2021年,黑龙江省超声科医患比均值为1.22人/万人次,表明与巨大的医疗需求相比,超声医师在黑龙江省整体处于短缺状态。其中,哈尔滨市、鸡西市、齐齐哈尔市及大庆市超声科医患比均在均值以下,反映这些地区对超声医师的需求更为迫切(图3-8-1)。与2020年超声科医患比均值(1.59人/万人次)相比,2021年有所下降,可能与2020年新冠病毒感染疫情较严重,导致就诊患者数量减少有关(图3-8-2)。

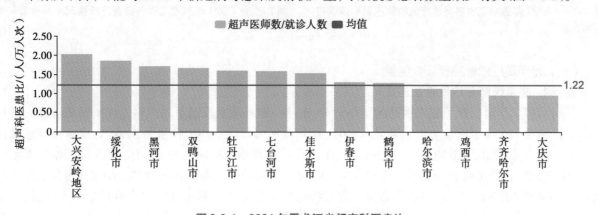

图 3-8-1　2021年黑龙江省超声科医患比

2. 各类医疗机构超声科医师学历分布情况

2021年,黑龙江二级医院和民营医院超声医师的学历明显低于三级医院,硕士及博士所占比例极低,而学士以下学历构成比多于三级医院。该分布体现出在等级越高的医院中,高层次人才数量越多(图3-8-3)。同时也反映黑龙江省各类医疗机构的超声医师水平参差不齐,差异较大。

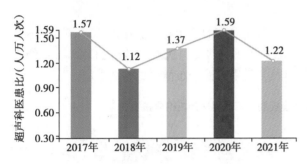

图3-8-2　2017—2021年黑龙江省超声科医患比变化

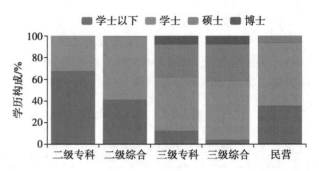

图3-8-3　2021年黑龙江省各类医疗机构超声科医师学历分布情况

3. 各类医疗机构超声科医师职称分布情况

参与此次数据上报的114家医疗机构的数据显示,二级专科医院中,主任医师所占比例相对较低(8%),三级专科医院中副主任医师所占比例相对较低(13.59%)。其他各类医疗机构中医师职称分布无显著差别(图3-8-4)。这也表明黑龙江省超声医师职称分布情况较为均衡。

4. 各类医疗机构超声科医师年龄分布情况

黑龙江省各类医疗机构超声科医师年龄分布情况显示:二级专科医院医师以45岁以上居多(44%),且年龄≤25岁者占4%。而二级综合医院、三级医院及民营医院超声医师年龄以>25~45岁居多(图3-8-5)。年龄的分布可以在一定程度上反映医师参加工作的时间及教育经历。二级医院的超声医师参加工作时间长,可能经验相对较丰富,而三级医院的超声医师年龄相对较年轻,教育经历更丰富。

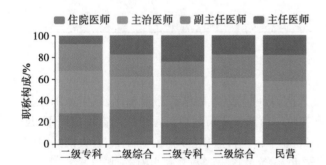

图3-8-4　2021年黑龙江省各类医疗机构超声科医师职称分布情况

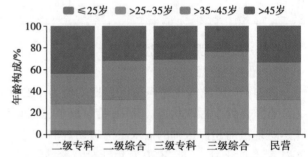

图3-8-5　2021年黑龙江省各类医疗机构超声科医师年龄分布情况

(三)超声质控指标抽样调查结果

指标1. 超声医师日均承担工作量

日均承担工作量反映了超声医师的工作负荷,也从一定程度上反映了超声科工作的精细程度。参与此次数据填报的114家医院填报结果显示,2021年超声医师日均承担工作量为32.65人次。排在前五位的地区依次为大庆市、齐齐哈尔市、鸡西市、哈尔滨市及鹤岗市(图3-8-6)。各类医疗机构工作量差距较大,其中三级综合类医院日均承担工作量最多(36.78人次),约为二级专科医院的2.67倍,约为二级综合医院的1.74倍(图3-8-7)。这也说明黑龙江省三级综合医院超声医师每日的工作负荷量较大,给超声医学质控和管理带来安全隐患。此外,2017—2019年超声医师日均承担工作量逐渐递增,2020年出现小幅

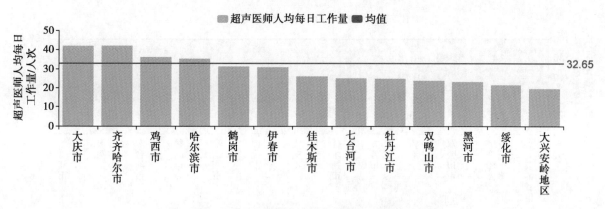

图 3-8-6　2021 年黑龙江省超声医师日均承担工作量

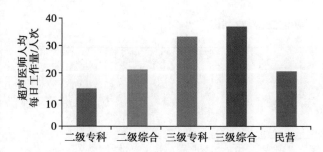

图 3-8-7　2021 年黑龙江省各类医疗机构超声医师日均承担工作量

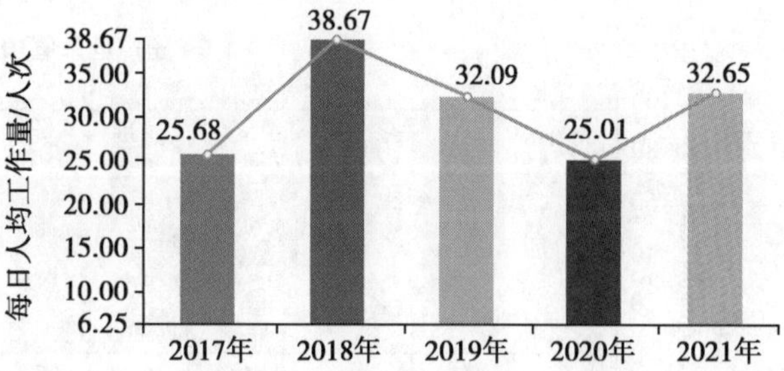

图 3-8-8　2017—2021 年黑龙江省超声医师日均承担工作量变化

度下滑,2021 年又有所增加(图 3-8-8),这与 2020 年新冠病毒感染疫情的影响有关,也表明超声检查在临床诊疗过程中的作用越来越大。

指标 2. 超声仪器质检率

超声仪器质检需要每年由国家认定的计量检测机构对超声仪器进行计量和成像质量检查。2021 年黑龙江省超声仪器质检率达到 95.87%(图 3-8-9),反映全省超声仪器质量安全整体达标。

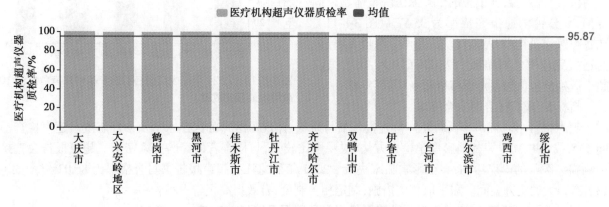

图 3-8-9　2021 年黑龙江省超声仪器质检率

指标 3. 住院超声检查 48 小时内完成率

2021 年黑龙江省住院超声检查 48 小时内完成率为 99.42%(图 3-8-10)。住院超声检查 48 小时内完成率反映出具住院超声报告的及时性,在临床开具住院超声检查申请 48 小时内,近乎所有检查可以有效完成,可为临床医师的诊治提供及时、有效的帮助。

指标 4. 超声危急值 10 分钟内通报完成率

"危急值"是指某项或某类检验异常结果,而当这种检验异常结果出现时,表明患者可能正处于有生

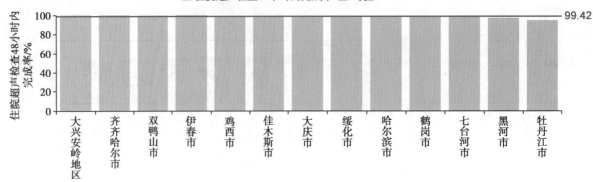

图 3-8-10　2021 年黑龙江省住院超声检查 48 小时内完成率

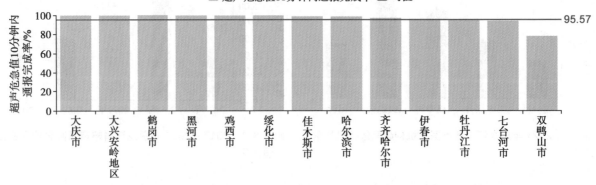

图 3-8-11　2021 年黑龙江省超声危急值 10 分钟内通报完成率

命危险的边缘状态,临床医师需要及时得到检验信息,迅速给予患者有效的干预措施或治疗,就可能挽救患者生命,否则就有可能出现严重结果,失去最佳救治机会。参与数据填报的 114 家医院整体超声危急值 10 分钟内通报完成率为 95.57%(图 3-8-11)。在各类医疗机构中,民营医院的超声危急值 10 分钟内通报完成率相对略低(82.02%),因此,民营医院超声医师危急值通报意识有待提高(图 3-8-12)。

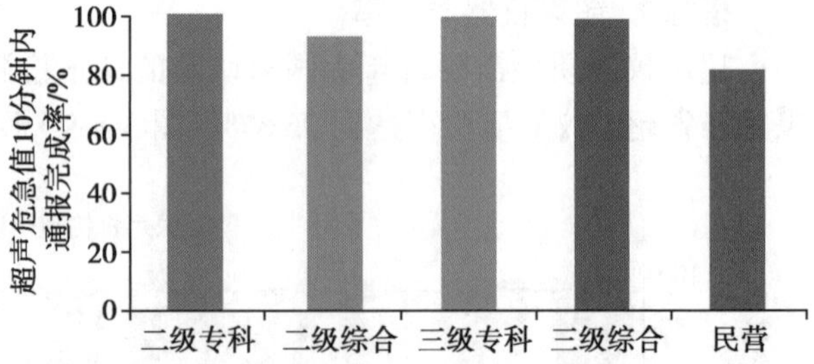

图 3-8-12　2021 年黑龙江省各类医疗机构超声危急值 10 分钟内通报完成率

指标 5. 超声报告书写合格率

超声报告书写合格率反映超声检查报告书写质量,体现了医师的医疗水平及诊疗态度。超声检查不同于 X 线、CT、MRI 等其他影像学检查方法,主观性比较强,与检查者的经验关系密切。超声报告会直接影响临床医师的诊疗活动,甚至影响临床决策。2021 年黑龙江省超声报告书写合格率为 86.03%(图 3-8-13),有很大的提升空间。需采取相应措施,制定相关制度,有效提高报告书写合格率。

指标 6. 乳腺病变超声报告进行乳腺影像报告和数据系统(BI-RADS)分类率

2021 年黑龙江省乳腺病变超声报告进行 BI-RADS 分类率为 64.92%,处于较低水平。其中,双鸭山市、大庆市、鸡西市及七台河市均达到 90% 以上,分类率较高。而伊春市、哈尔滨市、鹤岗市及黑河市均为 70% 以下(图 3-8-14)。究其原因,可能是这些地区一些基层医院刚开始采用 BI-RADS 分类,尚未能完全掌握,导致整体水平降低。

指标 7. 超声报告阳性率

超声报告阳性率反映疾病检出情况,体现了超声检查的价值。2021 年黑龙江省超声报告阳性率为 78.74%(图 3-8-15)。在各类医疗机构中,综合医院及民营医院超声报告阳性率较高(图 3-8-16)。这可能

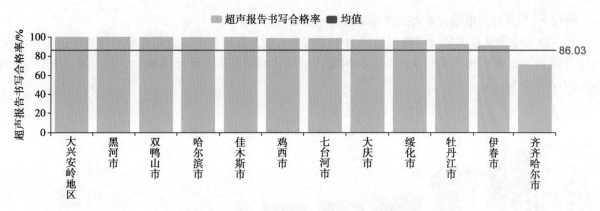

图 3-8-13　2021 年黑龙江省超声报告书写合格率

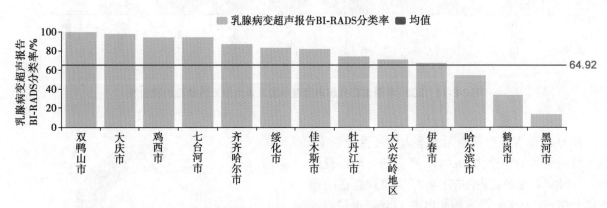

图 3-8-14　2021 年黑龙江省乳腺病变超声报告进行 BI-RADS 分类率

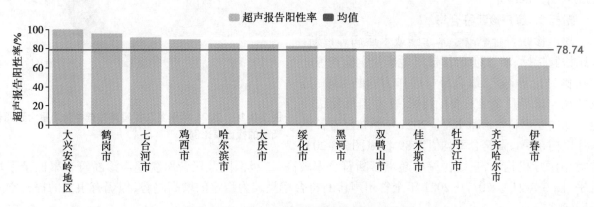

图 3-8-15　2021 年黑龙江省超声报告阳性率

与大部分去综合医院就诊的患者本身患有疾病有关,而专科医院阳性率最低,可能是由于专科医院承担了较多筛查工作。2017—2020 年,超声报告阳性率逐年增加,而 2021 年阳性率略有下降(图 3-8-17)。

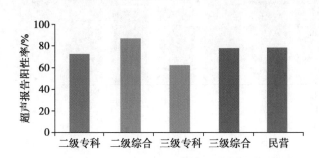

图 3-8-16　2021 年黑龙江省各类医疗机构超声报告阳性率

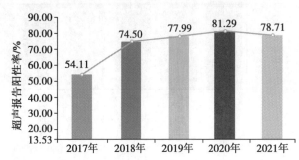

图 3-8-17　2017—2021 年黑龙江省超声报告阳性率变化

指标 8. 超声筛查中胎儿重大致死性畸形的检出率

超声筛查中胎儿重大致死性畸形的检出率反映胎儿重大致死性出生缺陷在超声筛查中的检出情况。2021 年度黑龙江省提供产检服务的医疗机构统计结果显示胎儿重大致死性畸形在超声筛查中的检出率为 0.10%（图 3-8-18）。

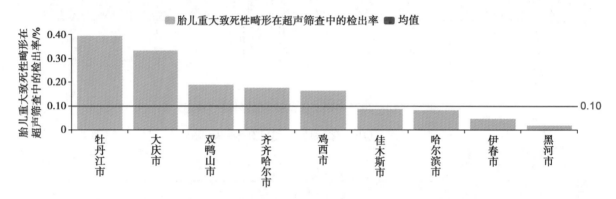

图 3-8-18　2021 年黑龙江省超声筛查中胎儿重大致死性畸形的检出率

2021 年黑龙江省所有胎儿重大致死性畸形中，致死性软骨发育不全占 26.04%，严重的开放性脊柱裂占 21.88%，无脑儿占 17.71%，严重的胸腹壁缺损内脏外翻占 13.54%，严重脑膨出占 12.0%，单腔心占 8.33%（图 3-8-19）。

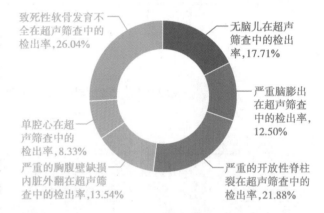

图 3-8-19　2021 年黑龙江省超声筛查中胎儿重大致死性畸形的检出率比例

指标 9. 超声诊断符合率

超声诊断符合率以手术诊断或术后病理诊断、临床检验指标、动态随访结局、其他影像学检查佐证和病例讨论等确定，综合分析后作为诊断标准，是反映超声诊断质量最重要的指标，基本上能反映一定时期内超声科室诊断水平。2021 年黑龙江省各类医疗机构超声诊断符合率均值为 89.43%（图 3-8-20）。各类型医疗机构中，三级医院的超声诊断符合率较高，二级医院及民营医院超声诊断符合率低于平均水平（图 3-8-21）。2017—2021 年全省超声诊断符合率呈较为稳定的增高趋势，但仍有很大的提升空间（图 3-8-22）。

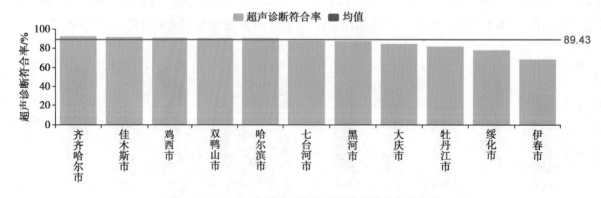

图 3-8-20　2021 年黑龙江省医疗机构超声诊断符合率

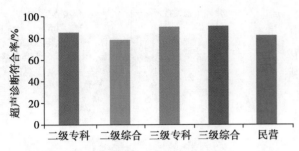
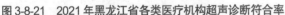
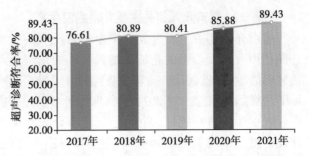

图 3-8-21　2021 年黑龙江省各类医疗机构超声诊断符合率　　图 3-8-22　2017—2021 年黑龙江省超声诊断符合率变化

指标 10. 乳腺占位超声诊断准确率

乳腺疾病近年来呈现出高发病率、年轻化的趋势,早期发现、及时治疗使乳腺癌 5 年生存率较高。超声检查是诊断乳腺疾病的重要影像学方法。乳腺占位超声诊断准确率以最终病理诊断为参考标准,反映了乳腺超声诊断的准确性。2021 年黑龙江省乳腺占位超声诊断准确率 87.22%(图 3-8-23)。鉴于目前黑龙江省乳腺病变超声报告进行 BI-RADS 分类率较低,若能提高 BI-RADS 分类率,乳腺占位超声诊断准确率也将会得到进一步提高。

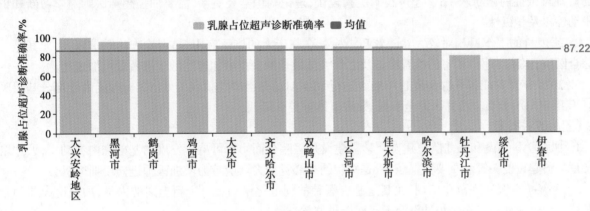

图 3-8-23　2021 年黑龙江省乳腺占位超声诊断准确率

指标 11. 颈动脉狭窄(≥50%)超声诊断符合率

颈动脉狭窄(≥50%)超声诊断符合率反映了颈动脉超声的诊断质量。2021 年黑龙江省颈动脉狭窄(≥50%)超声诊断符合率均值为 87.41%(图 3-8-24)。只有佳木斯市、绥化市、哈尔滨市及伊春市诊断符合率低于平均水平,其他地区均相对较高,且相差不多。

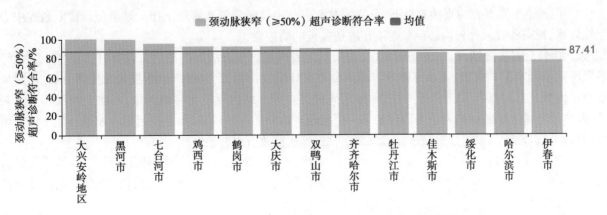

图 3-8-24　2021 年黑龙江省颈动脉狭窄(≥50%)超声诊断符合率

指标 12. 超声介入相关主要并发症发生率

超声介入相关主要并发症发生率是反映医疗机构开展超声介入安全性的指标。纳入统计的超声介入包括穿刺活检、抽吸、引流、插管、注药治疗、消融等超声引导下的穿刺与治疗。对 2021 年参与数据填报并开展超声介入的医院进行统计，结果显示，超声介入相关主要并发症发生率均值为 2.04%。在主要并发症中，出血及感染所占比例较高，其余并发症发生率较低（图 3-8-25）。提示开展介入工作的医务人员在行介入诊疗前做好应急预案，尤其需要重视出血及感染的发生。

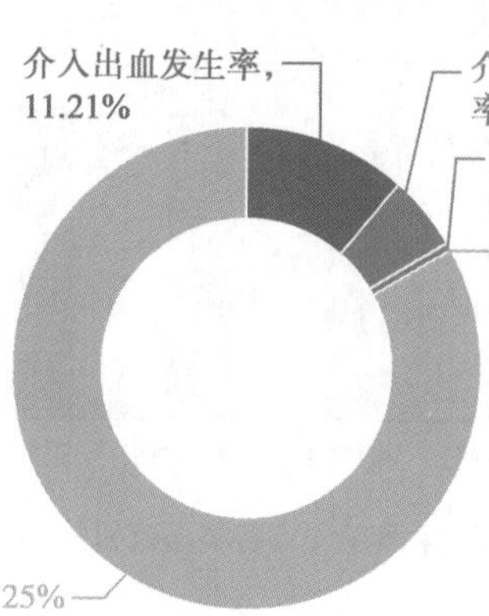

图 3-8-25　2021 年黑龙江省超声介入相关主要并发症构成比例

二、问题分析及改进措施

（一）存在的主要问题及原因分析

1. 超声医师水平参差不齐，各级医疗机构差异较大。主要原因：①二级医院超声科医师从学历分布、职称分布及医师年龄分布上均与三级医院存在较大差异，基层医院学历整体较低，需要进一步加强培训，提高对疑难杂症的诊断水平；②超声技术更新较快，理论知识需要更新，需要加强超声医师对学习新知识的主动性以及积极性。

2. 超声科的工作量相对较大。随着超声检查在临床上的广泛应用，超声检查的需求较大，尤其是三级综合医院；医院对超声科室的检查设备及工作人员数量的安排增加速度低于患者量增加速度。

3. 2021 年黑龙江省乳腺病变超声报告进行 BI-RADS 分类率均值仅为 64.92%，可能由于部分基层医院对于 BI-RADS 分类方法并未完全掌握，导致整体分类率降低。

（二）改进措施

1. 加强学科建设和人才队伍建设。学科建设是医院全面协调可持续发展的基础和内在动力，人才培养又是学科建设的关键和重要支撑条件，是医院的核心竞争力。应着力增加医师进修培训等机会。

2. 完善超声医疗规范化培训，尤其是基层医院的规范化培训。对于新上岗的人员，加强上岗前的专业考核。对已从业超声医师可选派至上级医院进修深造。

3. 完善超声医疗质控相关制度并监督规范制度的执行情况。

三、质控中心简介

（一）成立时间，目前主任委员单位

黑龙江省超声医学质控中心成立于 2011 年 6 月，主任委员单位为哈尔滨医科大学附属第二医院。

（二）2021 年重点工作总结

1. 在省卫生健康委的直接领导下，负责黑龙江省超声诊断质量和管理工作。健全超声诊断质控中心组织体系，提高各级医疗机构超声诊断工作医护人员的质控意识。

2. 结合全省实际情况，完善工作制度，切实制定省内超声检查质控的系列文件并开展工作。已制订各级医院基础情况调查表，更新完善全省超声专业医疗质控指标，制订超声诊断报告质控评分标准，定期检查不同级别医师操作手法和标准切面，按疾病种类在工作站内规范化存储图像，采取上级医师会诊制度，并常年坚持追踪随访患者手术病理结果。拟定超声诊断质控阶段目标，定期组织专家进行超声诊断质量监督、考核、评估、汇总、分析结果，反馈存在问题，提出整改方案并追踪落实情况。

3. 掌握超声诊断专业发展新动向，了解前沿领域，新冠病毒感染疫情防控期间开展线上、线下相结合的多种形式的学术活动，传授新知识、新技术。举办质控会议，建立质控平台，进行超声规范化的专题讲座、经验交流等。

4. 积极配合国家超声医学质控中心工作，参加全国超声医学质控大会，组织征集黑龙江省哨点医院。

第九节 上海市

一、医疗服务与质量安全情况分析

(一)数据上报概况

2021年,上海市共有35家设有超声医学专业的医疗机构参与数据上报,其中公立医院35家,包括三级综合医院23家(65.7%),二级综合医院10家(28.6%),三级专科医院2家(5.7%),二级专科医院0家;民营医院0家。各地级市及各类别医院分布情况见表3-9-1。

表3-9-1 2021年上海市超声专业医疗质量控制指标抽样医疗机构分布情况

单位:家

区	二级专科	三级专科	二级综合	三级综合	民营	合计
宝山区	0	0	2	1	0	3
长宁区	0	0	1	0	0	1
奉贤区	0	0	0	1	0	1
虹口区	0	0	1	1	0	2
黄浦区	0	0	0	1	0	1
金山区	0	0	1	1	0	2
静安区	0	0	1	5	0	6
普陀区	0	0	1	1	0	2
浦东新区	0	0	1	6	0	7
青浦区	0	0	0	1	0	1
徐汇区	0	1	1	3	0	5
杨浦区	0	1	0	0	0	1
闵行区	0	0	1	2	0	3
全市	0	2	10	23	0	35

(二)超声医师人员配置情况

1. 超声科医患比

2021年上海市医疗机构超声科医患比平均值为0.87人/万人次(图3-9-1),低于同期全国平均值(1.33人/万人次)。2017—2021年超声科医患比趋于稳定(图3-9-2)。

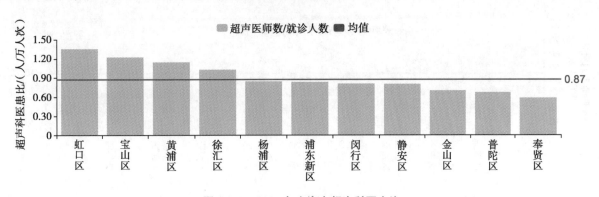

图3-9-1 2021年上海市超声科医患比

2. 各类医疗机构超声科医师学历分布情况

上海市二级综合医疗机构超声科医师学历以学士为主（63.64%），三级医疗机构硕士和博士学历构成比较高，其中三级综合医疗机构超声科医师博士学历占 12.16%，硕士学历占 36.94%；三级专科医疗机构超声科医师博士学历占 20.00%，硕士学历占 60.00%（图 3-9-3）。

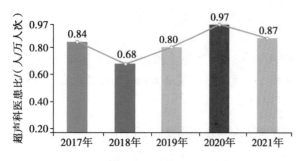

图 3-9-2　2017—2021 年上海市超声科医患比变化

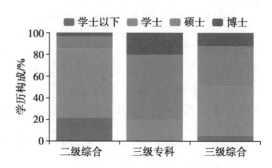

图 3-9-3　2021 年上海市各类医疗机构超声科医师学历分布情况

3. 各类医疗机构超声科医师职称分布情况

2021 年上海市医疗机构超声科医师职称分布较平衡，各类医疗机构间没有显著差异（图 3-9-4）。

4. 各类医疗机构超声科医师年龄分布情况

上海市医疗机构超声科医师年龄分布较平衡，各类医疗机构间没有显著差异（图 3-9-5）。

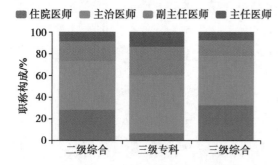

图 3-9-4　2021 年上海市各类医疗机构超声科医师职称分布情况

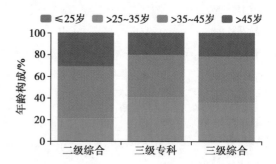

图 3-9-5　2021 年上海市各类医疗机构超声科医师年龄分布情况

（三）超声质控指标抽样调查结果

指标 1. 超声医师日均承担工作量

上海市医疗机构超声医师日均承担工作量为 45.79 人次（图 3-9-6），高于同期全国平均水平（29.91 人次）。三级综合医院超声医师日均承担工作量最多（图 3-9-7）。2017—2021 年日均承担工作量变化如图 3-9-8 所示。

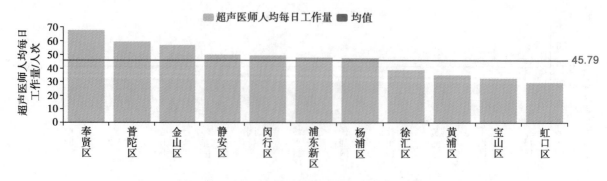

图 3-9-6　2021 年上海市超声医师日均承担工作量

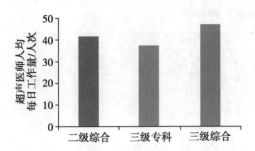

图 3-9-7　2021 年上海市各类医疗机构超声医师日均承担工作量

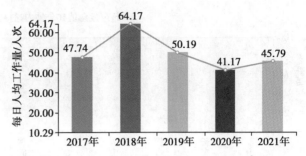

图 3-9-8　2017—2021 年上海市超声医师日均承担工作量变化

指标 2. 超声仪器质检率

2021 年上海市医疗机构超声仪器质检率均值为 99.44%（图 3-9-9），高于同期全国平均水平（97.71%）。

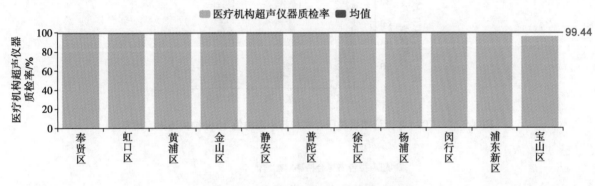

图 3-9-9　2021 年上海市超声仪器质检率

指标 3. 住院超声检查 48 小时内完成率

2021 年上海市医疗机构住院超声检查 48 小时内完成率均值为 93.84%（图 3-9-10），稍低于同期全国平均水平（94.58%）。

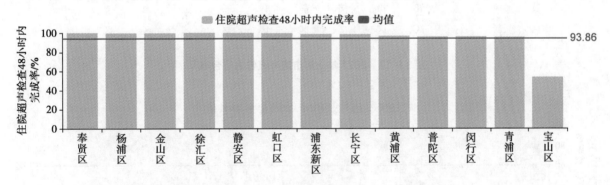

图 3-9-10　2021 年上海市住院超声检查 48 小时内完成率

指标 4. 超声危急值 10 分钟内通报完成率

上海市医疗机构超声危急值 10 分钟内通报完成率均值为 99.74%（图 3-9-11），稍高于同期全国平均水平（98.10%）。各类医疗机构间无显著性差异（图 3-9-12）。

指标 5. 超声报告书写合格率

上海市医疗机构超声报告书写合格率均值为 99.86%（图 3-9-13），高于同期全国平均水平（99.19%）。

指标 6. 乳腺病变超声报告进行乳腺影像报告和数据系统（BI-RADS）分类率

上海市医疗机构乳腺病变超声报告进行 BI-RADS 分类率的均值为 59.92%（图 3-9-14），低于同期全国平均水平（81.37%）。

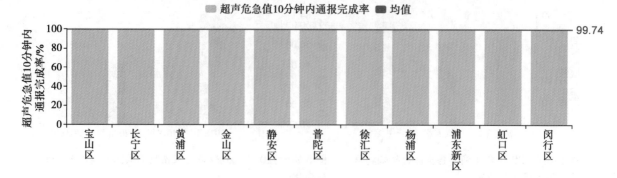

图 3-9-11 2021 年上海市超声危急值 10 分钟内通报完成率

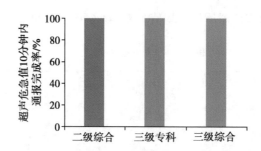

图 3-9-12 2021 年上海市各类医疗机构超声危急值 10 分钟内通报完成率

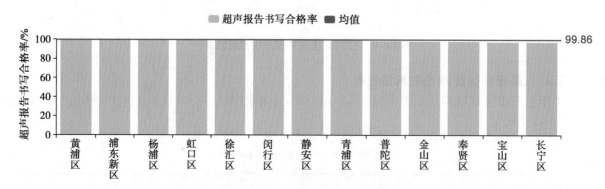

图 3-9-13 2021 年上海市超声报告书写合格率

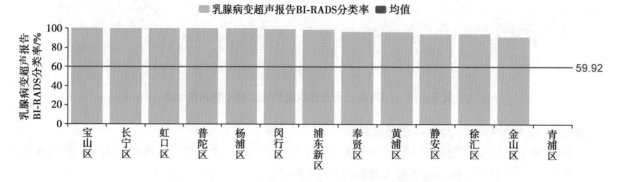

图 3-9-14 2021 年上海市乳腺病变超声报告进行 BI-RADS 分类率

指标 7. 超声报告阳性率

上海市医疗机构超声报告阳性率均值为 68.55%（图 3-9-15），低于同期全国平均水平（74.09%）。三级专科医疗机构超声报告阳性率最低（图 3-9-16）。2021 年超声报告阳性率较过去三年略下降（图 3-9-17）。

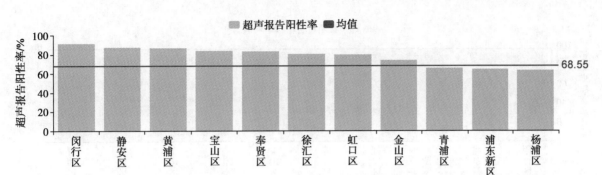

图 3-9-15　2021 年上海市超声报告阳性率

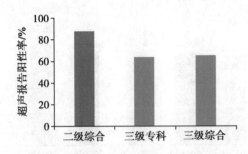

图 3-9-16　2021 年上海市各类医疗机构超声报告阳性率

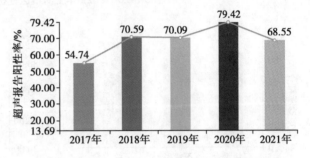

图 3-9-17　2017—2021 年上海市超声报告阳性率变化

指标 8. 超声筛查中胎儿重大致死性畸形的检出率

上海市医疗机构超声筛查中胎儿重大致死性畸形的检出率均值为 0.20%（图 3-9-18），高于同期全国平均水平（0.06%）。2021 年上海市超声筛查中胎儿重大致死性畸形的检出率比例见图 3-9-19。

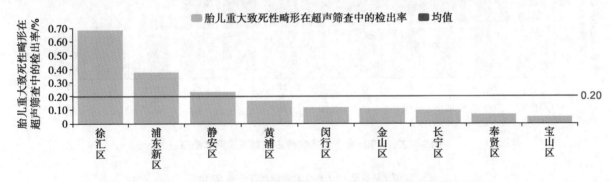

图 3-9-18　2021 年上海市超声筛查中胎儿重大致死性畸形的检出率

指标 9. 超声诊断符合率

上海市医疗机构超声诊断符合率均值为 96.70%（图 3-9-20），高于同期全国平均水平（87.15%）。各类医疗机构超声诊断符合率均较高（图 3-9-21）。近 5 年，超声诊断符合率呈增高趋势（图 3-9-22）。

指标 10. 乳腺占位超声诊断准确率

上海市医疗机构乳腺占位超声诊断准确率均值为 89.96%（图 3-9-23），高于同期全国平均水平（79.98%）。

指标 11. 颈动脉狭窄（≥50%）超声诊断符合率

上海市医疗机构颈动脉狭窄（≥50%）超声诊断符合率均值为 92.25%（图 3-9-24），高于同期全国平均

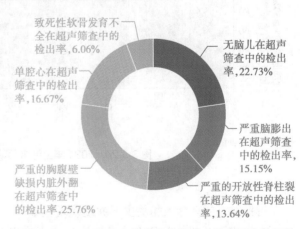

图 3-9-19　2021 年上海市超声筛查中胎儿重大致死性畸形的检出率比例

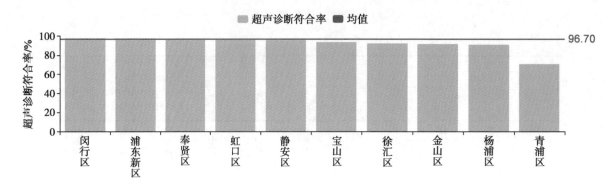

图 3-9-20　2021 年上海市医疗机构超声诊断符合率

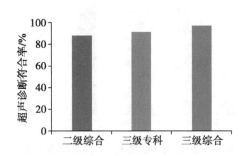

图 3-9-21　2021 年上海市各类医疗机构超声诊断符合率

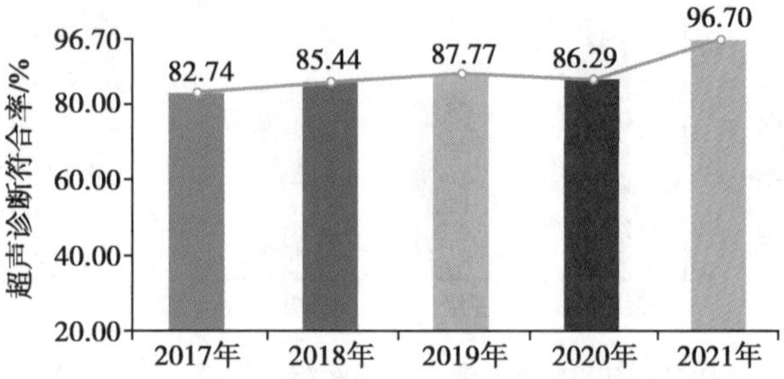

图 3-9-22　2017—2021 年上海市超声诊断符合率变化

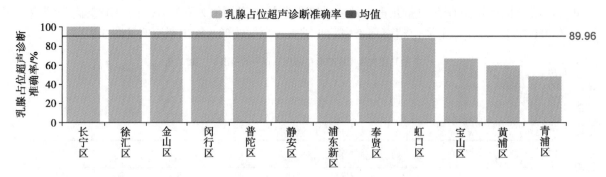

图 3-9-23　2021 年上海市乳腺占位超声诊断准确率

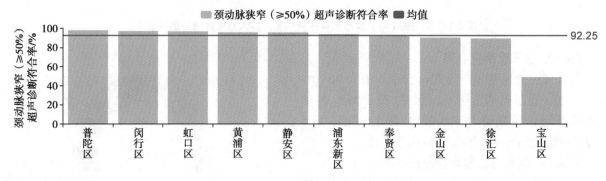

图 3-9-24　2021 年上海市颈动脉狭窄(≥50%)超声诊断符合率

水平（84.84%）。

指标 12. 超声介入相关主要并发症发生率

上海市医疗机构超声介入相关主要并发症发生率均值为 0.46%（图 3-9-25），低于同期全国平均水平
（0.63%）。介入出血为超声介入主要并发症，发生率最高，为 74.38%（图 3-9-26）。

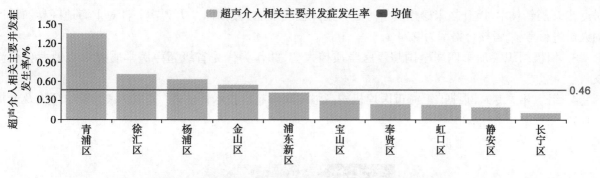

图 3-9-25　2021 年上海市超声介入相关主要并发症发生率

二、问题分析及改进措施

（一）存在的主要问题及原因分析

1. 上海市医疗机构超声质控指标抽样调查结果显示，大部分质控指标均值高于全国平均水平，部分接近全国平均水平，表明上海市超声医疗质量水平较高，但超声质控方面仍存在一些需要思考与改进之处。

2. 上海市医疗机构超声医师的年龄、学历和职称构成比较为合理，人才梯队健全，但医患比低于全国平均水平，显示上海市超声临床医疗工作强度较大，面对庞大的患者和临床需求，超声医师数量仍存在需求缺口。

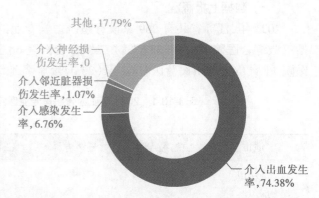

图 3-9-26　2021 年上海市超声介入相关主要并发症构成比例

3. 参与 2021 年数据上报的医疗机构数量较少，统计结果的普遍性和代表性欠佳，可能是上海市超声医学质控中心传达精神的力度不够。

（二）改进措施

1. 紧密结合国家超声医学质控中心发布的质控指标，不断改进督查重点，查缺补漏，持续改进上海市超声质控工作的精细化，在科室质控管理中落实好质控指标的合理化应用。向有工作亮点的其他省级超声医学质控中心学习和借鉴，积极与其他省级超声医学质控中心交流沟通，近 2 年争取组建长江三角洲地区超声质控联盟，逐步推进长江三角洲地区超声质控一体化。

2. 学习其他省级超声医学质控中心经验，今后数据填报期间，开展具影响力的宣讲活动，指导各级医疗机构正确、及时地完成数据填报工作。

三、质控中心简介

（一）成立时间，目前主任委员单位

上海市超声医学质控中心成立于 2000 年 2 月，是上海市较早成立的医疗质控中心，主任委员单位为复旦大学附属中山医院。

（二）2021 年重点工作总结

1. 传达《2021 年国家医疗质量安全改进目标》和上海市医疗质控工作会议精神，召开专家委员会全体会议，部署当年督查工作和督查标准更新内容等。继续运用信息化手段，采用网上评阅＋现场核查（或视频连线核查）相结合的方式，并运用移动客户端设备进行现场督查，完成上半年抽查及下半年的全覆盖督查。上半年抽查对象为 2020 年下半年督查成绩排名靠后者，主要针对督查问题的整改情况进行追踪复查，多数医院都有不同程度的改进。

2. 2021 年组织开展"中山超声大讲堂"系列线上讲座，有助于全市各级医院超声科巩固临床基础，同

时逐步开展新技术,提升临床诊疗质量。全年累计在线参加人数约1.7万人次。针对上海地区参加培训的人员进行考核,考核合格率为97.4%。

3. 积极组织参加第四届全国超声医学质控大会,并作为优秀省级超声医学质控中心做大会交流发言。

4. 组织相关专家,根据"上海市医疗机构高强度聚焦超声技术评估表"完成7家医院的评估及上报工作。

第十节 江 苏 省

一、医疗服务与质量安全情况分析

(一)数据上报概况

2021年,江苏省共有269家设有超声医学专业的医疗机构参与数据上报,其中,公立医院207家,包括三级综合医院104家(38.67%),二级综合医院66家(24.53%),三级专科医院26家(9.67%),二级专科医院11家(4.09%);民营医院62家(23.04%)。各地级市及各类别医院分布情况见表3-10-1。

表3-10-1 2021年江苏省超声专业医疗质量控制指标抽样医疗机构分布情况

单位:家

地市	二级专科	三级专科	二级综合	三级综合	民营	合计
常州市	0	4	1	6	0	11
淮安市	4	3	5	5	3	20
连云港市	0	1	1	7	0	9
南京市	1	5	3	19	7	35
南通市	0	2	14	7	5	28
苏州市	0	3	6	16	3	28
宿迁市	0	0	0	1	7	8
泰州市	1	0	8	7	1	17
无锡市	1	2	15	9	23	50
徐州市	0	1	0	5	0	6
盐城市	0	3	4	9	7	23
扬州市	2	1	3	8	4	18
镇江市	2	1	6	5	2	16
全省	11	26	66	104	62	269

(二)超声医师人员配置情况

1. 超声科医患比

2021年江苏省超声科医患比均值为1.12人/万人次,盐城市最高、常州市最低,共6个城市(苏州市、泰州市、徐州市、宿迁市、常州市、扬州市)医患比低于均值,间接说明该6市较其他7市来说超声医师数量不足或超声医师工作量较大,以常州市为甚(图3-10-1)。2017—2021年江苏省超声科医患比变化情况:2020年最高,2018年最低(图3-10-2)。

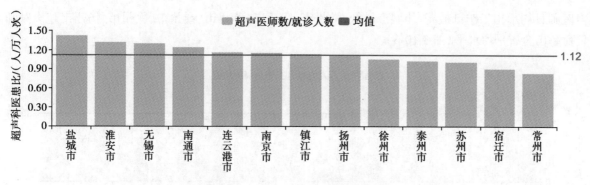

图 3-10-1 2021 年江苏省超声科医患比

2. 各类医疗机构超声科医师学历分布情况

2021 年江苏省二级专科医院中超声科医师学历为学士的占大多数,其余四类医院也是以学士学历占多数,三级专科及三级综合医院硕士、博士学历比例稍高,后者更明显(图 3-10-3)。

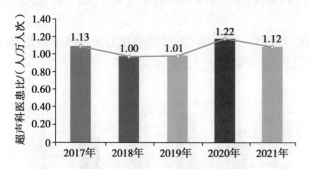

图 3-10-2 2017—2021 年江苏省超声科医患比变化

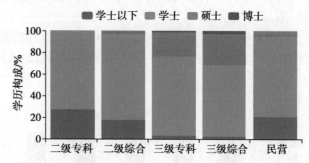

图 3-10-3 2021 年江苏省各类医疗机构超声科医师学历分布情况

3. 各类医疗机构超声科医师职称分布情况

2021 年江苏省各类医疗机构超声科中住院医师及主治医师为工作主力军。在二级专科医院及民营医院中住院医师比例较大,三级专科医院和综合医院的副主任医师与主任医师占比较为相似(图 3-10-4)。

4. 各类医疗机构超声科医师年龄分布情况

2021 年江苏省二级专科医院和二级综合医院、三级专科医院和民营医院中超声科医师以 >35~45 岁的医师为多,三级综合医院以 >25~35 岁的医师为多;>45 岁的医师在各类医院中占比相对较少(图 3-10-5)。

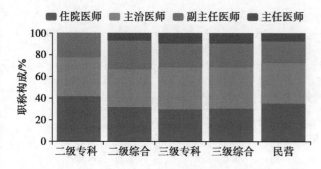

图 3-10-4 2021 年江苏省各类医疗机构超声科医师职称分布情况

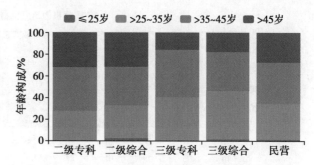

图 3-10-5 2021 年江苏省各类医疗机构超声科医师年龄分布情况

(三)超声质控指标抽样调查结果
指标 1. 超声医师日均承担工作量

2021 年江苏省超声医师日均承担工作量均值为 35.51 人次,高于全国平均水平(29.91 人次)。常州市超声医师日均承担工作量最高,盐城市最低,常州市、宿迁市、苏州市、泰州市、徐州市、扬州市超声医师工作负荷超出全省平均水平(图3-10-6)。

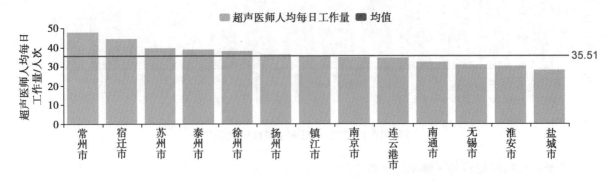

图 3-10-6　2021 年江苏省超声医师日均承担工作量

2021 年江苏省各类医疗机构中,三级综合及三级专科医院超声医师工作负荷较大,二级专科医院最低(图 3-10-7)。

2018 年江苏省超声医师日均承担工作量最高,2020 年最低(图 3-10-8),可能跟新冠病毒感染疫情导致就诊人数减少有关。此外,江苏省超声医师日均承担工作量每年均高于全国平均水平。

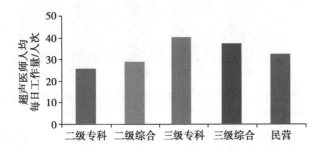

图 3-10-7　2021 年江苏省各类医疗机构超声医师日均承担工作量

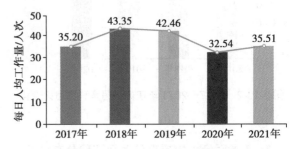

图 3-10-8　2017—2021 年江苏省超声医师日均承担工作量变化

指标 2. 超声仪器质检率

2021 年江苏省超声仪器质检率均值为 99.56%,高于全国均值(97.71%),无锡市、泰州市、南通市、扬州市、淮安市和宿迁市低于全省均值,另外 7 个城市超声仪器质检率均达 100%(图 3-10-9)。

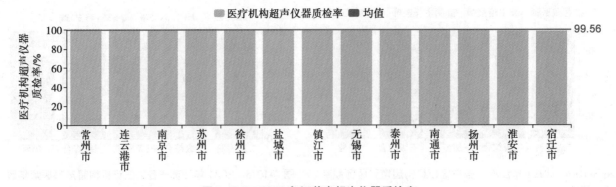

图 3-10-9　2021 年江苏省超声仪器质检率

指标 3. 住院超声检查 48 小时内完成率

2021 年江苏省各城市住院超声检查 48 小时内完成率均值为 97.66%,高于全国均值(94.58%)。徐州市最高,达到 99.99%,连云港市最低,仅 20.06%,急需提高该市住院超声检查及报告的及时性(图 3-10-10)。

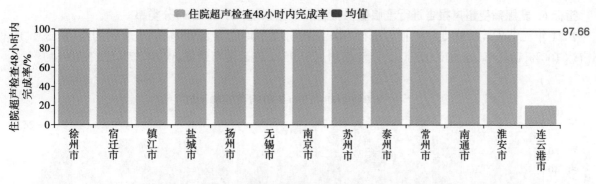

图 3-10-10　2021 年江苏省住院超声检查 48 小时内完成率

指标 4. 超声危急值 10 分钟内通报完成率

2021 年江苏省各城市超声危急值 10 分钟内通报完成率均值为 99.22%，高于全国均值 98.10%。常州市、宿迁市、徐州市、镇江市达 100%，连云港市最低，仅 96.62%，应注意改进（图 3-10-11）。

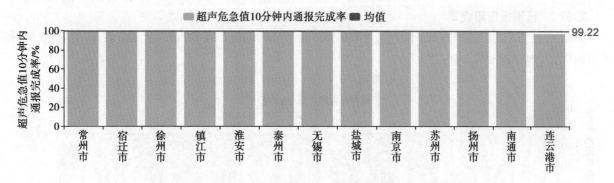

图 3-10-11　2021 年江苏省超声危急值 10 分钟内通报完成率

2021 年江苏省三级专科医院超声危急值 10 分钟内通报完成率达 100%，二级专科医院相对较低（图 3-10-12）。

指标 5. 超声报告书写合格率

2021 年江苏省超声报告书写合格率均值为 99.45%，高于全国均值（99.19%）。南京市、盐城市、泰州市、扬州市、苏州市、淮安市均超过 99%，连云港市最低，仅 95.71%（图 3-10-13）。

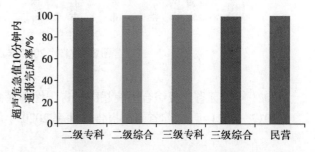

图 3-10-12　2021 年江苏省各类医疗机构超声危急值 10 分钟内通报完成率

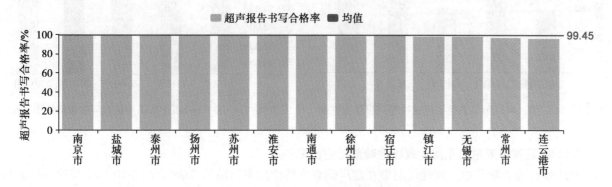

图 3-10-13　2021 年江苏省超声报告书写合格率

指标 6. 乳腺病变超声报告进行乳腺影像报告和数据系统(BI-RADS)分类率

2021 年江苏省乳腺病变超声报告进行 BI-RADS 分类率均值为 86.08%,高于全国均值(81.37%)。徐州市达 100%,宿迁市、扬州市、南京市、镇江市均高于 95%,连云港市最低,仅 61.47%(图 3-10-14)。

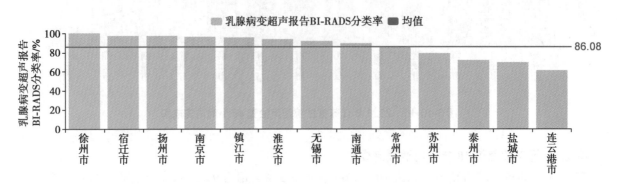

图 3-10-14　2021 年江苏省乳腺病变超声报告进行 BI-RADS 分类率

指标 7. 超声报告阳性率

2021 年江苏省超声报告阳性率均值为 71.85%,低于全国均值(74.09%)。镇江市最高,为 93.70%;扬州市最低,为 60.89%(图 3-10-15)。

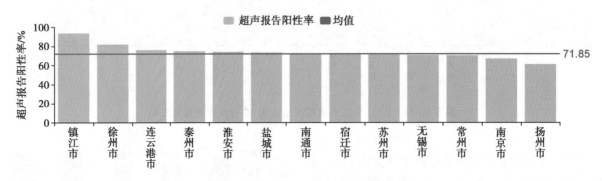

图 3-10-15　2021 年江苏省超声报告阳性率

2021 年江苏省二级综合医院超声报告阳性率最高,二级专科医院最低(图 3-10-16)。

2017—2021 年,江苏省超声报告阳性率 2020 年最高,2017 年最低(图 3-10-17)。

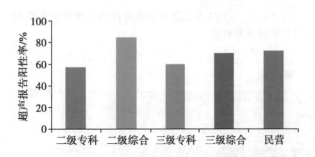

图 3-10-16　2021 年江苏省各类医疗机构超声报告阳性率

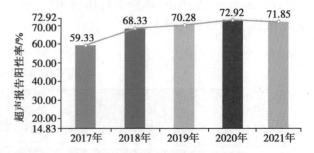

图 3-10-17　2017—2021 年江苏省超声报告阳性率变化

指标 8. 超声筛查中胎儿重大致死性畸形的检出率

2021 年江苏省胎儿重大致死性畸形在超声筛查中的检出率均值为 0.06%(图 3-10-18),与国家均值相同。扬州市最高,为 0.132%;常州市最低,为 0.016%。

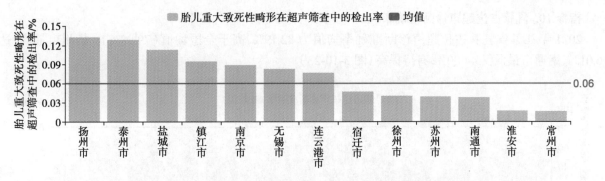

图 3-10-18　2021 年江苏省超声筛查中胎儿重大致死性畸形的检出率

2021 年江苏省经超声筛查出的各重大致死性畸形中,无脑儿检出率最高(24.50%),其余依次为严重的开放性脊柱裂和严重胸腹壁缺损内脏外翻、致死性软骨发育不全、严重的脑膨出、单腔心(图 3-10-19)。

指标 9. 超声诊断符合率

2021 年江苏省医疗机构超声诊断符合率均值为 90.05%,高于全国均值(87.15%)。南通市最高,达 93.78%;徐州市最低,仅 79.50%(图 3-10-20)。

2021 年江苏省三级综合医院超声诊断符合率最高,三级专科医院最低(图 3-10-21)。

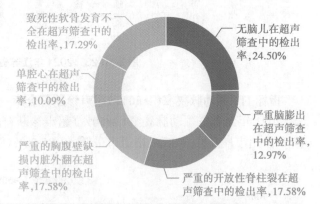

图 3-10-19　2021 年江苏省超声筛查中各胎儿重大致死性畸形的检出率比例

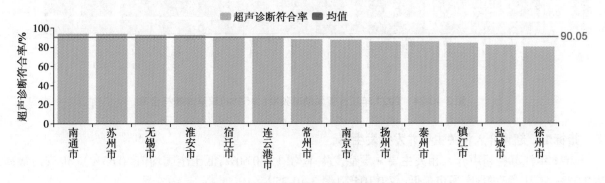

图 3-10-20　2021 年江苏省医疗机构超声诊断符合率

2021 年江苏省超声诊断符合率最高,2018 年最低,2019 年、2020 年较 2018 年大幅提升,2018—2021 年超声诊断符合率逐年递增,说明超声诊断质量在逐步提高(图 3-10-22)。

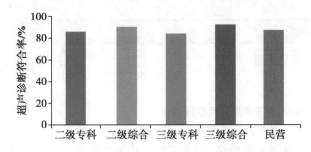

图 3-10-21　2021 年江苏省各类医疗机构超声诊断符合率

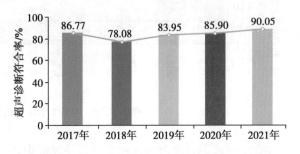

图 3-10-22　2017—2021 年江苏省超声诊断符合率变化

指标 10. 乳腺占位超声诊断准确率

2021 年江苏省乳腺占位超声诊断准确率均值为 82.19%,高于全国均值(79.98%)。扬州市最高,达 96.01%,南通市最低仅 44.00%,有待提高(图 3-10-23)。

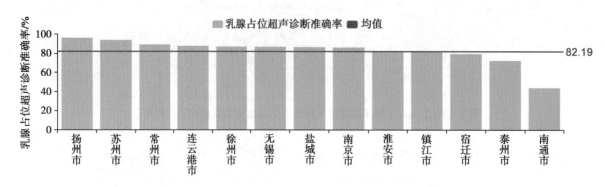

图 3-10-23　2021 年江苏省乳腺占位超声诊断准确率

指标 11. 颈动脉狭窄(≥50%)超声诊断符合率

2021 年江苏省颈动脉狭窄(≥50%)超声诊断符合率均值为 92.01%,高于全国均值(84.84%)。连云港市、徐州市最高,达 100%,南通市最低,仅 85.56%(图 3-10-24)。

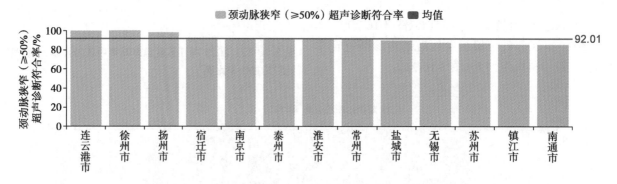

图 3-10-24　2021 年江苏省颈动脉狭窄(≥50%)超声诊断符合率

指标 12. 超声介入相关主要并发症发生率

2021 年江苏省超声介入相关主要并发症发生率均值为 0.60%,低于全国均值(0.63%)。淮安市最高,达 2.23%,需注意改善;南通市最低,仅 0.105%(图 3-10-25)。

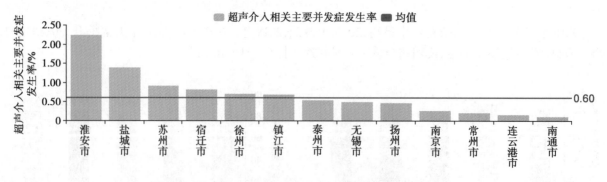

图 3-10-25　2021 年江苏省超声介入相关主要并发症发生率

2021 年江苏省超声介入相关主要并发症中,介入出血发生率最高,占 83.25%,其余发生率由高到低依次为介入感染、介入邻近脏器损伤、介入针道种植、介入神经损伤(图 3-10-26)。

二、问题分析及改进措施

（一）存在的主要问题及原因分析

1. 江苏省医疗机构超声科医师中学士学位占大多数，高学历（硕士及博士）偏少，特别是博士学历的超声医师短缺，超声医学人才储备力量不足。

2. 江苏省医疗机构中三级专科医院超声医师日均承担工作量最高，说明三级综合医院超声医师每日工作量大，超声医师需求量大。

3. 部分城市如连云港市等住院超声检查48小时内完成率较低，住院超声检查的及时性不够。

4. 部分城市超声危急值通报率达100%，但部分城市较低；三级专科医院达100%，二级专科医院相对较低，危急值上报关乎患者及胎儿生命安全，应注意改进。

5. 连云港市等部分城市乳腺病变超声报告进行BI-RADS分类率较低，说明乳腺超声报告不规范。

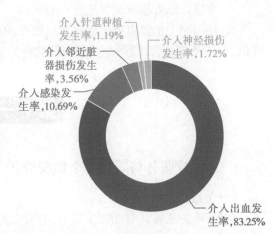

图3-10-26　2021年江苏省超声介入相关主要并发症构成比例

6. 三级专科医院超声诊断符合率较其他类型医院显著偏低，需加强对三级专科医院超声医师诊断技能的规范化培训及继续教育等。

7. 江苏省二级综合医院的超声报告阳性率相对较高，一定程度说明该类医院患者病情复杂。

（二）改进措施

1. 提高江苏省超声医师的整体教育水平，制定相关人才引进的政策，对博士学历的超声医师在待遇、科研支持等方面给予一定的政策倾斜。

2. 注重江苏省三级医院超声学科的统一管理，可从质控、人员准入、资质考核等多方面入手，在相关医院增设超声技师岗位用于体检等技术要求较低的岗位，让研究生以上学历的医师回归临床和科研岗位。

3. 提高住院超声检查48小时内完成率，加强监督工作，定期抽查审核，提高住院超声报告的及时性。

4. 超声危急值上报事关患者及胎儿生命安全，应加强宣教和培训，通过加强对超声危急值内涵的理解和解读、完善超声危急值的管理制度和应急预案、加快超声检查危急值传输的信息化建设，提高全省的超声危急值10分钟通报完成率。

5. 乳腺病变超声报告BI-RADS分类系统有利于乳腺超声报告标准化、同质化与规范化，应加强宣传与培训，进一步提高乳腺超声BI-RADS分类并提高乳腺病变超声报告准确率。

三、质控中心简介

（一）成立时间，目前主任委员单位

江苏省超声医学质控中心成立于2021年5月，目前主任委员单位为苏州市立医院（南京医科大学附属苏州医院）。

（二）2021年重点工作总结

1. 组建"江苏省超声技术质控中心成员微信群"。

2. 于苏州市立医院布置江苏省超声医学质控中心办公室，购买设备如电脑、打印机、文件柜、远程超声会诊系统、大显示屏等，并招聘省质控工作专用文秘。

3. 明确江苏省各市超声医学质控工作主要负责人并上报各市超声医学质控秘书/联系人名单，并成立省超声医学质控秘书群。

4. 统计各市质控对象名单（包括三级及二级医院、公立及民营医院、综合及专科医院）。

5. 参加由国家卫生健康委国际交流与合作中心、国家超声医学质控中心等主办的"第四届全国超声医学质量控制大会"并授课。

6. 召开2021年江苏省超声医学质控中心第一次成员会议,颁发成员证书,拟定质控中心工作制度、成员职责,讨论学组设立、质控方案、质控指标等事宜。

7. 筹建江苏省超声医学质控中心网站。

8. 在国家卫生健康委医政医管局颁布的《超声诊断专业医疗质量控制指标(2022年版)》基础上积极讨论,初步形成适合江苏省的超声质控指标。

第十一节 浙 江 省

一、医疗服务与质量安全情况分析

(一)数据上报概况

2021年浙江省共有283家设有超声医学专业的医疗机构参与数据上报。其中,公立医院252家,包括三级综合医院79家(27.9%),二级综合医院127家(44.9%),三级专科医院20家(7.1%),二级专科医院26家(9.2%);民营医院31家(10.9%)。各市及各类别医院分布情况见表3-11-1。

表3-11-1 2021年浙江省超声专业医疗质量控制指标抽样医疗机构分布情况

单位:家

地市	二级专科	二级综合	三级专科	三级综合	民营	合计
杭州市	3	19	8	19	5	54
湖州市	1	10	2	4	3	20
嘉兴市	4	12	1	5	2	24
金华市	3	17	2	6	8	36
丽水市	1	10	0	2	0	13
宁波市	1	16	4	10	4	35
绍兴市	2	7	2	10	0	21
台州市	3	10	0	8	2	23
温州市	4	14	0	10	5	33
舟山市	0	3	1	2	0	6
衢州市	4	9	0	3	2	18
全省	26	127	20	79	31	283

(二)超声医师人员配置情况

1. 超声科医患比

2021年浙江省超声科医患比均值0.92人/万人次,最高为丽水市,1.07人/万人次,最低为台州市,0.84人/万人次(图3-11-1)。全省整体水平较2018年和2019年呈上升趋势,较2020年稍回落(图3-11-2),超声医师数量相对趋于稳定。

2. 各类医疗机构超声科医师学历分布情况

从全省层面看,2021年浙江省超声科医师的硕士、博士学历人才比例偏低,学士及以下人员比例偏高,二级医院比三级医院高学历人才紧缺更严重(图3-11-3)。

3. 各类医疗机构超声科医师职称分布情况

2021年浙江省各类医疗机构的超声科医师职称比例相对合理,分布较均衡(图3-11-4)。

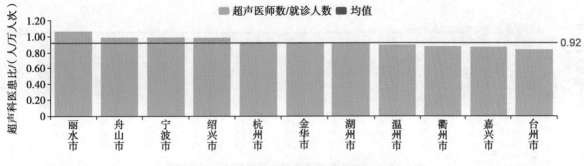

图 3-11-1　2021 年浙江省超声科医患比

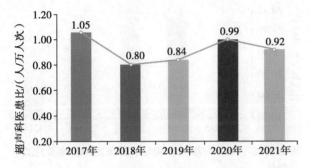

图 3-11-2　2017—2021 年浙江省超声科医患比变化

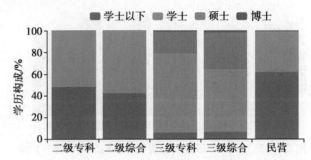

图 3-11-3　2021 年浙江省各类医疗机构超声科医师学历分布情况

4. 各类医疗机构超声科医师年龄分布情况

2021 年浙江省各类医疗机构超声科医师 35 周岁以下的年轻人所占比例较高,三级医疗机构尤为明显(图 3-11-5)。

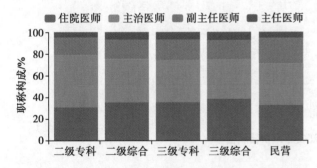

图 3-11-4　2021 年浙江省各类医疗机构超声科医师职称分布情况

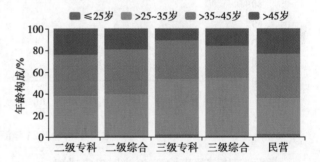

图 3-11-5　2021 年浙江省各类医疗机构超声科医师年龄分布情况

(三)超声质控指标抽样调查结果

指标 1. 超声医师日均承担工作量

2021 年浙江省超声医师日均承担工作量均值为 43.08 人次。最高的是台州市,47.60 人次,最低的是丽水市,37.40 人次,台州市、嘉兴市、衢州市、温州市、湖州市、金华市超声医师日均承担工作量高于平均值,这六个地市超声医师工作压力相对较大(图 3-11-6)。从不同类别的医疗机构层面看,三级医疗机构高于二级医疗机构,其中三级专科医疗机构最高,为 46.15 人次(图 3-11-7)。2020—2021 年因新冠病毒感染疫情影响,浙江省超声医师日均承担工作量较 2018 年和 2019 年有所下降,但仍高于 2017 年(图 3-11-8),2021 年新冠病毒感染疫情防控常态化,全省超声医师日均承担工作量较 2020 年有所回升。统计数据表明,浙江省二级以上医院特别是三级医院超声专业人员工作量依旧繁重,超声作为一项常规的影像学检查手段,在临床诊疗工作中发挥着越来越重要的作用。

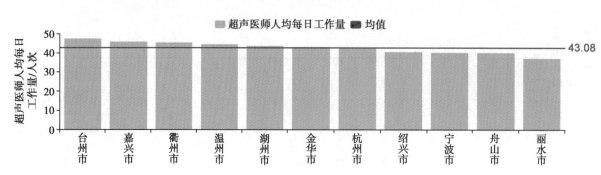

图 3-11-6　2021 年浙江省超声医师日均承担工作量

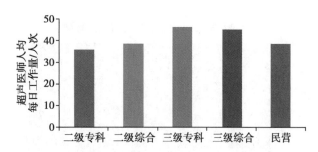

图 3-11-7　2021 年浙江省各类医疗机构超声医师日均承担工作量

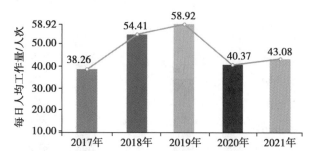

图 3-11-8　2017—2021 年浙江省超声医师日均承担工作量变化

指标 2. 超声仪器质检率

2021 年浙江省超声仪器质检率均值为 97.84%,湖州市、绍兴市、台州市、温州市、舟山市、衢州市仪器质检率达 100%,最低的杭州市为 94.99%,表明绝大多数医院的超声仪器能完成每年一次的质检(图 3-11-9)。

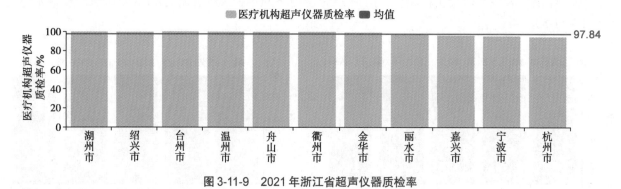

图 3-11-9　2021 年浙江省超声仪器质检率

指标 3. 住院超声检查 48 小时内完成率

2021 年浙江省住院超声检查 48 小时内完成率均值为 90.36%(图 3-11-10)。最高的是衢州市,99.86%,最低的是宁波市,77.59%,台州市、湖州市、宁波市低于平均值,表明此三个地市住院患者数量多,预约时间长,超声医师工作压力大。

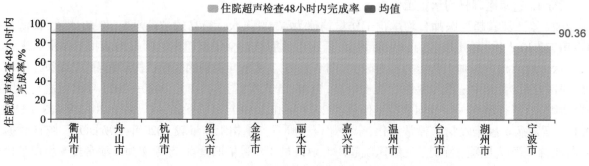

图 3-11-10　2021 年浙江省住院超声检查 48 小时内完成率

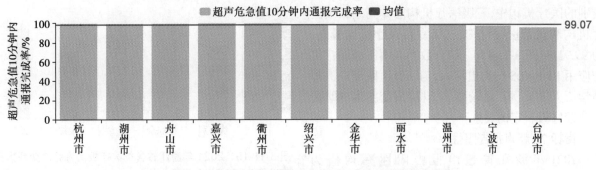

图 3-11-11　2021 年浙江省超声危急值 10 分钟内通报完成率

指标 4. 超声危急值 10 分钟内通报完成率

2021 年浙江省超声危急值 10 分钟内通报完成率均值为 99.07%，杭州市、湖州市、舟山市通报率最高，达 100%，台州市最低，为 96.01%（图 3-11-11）。不同类别的医疗机构 10 分钟内危急值通报完成率差距较小，相对均衡（图 3-11-12）。统计数据表明，随着超声医学专业质量安全与管理制度在临床工作中的推广，统一规范的超声危急值名称已在各级医院广泛应用，超声专业人员日趋严格执行危急值报告流程，切实把患者的生命与安全放在首位。

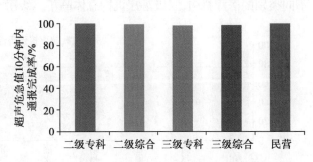

图 3-11-12　2021 年浙江省各类医疗机构超声危急值 10 分钟内通报完成率

指标 5. 超声报告书写合格率

2021 年浙江省超声报告书写合格率均值为 98.28%，最高的是嘉兴市 99.94%，最低的是金华市 93.35%，各市书写合格率差距较小（图 3-11-13）。

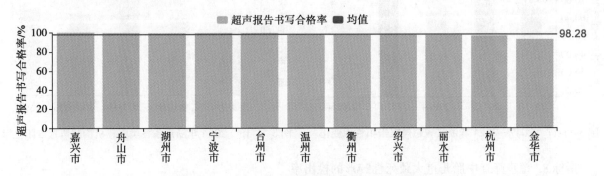

图 3-11-13　2021 年浙江省超声报告书写合格率

指标 6. 乳腺病变超声报告进行乳腺影像报告和数据系统（BI-RADS）分类率

2021 年浙江省乳腺病变超声报告进行 BI-RADS 分类率均值为 75.13%，最高的是舟山市 99.41%，最低的是杭州市 46.50%，各市医疗机构差别较大（图 3-11-14），推进 BI-RADS 分类的应用仍需落到实处。不同

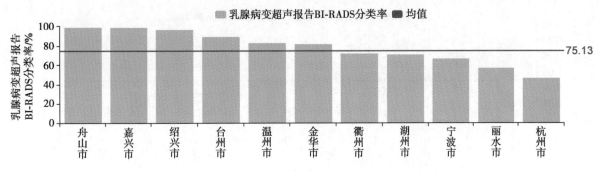

图 3-11-14　2021 年浙江省乳腺病变超声报告进行 BI-RADS 分类率

类别的医疗机构中,三级医疗机构总体高于二级医疗机构和民营医疗机构,三级专科医疗机构最高,为99.91%(图3-11-15)。统计数据表明三级医疗机构应用BI-RADS分类更深入,与三级医院超声医师高学历人才比例相对较高、对乳腺病变指南的掌握程度较好有一定的关系。

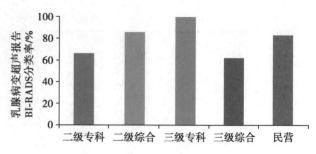

图 3-11-15　2021 年浙江省各类医疗机构乳腺病变超声报告进行 BI-RADS 分类率

指标 7. 超声报告阳性率

2021 年浙江省超声报告阳性率均值为76.25%,最高的是舟山市92.53%,最低的是台州市70.47%(图3-11-16)。全省平均水平与2020年持平,较2017年、2018年和2019年呈上升趋势(图3-11-17)。不同类别的医疗机构,三级医疗机构总体高于二级医疗机构(图3-11-18)。

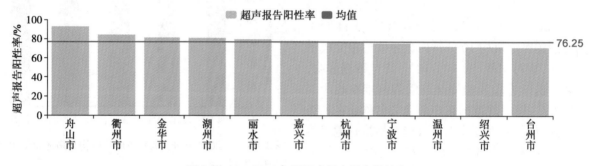

图 3-11-16　2021 年浙江省超声报告阳性率

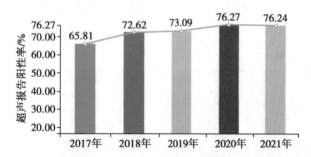

图 3-11-17　2017—2021 年浙江省超声报告阳性率变化

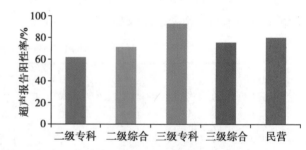

图 3-11-18　2021 年浙江省各类医疗机构超声报告阳性率

指标 8. 超声筛查中胎儿重大致死性畸形的检出率

2021 年浙江省超声筛查中胎儿重大致死性畸形的检出率均值为 0.05%;温州市最高,为 0.10%,绍兴市最低,为 0.01%(图 3-11-19)。经超声筛查出的各重大致死性畸形中,无脑儿占比最高,占 29.30%,随后依次是严重的胸腹壁缺损内脏外翻为 21.13%,严重的开放性脊柱裂占 16.06%,致死性软骨发育不全占12.96%,严重脑膨出占 12.11%,单腔心占 8.45%(图 3-11-20)。

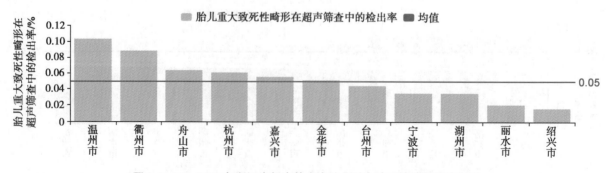

图 3-11-19　2021 年浙江省超声筛查中胎儿重大致死性畸形的检出率

指标9. 超声诊断符合率

2021年浙江省超声诊断符合率均值为89.99%；台州市最高，为92.68%，丽水市最低，为83.31%（图3-11-21）。各级医疗机构中，三级医院的超声诊断符合率总体高于二级医院和民营医院（图3-11-22），这可能与三级医院高学历和高职称超声医师占比高有一定的关系。近5年来，超声诊断符合率总体呈上升趋势（图3-11-23），这与省级层面多渠道、多形式开展超声质控评价、学术交流和专业培训密不可分，浙江省超声医学质控中心致力于为全省超声专业人员搭建学习交流的平台。

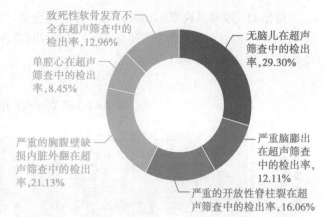

图 3-11-20　2021年浙江省超声筛查中胎儿重大致死性畸形的检出率比例

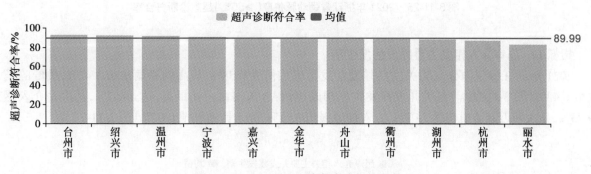

图 3-11-21　2021浙江省超声诊断符合率

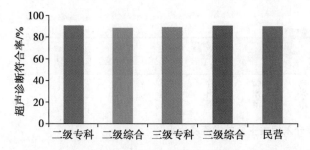

图 3-11-22　2021年浙江省各类医疗机构超声诊断符合率

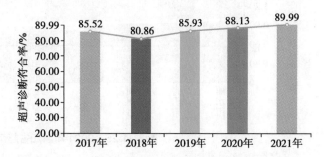

图 3-11-23　2017—2021年浙江省超声诊断符合率变化

指标10. 乳腺占位超声诊断准确率

2021年浙江省乳腺占位超声诊断准确率均值为85.72%，最高的是宁波市93.21%，最低的是衢州市78.44%（图3-11-24）。

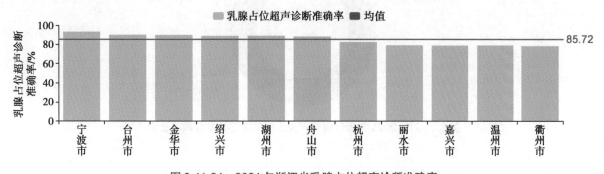

图 3-11-24　2021年浙江省乳腺占位超声诊断准确率

指标 11. 颈动脉狭窄（≥50%）超声诊断符合率

2021 年浙江省颈动脉狭窄（≥50%）超声诊断符合率均值为 83.06%，最高的是舟山市 97.42%，最低的是杭州市 73.74%（图 3-11-25）。

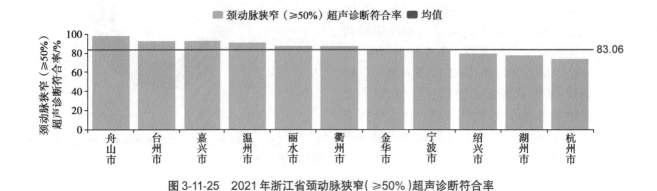

图 3-11-25　2021 年浙江省颈动脉狭窄（≥50%）超声诊断符合率

指标 12. 超声介入相关主要并发症发生率

2021 年浙江省超声介入相关主要并发症发生率均值为 0.58%，最高的是丽水市 1.42%，最低的是宁波市 0.43%（图 3-11-26）。各类并发症发生率构成比例：介入出血占比最高，达 69.52%，其次是介入感染 19.73%，介入邻近脏器损伤为 7.07%，介入神经损伤 3.61%，介入针道种植 0.07%（图 3-11-27）。

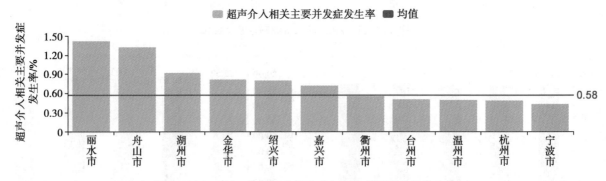

图 3-11-26　2021 年浙江省超声介入相关主要并发症发生率

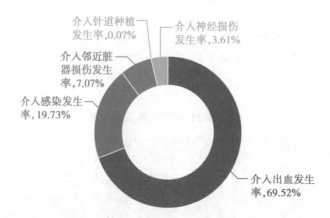

图 3-11-27　2021 年浙江省超声介入相关主要并发症构成比例

二、问题分析及改进措施

（一）存在的主要问题及原因分析

1. 因新冠病毒感染疫情影响，2020—2021年浙江省超声科医患比虽较前两年有所提高，但超声医师数量总体仍然不足，低于全国平均值，各市及各类医院均存在不同程度超声医师缺口，各级医院的超声医师学历及诊断水平参差不齐，尤其是硕士、博士等高学历人才的储备仍有较大的上升空间。

2. 超声医师每日承担工作量位居全国第二，住院超声检查48小时内完成率处于全国较低水平，反映了浙江省超声医师工作量较大，尤其是三级医院超声医师每日承担工作量较高，过高的工作负荷一定程度会影响超声检查质量。

（二）改进措施

1. 进一步加强对各级医疗机构，尤其是哨点医院的质控理论培训和指导，指导督促各单位相关人员充分理解填报内容的内涵，确保所填数据的统一性、准确性。

2. 加强与各级卫生主管部门的沟通，积极向各级医疗机构反馈质控结果，共同重视超声医学学科建设，加大超声人才培养和引进的力度。

3. 要求各医疗机构加强超声医学学科建设和管理，保证超声医学工作遵循安全、准确、及时、有效、经济、便民和保护患者隐私的原则。

4. 各级医疗机构间要加强交流与沟通，互帮互助，取长补短，积极探索超声检查结果互认的有效措施和办法，保证超声检查结果的有效性、准确性，减少不必要的重复检查。

三、质控中心简介

（一）成立时间，目前主任委员单位

浙江省超声医学质控中心成立于2016年1月，主任委员单位为浙江大学医学院附属第二医院。

（二）2021年重点工作总结

1. 浙江省超声医学质控中心主任扩大会于2021年4月16日在杭州成功召开。围绕三项主要议题畅所欲言，并达成以下一致意见：

（1）制定了"浙江省三级医院超声医学质控检查评分表（2021版）"，通过检查促进超声医学科的规范建设，2022年将在"报告与互认共享推进工作"方面重点督查。

（2）制订了2021年浙江省超声医学专业医疗质量改进目标：提高超声诊断符合率，针对提高超声诊断符合率的核心策略、超声报告规范以及超声诊断符合如何界定进行统一，并将内容在浙江省质控中心公众号上公布。

（3）筹备2021年浙江省超声技能大赛，初步拟定了比赛形式、参赛选手资质、选手组队和名额分配。

（4）讨论国家超声医学质控中心《超声诊断专业医疗质量控制指标（2022年版）》进行意见反馈。

2. 2021年6月1日至5日参与了浙江省质量控制与评价办公室组织的2021年联合质控检查，被检查单位为28家三级甲等综合医院。考察内容包括人员资质、质量管理、仪器设备与检查场所。检查严格遵循2016《浙江省二级、三级医院超声质控指南》（试行版）及"浙江省三级医院超声医学质控检查评分表（2021版）"评分标准，针对超声报告质控与互认共享推进工作进行重点督查。

3. 配合国家超声医学质控中心工作，上报了87家医院作为哨点医院，重点对其进行质控评估，包括质控数据收集、质控专业培训、评价及反馈等。积极参加于2021年7月17—18日在线上召开的第四届全国超声医学质控大会，浙江省100余位超声医学专家参加会议，黄品同教授及蒋天安教授参与线上讨论。

4. 开展超声介入规范化培训，线上举办2021"点石"计划——浙江省介入超声人才培训项目，每月推出一期共12期，在浙江大学医学院附属第二医院超声医学科创办的"广济之声"平台直播，广大听众学员反响积极热烈。

5. 参与撰写《2021年国家医疗服务与质量安全报告 超声医学分册》。

6. 2021浙江省超声医学质控工作总结大会于2022年3月19日线上顺利举行。

第十二节 安 徽 省

一、医疗服务与质量安全情况分析

(一)数据上报概况

2021 年,安徽省共有 198 家设有超声医学专业的医疗机构参与数据上报,其中,公立医院 139 家,包括三级综合医院 54 家,占 38.85%,二级综合医院 70 家,占 50.36%,三级专科医院 7 家,占 5.04%,二级专科医院 8 家,占 5.76%;民营医院 59 家,占 29.80%。各地级市及各类别医院分布情况见表 3-12-1。

表 3-12-1　2021 年安徽省超声专业医疗质量控制指标抽样医疗机构分布情况

单位:家

地市	二级专科	二级综合	三级专科	三级综合	民营	合计
安庆市	2	9	0	3	1	15
蚌埠市	0	5	0	4	4	13
池州市	0	1	0	2	0	3
滁州市	0	7	0	3	6	16
阜阳市	1	2	2	6	2	13
合肥市	0	5	4	12	10	31
淮北市	2	2	0	1	3	8
淮南市	1	2	0	1	14	18
黄山市	0	7	0	1	3	11
六安市	0	0	0	3	0	3
马鞍山市	0	4	1	3	1	9
宿州市	0	5	0	2	4	11
铜陵市	0	2	0	2	1	5
芜湖市	1	8	0	5	5	19
宣城市	0	8	0	1	4	13
亳州市	1	3	0	5	1	10
全省	8	70	7	54	59	198

(二)超声医师人员配置情况

1. 超声科医患比

2021 年安徽省共 16 个地市 198 家医疗机构上报数据,全省平均超声科医患比为 1.35 人 / 万人次,最高为黄山市 2.15 人 / 万人次,最低为池州市 0.88 人 / 万人次(图 3-12-1)。近几年,全省超声科医患比整体呈上升趋势(图 3-12-2)。

2. 各类医疗机构超声科医师学历分布情况

2021 年,安徽省 198 家医疗机构中,三级医院超声科医师学历以博士、硕士、学士学历为主,二级专科医院以学士学历为主,二级综合医院及民营医院以学士及以下为主(图 3-12-3)。

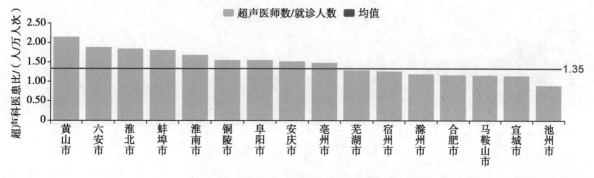

图 3-12-1　2021 年安徽省超声科医患比

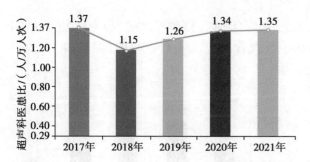

图 3-12-2　2017—2021 年安徽省超声科医患比变化

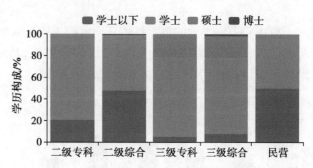

图 3-12-3　2021 年安徽省各类医疗机构超声科医师学历分布情况

3. 各类医疗机构超声科医师职称分布情况

2021 年安徽省 198 家医疗机构中,二级专科医院超声科医师主治医师居多,二级综合医院和三级医院以主治医师、住院医师为主,其中三级综合医院副主任及以上职称人数相对较多,二级医院次之(图 3-12-4)。

4. 各类医疗机构超声科医师年龄分布情况汇总

2021 年,安徽省各类医疗机构超声科医师中,>25~35 岁占 42.26%,>35~45 岁占 36.78%,>45 岁占 19.89%,≤25 岁占 1.07%。各级医院超声科医师年龄以 >25~35 岁、>35~45 岁为主力,其中,三级医院超声科医师以 >25~35 岁居多,民营医院超声科医师 >45 岁居多(图 3-12-5)。

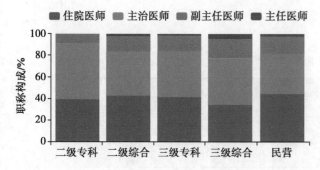

图 3-12-4　2021 年安徽省各类医疗机构超声科医师职称分布情况

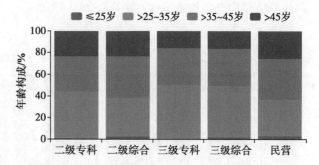

图 3-12-5　2021 年安徽省各类医疗机构超声科医师年龄分布情况

(三)超声质控指标抽样调查结果

指标 1. 超声医师日均承担工作量

2021 年,安徽省 198 家医疗机构超声日均承担工作量平均为 29.57 人次,日均承担工作量排名前三位依次为池州市 45.07 人次、宣城市 35.09 人次、马鞍山市 34.60 人次。合肥市、滁州市、宿州市、芜湖市均达到平均值(图 3-12-6)。

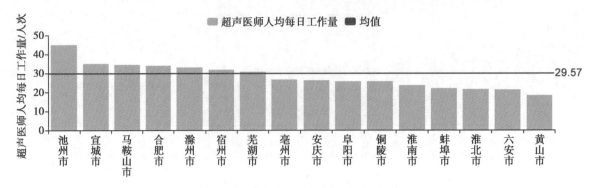

图 3-12-6　2021 年安徽省超声医师日均承担工作量

2021 年不同类型的医疗机构日均承担工作量依次为：三级综合医院，33.02 人次；三级专科医院，30.00 人次；二级专科医院，26.17 人次；二级综合医院，25.68 人次；民营医院，25.03 人次（图 3-12-7）。2018—2021 年，日均承担工作量有所下降（图 3-12-8）。

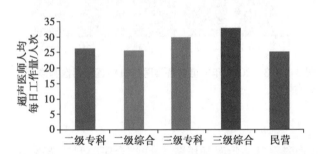

图 3-12-7　2020 年安徽省各类医疗机构超声医师日均承担工作量

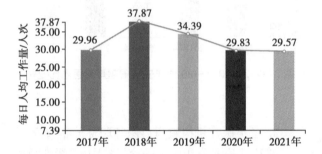

图 3-12-8　2017—2021 年安徽省超声医师日均承担工作量变化

指标 2. 超声仪器质检率

2021 年，安徽省超声仪器质检率平均值为 97.17%，其中 11 个地市达到平均水平，分别为安庆市、蚌埠市、池州市、淮北市、淮南市、宿州市、铜陵市、滁州市、芜湖市、黄山市、合肥市，大部分地市能够按时完成超声仪器质量安全的检查工作（图 3-12-9）。

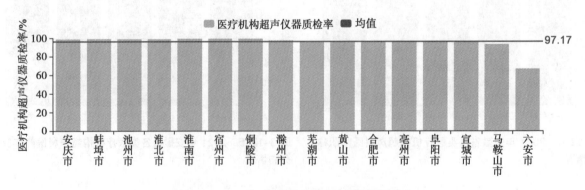

图 3-12-9　2021 年安徽省超声诊断仪器质检率

指标 3. 住院超声检查 48 小时内完成率

2021 年，安徽省住院超声检查 48 小时内完成率均值为 98.32%，池州市、亳州市、阜阳市、芜湖市等住院超声检查 48 小时内完成率达到或接近 100%，出具住院超声报告的及时性较好（图 3-12-10）。

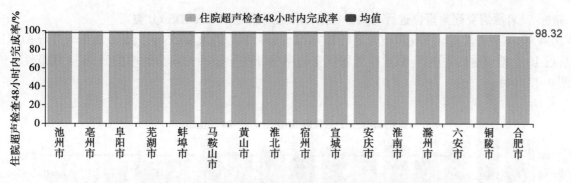

图 3-12-10　2021 年安徽省住院超声检查 48 小时内完成率

指标 4. 超声危急值 10 分钟内通报完成率

2021 年,安徽省各地市医疗机构超声危急值 10 分钟内通报完成率存在差异。安庆市、池州市、淮北市、淮南市、黄山市、六安市、宣城市达到 100% 通报,有 11 个地市均高于平均值(98.70%),少数地市危急值通报率有待提高(图 3-12-11)。

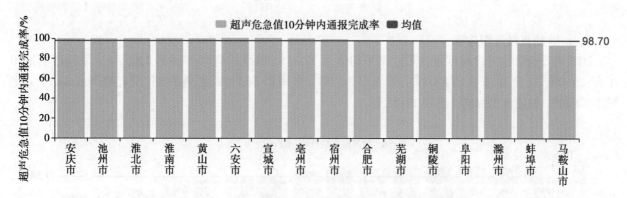

图 3-12-11　2021 年安徽省超声危急值 10 分钟内通报完成率

不同类型的医疗机构 2021 年超声危急值 10 分钟内通报完成率依次为:二级专科医院,100%;三级专科医院,100%;民营医院,99.02%;三级综合医院,99%;二级综合医院,98%(图 3-12-12)。

指标 5. 超声报告书写合格率

2021 年,安徽省超声报告书写合格率平均值为 99.70%,11 个地市超声报告书写合格率达到平均值(图 3-12-13)。

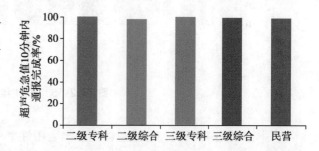

图 3-12-12　2021 年安徽省各类医疗机构超声危急值 10 分钟内通报完成率

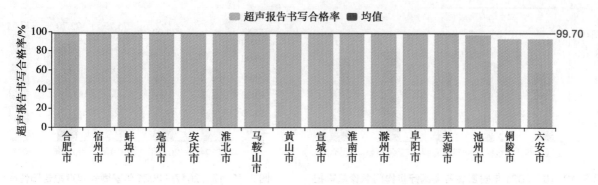

图 3-12-13　2021 年安徽省超声报告书写合格率

指标 6. 乳腺病变超声报告进行乳腺影像报告和数据系统（BI-RADS）分类率

2021 年,安徽省乳腺病变超声报告进行 BI-RADS 分类率均值为 80.55%,大部分地市均进行 BI-RADS 分类,近 10 个地市达到均值,少数地市乳腺病变超声报告进行 BI-RADS 分类率偏低,报告规范性有待加强(图 3-12-14)。

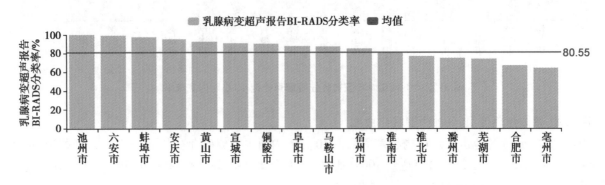

图 3-12-14 2021 年安徽省乳腺病变超声报告进行 BI-RADS 分类率

指标 7. 超声报告阳性率

2021 年,安徽省门诊超声报告阳性率平均值为 77.64%,最高的是池州市 89.22%,高于平均值的地市还有:黄山市 88.81%、安庆市 88.05%、淮北市 86.78%、淮南市 86.78%、芜湖市 86.15%、滁州市 84.74%、亳州市 82.40%、铜陵市 78.65%(图 3-12-15)。

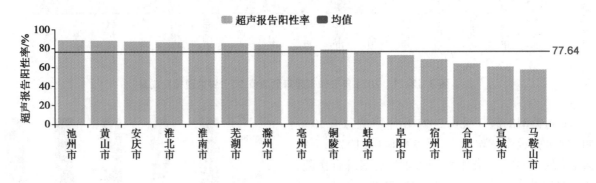

图 3-12-15 2021 年安徽省超声报告阳性率

不同类型医疗机构门急诊总体超声报告阳性率依次为三级综合医院 82.49%,民营医院 77%、二级综合医院 73.29%、三级专科医院 65.08%、二级专科医院 64.36%(图 3-12-16)。2017—2021 年阳性率基本呈上升趋势(图 3-12-17)。

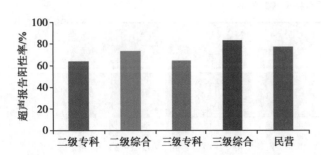

图 3-12-16 2021 年安徽省各类医疗机构门急诊超声报告阳性率

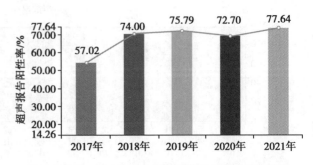

图 3-12-17 2017—2021 年安徽省超声报告阳性率

指标 8. 超声筛查中胎儿重大致死性畸形的检出率

2021年安徽省198家医疗机构超声筛查中胎儿重大致死性畸形的检出率均值为0.05%。池州市最高，为0.23%，其次为铜陵市0.19%、亳州市0.09%、淮北市0.06%（图3-12-18）。检出率最高的为致死性软骨发育不全，为28.21%，最低的为单腔心，为8.12%（图3-12-19）。

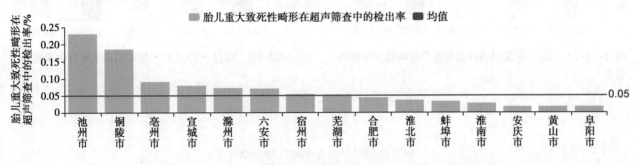

图 3-12-18　2020 年安徽省超声筛查中胎儿重大致死性畸形的检出率

指标 9. 超声诊断符合率

2021年，安徽省医疗机构超声诊断符合率平均值为85.13%（图3-12-20），宣城市、阜阳市等7个地市低于平均值。不同类型医疗机构中三级专科超声诊断符合率最高（图3-12-21）。2017—2021年超声诊断符合率基本呈上升趋势（图3-12-22）。

指标 10. 乳腺占位超声诊断准确率

2021年，安徽省乳腺占位超声诊断准确率均值为80.57%，其中有9个地市乳腺癌超声诊断准确率均高于均值，蚌埠市、黄山市、合肥市、亳州市均达到90%以上（图3-12-23）。

指标 11. 颈动脉狭窄（≥50%）超声诊断符合率

2021年，安徽省颈动脉狭窄（≥50%）超声诊断符合率平均值为84.55%（图3-12-24），黄山市最高为97.1%，最低为铜陵市47.32%。

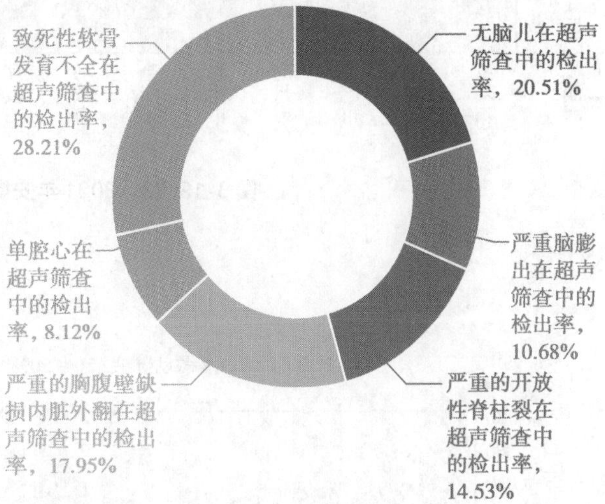

指标 12. 超声介入相关主要并发症发生率

2021年，安徽省198家医疗机构超声介入相关主要并发症发生率均值为0.42%（图3-12-25）。其中介入出血发生率为78.68%，占比最高，其次为介入感染13.95%、介入邻近脏器损伤3.88%、介入针道种植

图 3-12-19　2021 年安徽省超声筛查中胎儿重大致死性畸形的检出率比例

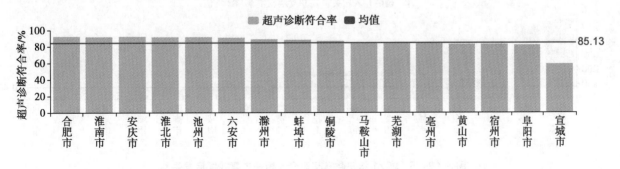

图 3-12-20　2021 年安徽省超声诊断符合率

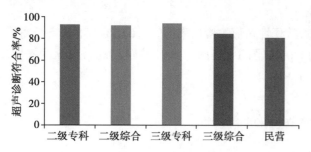

图 3-12-21　2021 年安徽省各类型医疗机构超声诊断符合率

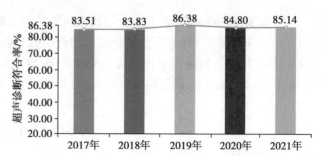

图 3-12-22　2017—2021 年安徽省超声诊断符合率变化

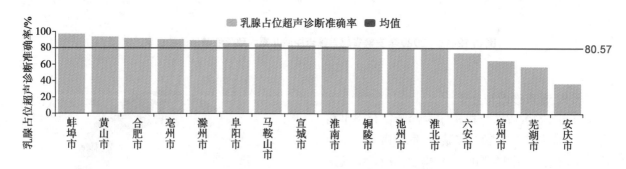

图 3-12-23　2021 年安徽省乳腺占位超声诊断准确率

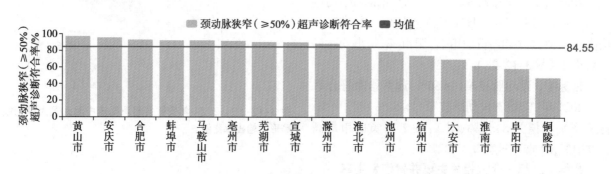

图 3-12-24　2021 年安徽省颈动脉狭窄(≥50%)超声诊断符合率

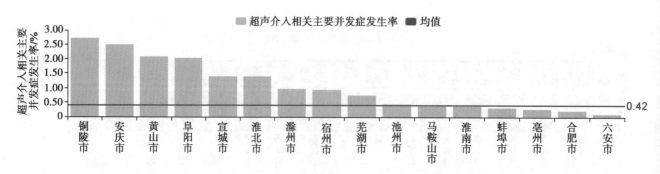

图 3-12-25　2021 年安徽省超声介入相关主要并发症发生率

0.78%、神经损伤 2.71%（图 3-12-26）。

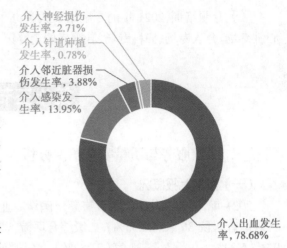

图 3-12-26　2021 年安徽省超声介入相关主要并发症构成比例

二、问题分析及改进措施

（一）存在的主要问题及原因分析

1. 超声危急值 10 分钟内通报完成率有待进一步提高

目前安徽省各级各类医院超声危急值 10 分钟内通报完成率参差不齐，受医院管理、信息系统等多因素影响。各级各类医院超声危急值的完成率、时效性、准确性等有待提高。

2. 不同级别医疗机构专业技术水平仍有较大差距

受设备老化、场地不足、人才梯队不健全、人才紧缺等多种因素影响，不同地区不同级别医疗机构的超声医师专业水平存在较大差距。多数县级以下基层医院因仪器总体设备质量低、老、旧，且超声科医师数与超声诊断仪器数配比低，一名超声科医师同时承担多个亚专业组的工作。

（二）改进措施

1. 由安徽省超声医学质控中心牵头，重新梳理并修订安徽省超声危急值报告制度，包括危急值项目内容等，对二级及以上医疗机构危急值进行基线调查，适时进行现场督查，对发现的问题，要求及时整改。

2. 优化培训模式。计划启动"1+1"（一家省级医院和一个地市级医院）项目，每月一讲，增加培训的广度，由省市到县乡；提高培训的深度，由规范基本操作到各亚专业实际案例分析；增加培训的高度，运用新观点、新方法、新结论，拓展工作思路，保持培训学习的持续性。

三、质控中心简介

（一）成立时间，目前主任委员单位

安徽省超声医学质控中心成立于 2015 年，挂靠在安徽医科大学第二附属医院。

（二）2021 年重点工作总结

1. 举办全省超声医学技能大赛

由安徽省总工会和安徽省卫生健康委主办，安徽医科大学第二附属医院、安徽省超声医学质控中心承办的 2021 年度全省超声医学技能竞赛在合肥成功举办。本次大赛历经数月准备，全省 16 个市、11 家省直单位经过层层筛选，选拔出 77 名精英选手参加，大赛设置理论考试、技能操作考试、病例思辨技能和团体对抗赛，最终评选出个人奖、单项奖、团体奖和优秀组织奖四个奖项。大赛的成功举办为安徽省超声医学从业人员提供了一个学习和交流的平台，为进一步促进全省超声技术的规范化管理和整体服务水平的提升，起到了积极作用。

2. 开展 2021 年专项督查工作

2021 年 9 月底，中心根据安徽省卫生健康委相关文件要求，结合 2020 年全省三级医院名单，对全省三级医院超声科进行线上督查，共 97 家医院参与材料上报，对科室的管理、人员资质、质控开展情况、报告、科研等多方面进行督查。本次线上督查大部分医院材料准备充分，大部分医疗机构对科研开展有所重视，大部分开展省级或市级继续教育学习班，发表文章数逐年攀升；部分医院报告质量有待加强，危急值 10 分钟内通报完成率有待提高。

3. 各项培训工作

（1）"走基层"项目：2021 年"走基层"项目继续进行，每周四 7:30—20:30 开始线上课程。自项目开展以来，共 36 位讲师参与授课，已授课 47 节，分别是产科篇 4 节、妇科篇 4 节、泌尿系统 5 节、消化系统 7 节、浅表篇"甲乳部分"5 节、疝及阴囊部分 3 节、颈部血管 4 节、四肢血管 4 节、心脏篇 9 节、手法演示视频 2 节。总观看量 379 122 人次，反响热烈。

（2）专题培训：2021年的专题培训共举办了6场，分别为早孕筛查专场、甲状腺病例竞赛专场、胎儿心脏专场、介入专场、妇科专场、乳腺病例竞赛第一季，点击量4万多，在线观看人数近1万人。

第十三节 福 建 省

一、医疗服务与质量安全情况分析

（一）数据上报概况

2021年，福建省共142家设有超声医学专业的医疗机构参与数据上报。其中，公立医院111家，包括三级综合医院36家（25.35%），二级综合医院8家（5.63%），三级专科医院58家（40.85%），二级专科医院9家（6.34%）；民营医院31家（21.83%）。各地级市及各类别医院分布情况见表3-13-1。

表3-13-1 2021年福建省超声专业医疗质量控制指标抽样医疗机构分布情况

单位：家

地市	二级专科	三级专科	二级综合	三级综合	民营	合计
福州市	1	19	4	10	7	41
龙岩市	0	3	0	2	0	5
南平市	0	3	0	2	0	5
宁德市	0	3	0	2	0	5
莆田市	1	2	0	2	7	12
泉州市	3	8	1	5	3	20
三明市	1	7	0	2	0	10
厦门市	1	1	3	9	5	19
漳州市	2	12	0	2	9	25
全省	9	58	8	36	31	142

（二）超声医师人员配置情况

1. 超声科医患比

2021年，福建省三明市、宁德市、南平市、福州市、莆田市及泉州市医疗机构的超声科医患比高于全省平均值（1.51人/万人次），分别达1.86人/万人次、1.83人/万人次、1.65人/万人次、1.59人/万人次、1.57人/万人次、1.54人/万人次，而龙岩市、厦门市以及漳州市超声科医患比则低于全省平均值（图3-13-1）。

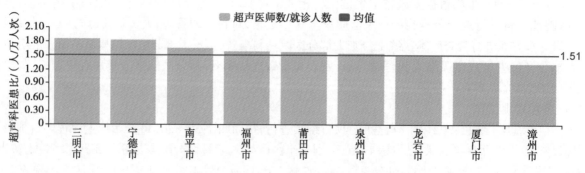

图3-13-1 2021年福建省超声科医患比

2017—2021年,福建省超声科医患比平均值略有波动,但近2年(2020年、2021年)全省超声科医患比基本持平(图3-13-2),而超声诊断仪器和超声专业人员数量则逐年增加,一方面说明政府继续加大对医疗领域的投入,另一方面也说明了群众就医意愿正逐步增强。

2. 各类医疗机构超声科医师学历分布情况

2021年,福建省各级医疗机构的超声专业人员中,学士以上学历约占82.25%,较2020年(80.87%)略有提高;其中三级医疗机构超声科硕士、博士学历的医师构成比明显高于二级及民营医疗机构(图3-13-3)。

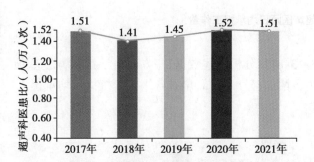

图3-13-2　2017—2021年福建省超声科医患比变化

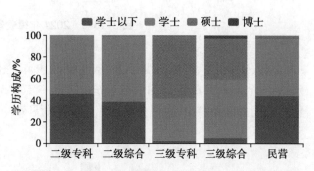

图3-13-3　2021年福建省各类医疗机构超声科医师学历分布情况

3. 各类医疗机构超声科医师职称分布情况

2021年,福建省超声科主任医师、副主任医师、主治及以下医师占比大致呈金字塔分布;二级医疗机构住院医师的比例明显高于三级医疗机构(图3-13-4)。

4. 各类医疗机构超声科医师年龄分布情况

2021年,福建省不同类型医疗机构超声科均以45岁以下医师居多,约占全省超声从业人员总数的81.44%(图3-13-5)。

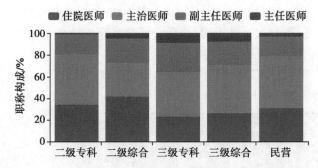

图3-13-4　2021年福建省各类医疗机构超声科医师职称分布情况

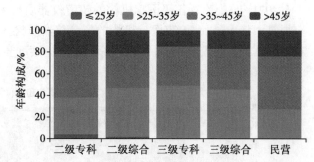

图3-13-5　2021年福建省各类医疗机构超声科医师年龄分布情况

上述数据还表明:①全省范围内,超声专业人员的整体素质得到进一步提升;②大部分医疗机构已构建成较为合理的超声人才队伍梯队,有利于学科的可持续发展;③越来越多的年轻超声医师愿意投身基层,为基层医疗机构超声的发展奠定了基础。

(三)超声质控指标抽样调查结果

指标1. 超声医师日均承担工作量

2021年,福建省医疗机构超声医师日均承担工作量均值为26.37人次,其中漳州市最高,为30.32人次(图3-13-6)。三级专科、三级综合医疗机构的超声医师日均承担工作量相当,分别为27.27人次、28.89人次,略高于二级及民营医疗机构(图3-13-7)。2021年福建省超声医师日均承担工作量均值与2020年

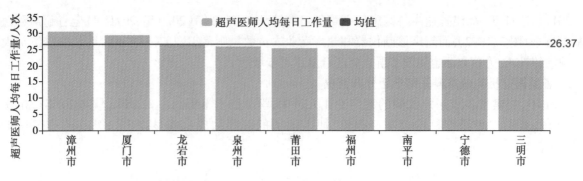

图 3-13-6　2021 年福建省超声医师日均承担工作量

（26.29 人次）相当,但依旧少于 2018 年及 2019 年（图 3-13-8）。分析上述数据,一方面由于新冠病毒感染疫情,全省各医疗机构日均承担工作量较上一年度无明显增加;另一方面,全省各级医疗机构日均承担工作量之间的差距减小,表明分级诊疗制度逐渐显效。

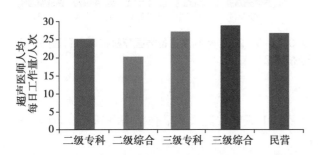

图 3-13-7　2021 年福建省各类医疗机构超声医师日均承担工作量

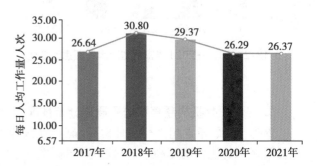

图 3-13-8　2017—2021 年福建省超声医师日均承担工作量变化

指标 2. 超声仪器质检率

2021 年,福建省各级医疗机构的超声仪器质检率均值为 96.19%（图 3-13-9）,较 2020 年（94.97%）略有提高;且一半以上地市医疗机构的超声仪器质检率接近 100%。这表明,全省大部分医疗机构日益重视超声仪器的质量安全,为日常超声诊疗安全提供重要保障。

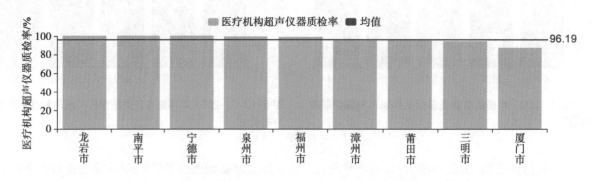

图 3-13-9　2021 年福建省超声仪器质检率

指标 3. 住院超声检查 48 小时内完成率

2021 年,福建省各地市医疗机构住院超声检查 48 小时内完成率为 95.67%,较 2020 年（89.97%）进一步提高;其中,宁德市、莆田市、三明市、漳州市及泉州市医疗机构的住院超声检查 48 小时内完成率接近100%（图 3-13-10）。这说明全省各级医疗机构在超声专业人员和仪器配备数量持续增加的同时,超声检查流程亦得到进一步优化,从而提高了超声诊疗效率,较好地满足了临床住院患者的检查需求。

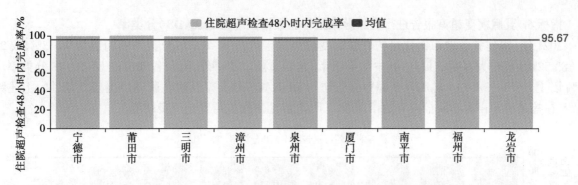

图 3-13-10　2021 年福建省住院超声检查 48 小时内完成率

指标 4. 超声危急值 10 分钟内通报完成率

2021 年,除莆田市外,福建省各地市医疗机构的超声危急值 10 分钟内通报率达到或接近 100%(图 3-13-11);全省各类医疗机构的超声危急值通报率达到或接近 100%(图 3-13-12)。表明随着超声危急值管理制度在全省范围内推广应用,大部分医疗机构超声专业人员能严格执行超声危急值报告流程,并做好质量控制,有效保障临床诊疗安全。

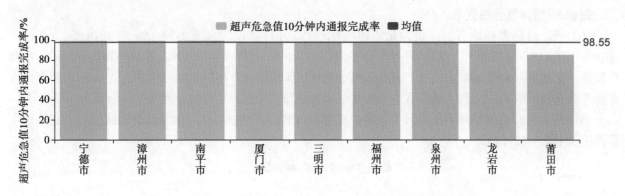

图 3-13-11　2021 年福建省超声危急值 10 分钟内通报完成率

指标 5. 超声报告书写合格率

2021 年,福建省各地市医疗机构超声报告书写合格率均在 95% 以上,均值高达 99.23%(图 3-13-13)。超声报告质量评价始终是福建省超声医学质控中心年度质控评价的重要内容,福建省超声医学质控中心根据每年质控督查结果不断完善超声报告评价制度和内容,促使各类医疗机构不断规范超声报告的书写,取得了较好成效。

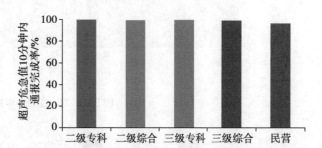

图 3-13-12　2021 年福建省各类医疗机构超声危急值 10 分钟内通报完成率

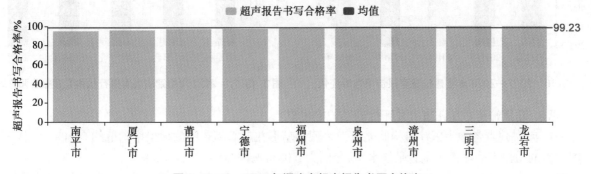

图 3-13-13　2021 年福建省超声报告书写合格率

指标 6. 乳腺病变超声报告进行乳腺影像报告和数据系统（BI-RADS）分类率

2021 年,福建省各地市医疗机构乳腺病变超声报告进行 BI-RADS 分类率的均值为 95.33%,较 2020 年(83.52%)有较大幅度的提升;其中除莆田市、龙岩市及宁德市外,其余各地市的 BI-RADS 分类率均在 90% 以上(图 3-13-14)。乳腺病变超声报告进行 BI-RADS 分类率反映乳腺超声报告规范性。上述数据表明,在福建省超声医学质控中心的培训推广下,乳腺超声报告得到进一步规范。

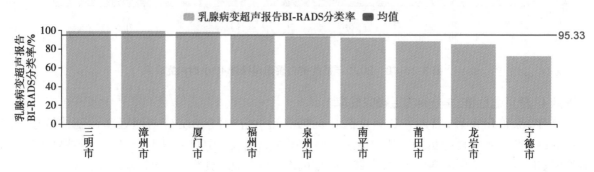

图 3-13-14　2021 年福建省乳腺病变超声报告进行 BI-RADS 分类率

指标 7. 超声报告阳性率

2021 年,福建省各地市医疗机构超声报告阳性率均值约 76.45%(图 3-13-15),与 2018 年(76.38%)、2019 年(76.44%)及 2020 年(78.14%)基本持平(图 3-13-16)。超声报告阳性率反映超声检查应用的质量和合理性。上述数据表明,福建省各医疗机构大部分临床医师能够较严格把控超声检查的适应证,但超声报告阳性率尚有提升空间,故福建省超声医学质控中心将在临床应用超声检查的合理性方面给予进一步引导。

各级综合医疗机构的超声报告阳性率略高于专科、民营医疗机构,这可能与综合医院拥有更宽的诊疗范围有关(图 3-13-17)。

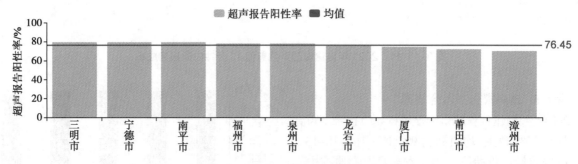

图 3-13-15　2021 年福建省超声报告阳性率

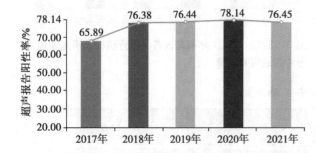

图 3-13-16　2017—2021 年福建省超声报告阳性率变化

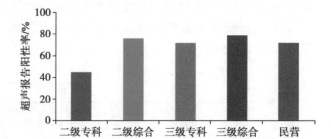

图 3-13-17　2021 年福建省各类医疗机构超声报告阳性率

指标 8. 超声筛查中胎儿重大致死性畸形的检出率

2021 年,福建省各地市医疗机构胎儿重大致死性畸形在超声筛查中的检出率均值约 0.04%,其中厦门市、南平市的检出率明显高于全省平均水平,分别为 0.08%、0.07%(图 3-13-18)。

2021 年,福建省超声筛查出的胎儿重大致死性畸形中,以神经管缺陷(无脑儿、严重脑膨出、严重的开

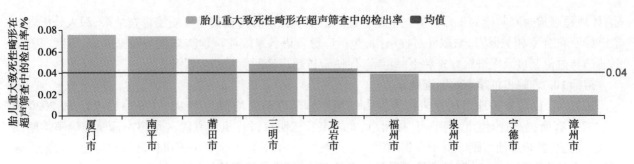

图 3-13-18 2021 年福建省超声筛查中胎儿重大致死性畸形的检出率

放性脊柱裂)居多,约占 55.56%。六大畸形中,无脑儿最常见,约占 22.88%,而致死性软骨发育不全占比最低,约 13.07%(图 3-13-19)。福建省各地相关部门应本着优生优育的原则,结合本地区实际情况综合分析,并切实做好健康宣教工作。

指标 9. 超声诊断符合率

2021 年,福建省各地市医疗机构超声诊断符合率均值约 86.45%(图 3-13-20),且各地市超声诊断符合率略高于或略低于平均值,全省超声医学的发展较为均衡。

2021 年,福建省三级医疗机构超声诊断符合率高于二级医疗机构(图 3-13-21),与福建省超声医学质控中心质控督查结果一致,这是由于三级医疗机构超声科拥有较为完善的质控管理体系(包括规章制度、培训体系、会诊制度及随访制度等)及较高比例临床经验丰富的医师、高档仪器等,故超声诊疗水平较高。

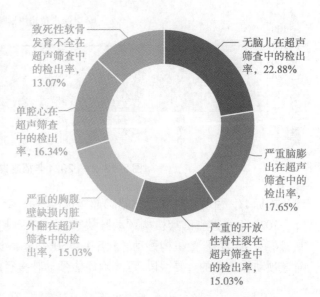

图 3-13-19 2021 年福建省超声筛查中胎儿重大致死性畸形的检出率比例

2017—2021 年,福建省各地市医疗机构超声诊断符合率略有波动,其均值范围为 86.34%~90.22%,总体上保持在一个较高的水平,但仍须逐步提升(图 3-13-22)。超声诊断符合率是反映超声诊断质量最重要的指

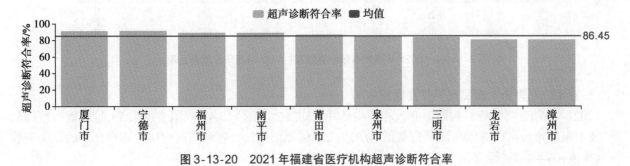

图 3-13-20 2021 年福建省医疗机构超声诊断符合率

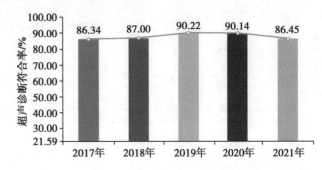

图 3-13-21 2021 年福建省各类医疗机构超声诊断符合率

图 3-13-22 2017—2021 年福建省超声诊断符合率变化

标,体现超声检查对临床的诊疗价值。福建省超声医学质控中心将根据年度质控督查结果,深入分析影响超声诊断符合率相关因素,采取针对性举措,包括广泛宣讲各系统超声检查规范与专家共识、不断完善病例随访与讨论制度及促进医疗资源下基层等,促使全省超声诊断质量稳步提升。

指标 10. 乳腺占位超声诊断准确率

2021 年,福建省各地市医疗机构乳腺占位超声诊断准确率均值为 79.93%(图 3-13-23),较 2020 年(71.23%)有所提高;漳州市、南平市、福州市、龙岩市及三明市医疗机构乳腺占位超声诊断准确率均略高于全省均值,其余各地市则略低于全省均值。上述数据显示,总体上全省医疗机构乳腺占位超声诊断准确率较上一年度有所提高,乳腺超声诊断质量呈上升态势,但绝对值仍然偏低,有待进一步提高。

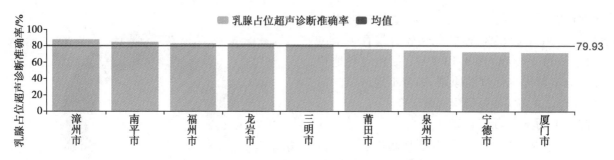

图 3-13-23　2021 年福建省乳腺占位超声诊断准确率

指标 11. 颈动脉狭窄(≥50%)超声诊断符合率

2021 年福建省医疗机构颈动脉狭窄(≥50%)超声诊断符合率均值约 97.62%,其中福州市、漳州市、龙岩市及厦门市医疗机构颈动脉狭窄(≥50%)超声诊断符合率均超过 90%(图 3-13-24)。颈动脉超声是筛查颈动脉斑块的重要手段,可准确评估颈动脉直径的狭窄率,故对颈动脉狭窄具有较高的诊断价值。

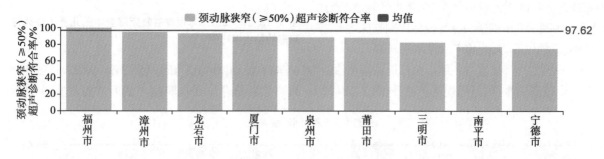

图 3-13-24　2021 年福建省颈动脉狭窄(≥50%)超声诊断符合率

指标 12. 超声介入相关主要并发症发生率

2021 年,福建省医疗机构超声介入相关主要并发症发生率约为 0.47%(图 3-13-25),且各地市差异悬殊,其中泉州市最高(2.84%),漳州市最低(0.07%),具体原因须结合各地市医疗机构超声介入的总病例数及其构成比等因素进行综合分析。

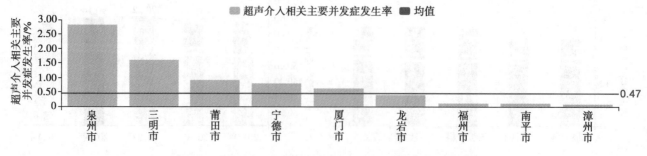

图 3-13-25　2021 年福建省超声介入相关主要并发症发生率

2021 年福建省超声介入各类并发症中,介入出血发生率占比 89.96%、介入感染发生率占比 5.98%、介入邻近脏器损伤发生率占比 2.35%、介入神经损伤发生率占比 1.71%(图 3-13-26)。上述数据显示,介入出血始终是超声介入的主要并发症,这与操作人员之间配合的熟练程度,穿刺病灶的位置、性质,以及穿刺针的类型等息息相关。

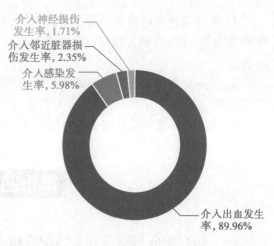

图 3-13-26　2021 年福建省超声介入相关主要并发症构成比例

二、问题分析及改进措施

(一)存在的主要问题及原因分析

1. 二级及民营医疗机构超声专业人员以学士及学士以下学历为主,且正高级职称医师较为紧缺,不利于学科发展,也影响了分级诊疗制度的深入推进。

2. 尽管福建省各医疗机构乳腺病变超声报告规范性得到显著提升,但乳腺超声诊断质量仍偏低,有待进一步提高。

3. 介入出血是超声介入的主要并发症,这与操作人员之间配合的熟练程度,穿刺病灶的位置、性质及穿刺针的类型等息息相关,有待于进一步改进。

4. 部分二级及民营医疗机构超声质控相关管理制度不完善,且对超声质控指标内涵理解不透彻,执行不到位。

(二)改进措施

1. 不断加强基层医疗机构人才培养,并通过建立名医工作室等途径,灵活引进高层次超声专业人才。

2. 继续举办省级、地市级超声医学规范与质控培训班(巡讲),加强对基层超声医师进行质控相关基本知识的培训以及质控指标内涵的解读等;组织省内相关超声专家进一步引导并规范各亚专业开展形式多样的专题培训(如乳腺病变超声规范诊疗等),形式包括病例讨论、文献汇报、指南解读等。

3. 不断完善超声介入室建设标准,以及超声介入各项制度和应急预案;进一步规范超声介入亚专业医师的培训,建立规范的操作流程,尽可能降低各主要介入并发症的发生率。

三、质控中心简介

(一)成立时间,目前主任委员单位

2002 年 10 月,福建省卫生厅授权成立福建省超声医学质控中心,挂靠福建医科大学附属协和医院。

(二)2021 年重点工作总结

1. 积极配合国家超声医学质控中心开展各项工作

(1)为落实《国家卫生健康委医政医管局关于印发 2021 年质控工作改进目标的函》(国卫医质量便函〔2021〕51 号)提出的关于"各省级质控中心要在省级卫生健康行政部门领导下和国家质控中心指导下围绕 2021 年质控工作改进目标做好相关工作落实"的要求,福建省超声医学质控中心将"提高超声诊断符合率"作为年度工作重点,制订改进措施、细化落实举措。

(2)组织福建省 142 家各级医疗机构参与全国超声医学专业质控数据上报工作,并提交了《2021 年度福建省超声医学质控指标分析报告》。

(3)组织遴选福建省各级医疗机构作为哨点医院。

(4)组织福建省超声医学专家及各级医疗机构超声科质控人员参加全国超声医学质控大会,福建省超声医学质控中心主任及秘书分别受邀做专题报告(《优秀省级质控中心工作分享》)、壁报展示(《2019—2020 年福建省超声医学质量控制指标分析》)。

2. 进一步完善福建省超声医学质控评价工作方案及指标设置,并修订超声医学科新冠病毒感染疫情防控相关措施。

3. 福建省超声医学质控中心于 2021 年 11 月中旬至 12 月组织专家开展全省超声质控检查评价。

4. 举办福建省超声医学质控会议及培训班。2020年9月以"线上"形式举办第18次福建省超声医学质控会议;举办2期省级超声医学规范与质控培训班,加强对基层超声医师在质控基本知识方面的普及培训。

5. 支持指导各地市开展形式多样的超声医学质控工作,如举办会议、培训班以及技术指导等,把质控工作延伸至基层。

6. 举办超声医学质量安全核心制度知识竞赛。

第十四节 江 西 省

一、医疗服务与质量安全情况分析

(一)数据上报概况

2021年,江西省共有216家设有超声医学专业的医疗机构参与数据上报,其中,公立医院180家,包括三级综合医院47家(21.76%),二级综合医院89家(41.2%),三级专科医院12家(5.56%),二级专科医院32家(14.81%);民营医院36家(16.67%)。各地级市及各类别医院分布情况见表3-14-1。

表3-14-1 2021年江西省超声专业医疗质量控制指标抽样医疗机构分布情况

单位:家

地市	二级专科	三级专科	二级综合	三级综合	民营	合计
抚州市	1	0	13	1	2	17
赣州市	9	3	18	11	14	55
吉安市	5	1	14	4	3	27
景德镇市	0	0	0	3	1	3
九江市	3	1	10	3	2	19
南昌市	0	3	2	9	0	14
萍乡市	5	1	8	5	3	22
上饶市	1	1	4	5	3	14
新余市	1	1	3	3	3	11
宜春市	6	1	14	2	4	27
鹰潭市	1	0	3	2	1	7
全省	32	12	89	47	36	216

(二)超声医师人员配置情况

1. 超声科医患比

2021年,江西省超声科医患比平均值为1.41人/万人次,其中景德镇市、新余市、上饶市、鹰潭市、宜春市、吉安市、萍乡市及抚州市的超声科医患比高于平均值,南昌市和九江市超声科医患比低于平均值(图3-14-1)。分析其原因,可能是部分地市如景德镇、新余、萍乡等地在新冠病毒感染疫情防控期间患者相对减少。而省会城市南昌市,在新冠病毒感染疫情防控期间患者没有明显减少,相对其他地市的患者较多,超声科医患比为0.98人/万人次,明显低于均值。

2. 各类医疗机构超声科医师学历分布情况

2021年,福建省各类医疗中民营医院、二级医院超声医师以学士学历以下为主,硕士学历超声医师少,显示超声医师的学历层次仍然明显偏低(图3-14-2)。三级医院以学士学历为主,博士学历极少。江

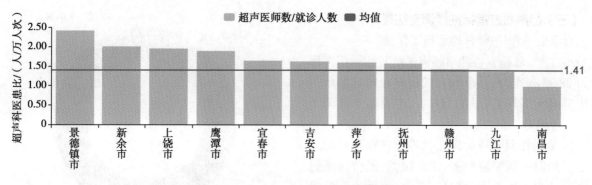

图 3-14-1　2021 年江西省超声科医患比

西省超声医师博士学历占比 0.94%，硕士学位占比 10.32%（图 3-14-3），反映江西省超声医师队伍高学历人才仍然匮乏，引进和留住高学历人才依旧非常困难。

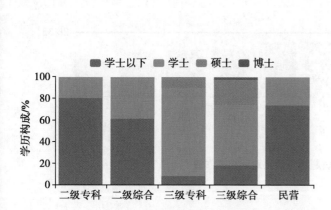

图 3-14-2　2021 年江西省各类医疗机构超声科医师学历分布情况

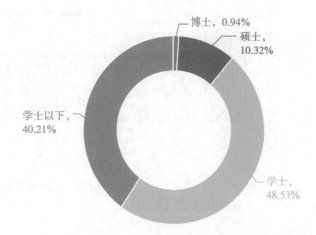

图 3-14-3　2021 年江西省超声科医师学历构成情况

3. 各类医疗机构超声科医师职称分布情况

2021 年，江西省各类医院超声科以住院医师和主治医师占大部分（图 3-14-4），其中各级各类医院高级职称医师占比低，尤其二级专科医院高级职称医师比例更低，考虑与各类医院超声医师队伍学历层次普遍低密切相关。

4. 各类医疗机构超声科医师年龄分布情况

2021 年，江西省各级各类医院机构中，超声医师年龄以 >25~45 岁为主（图 3-14-5、图 3-14-6），尤其以 >25~35 岁为主（43.46%），>45 岁占比少于 20%，提示江西省超声医师队伍的年龄整体上较年轻。

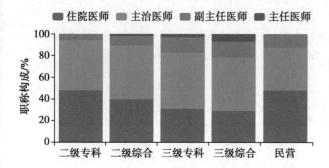

图 3-14-4　2021 年江西省各类医疗机构超声科医师职称分布情况

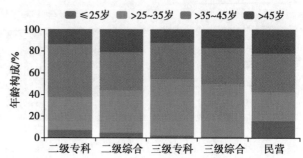

图 3-14-5　2021 年江西省各类医疗机构超声科医师年龄分布情况

（三）超声质控指标抽样调查结果
指标1. 超声医师日均承担工作量

2021年，江西省各地市超声医师日均承担工作量为28.33人次，南昌市和九江超声医师日均承担工作量高于平均值（图3-14-7）。主要由于这两个地市患者相对较多。

2021年江西省各类医疗机构超声医师日均承担工作量以三级医院较多，二级医院、民营医院超声医师日均承担工作量较少（图3-14-8）。反映患者就诊时倾向三级医院，且三级医院超声医师日均承担工作负荷较大。

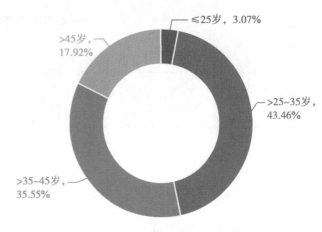

图3-14-6　2021年江西省超声科医师年龄构成情况

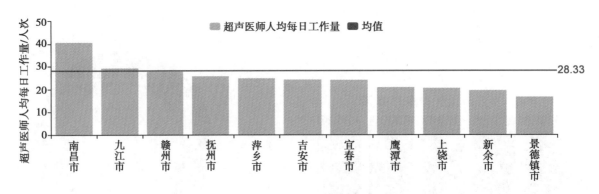

图3-14-7　2021年江西省超声医师日均承担工作量

指标2. 超声仪器质检率

2021年宜春市、抚州市、萍乡市、鹰潭市、新余市的超声仪器质检率低于江西省平均值（96.66%），其中新余市超声仪器质检率最低（图3-14-9）。

指标3. 住院超声检查48小时内完成率

2021年，江西省住院超声检查48小时内完成率平均为99.27%，只有鹰潭市和上饶市略低于平均水平（图3-14-10），反映江西省住院超声检查完成率良好。

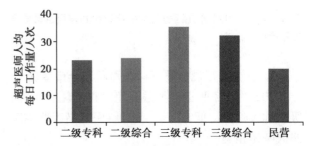

图3-14-8　2021年江西省各类医疗机构超声医师日均承担工作量

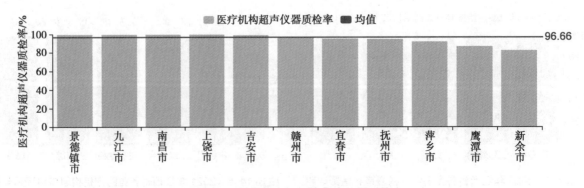

图3-14-9　2021年江西省超声仪器质检率

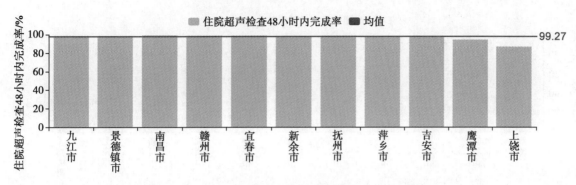

图 3-14-10　2021 年江西省住院超声检查 48 小时内完成率

2021 年,江西省不同类型医疗机构住院超声检查 48 小时内完成率较高(图 3-14-11)。

指标 4. 超声危急值 10 分钟内通报完成率

2021 年,江西省医疗机构超声危急值 10 分钟内通报完成率为 97.07%,多数地市达到 100%,只有吉安市明显低于平均值(图 3-14-12),各类医疗机构超声危急值通报率也比较高(图 3-14-13),反映江西省超声危急值通报情况整体良好。

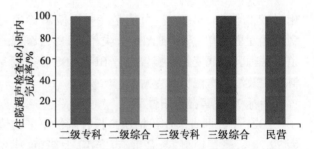

图 3-14-11　2021 年江西省不同类型医疗机构住院超声检查 48 小时内完成率

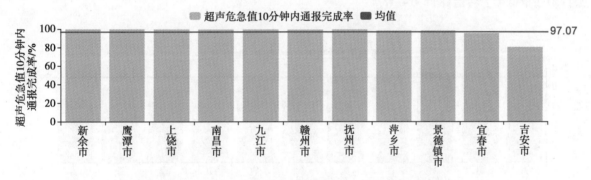

图 3-14-12　2021 年江西省超声危急值 10 分钟内通报完成率

指标 5. 超声报告书写合格率

2021 年,江西省超声报告书写合格率平均值较高,为 99.07%(图 3-14-14),各地市超声报告书写合格率均在均值左右,以二级专科医院最高(图 3-14-15),反映江西省超声报告书写整体较为规范。

指标 6. 乳腺病变超声报告进行乳腺影像报告和数据系统(BI-RADS)分类率

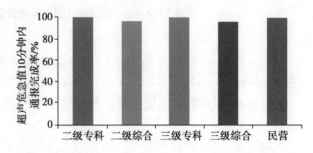

图 3-14-13　2021 年江西省各类医疗机构超声危急值 10 分钟内通报完成率

2021 年,江西省乳腺病变超声报告进行 BI-RADS 分类率均值为 91.03%,仅九江市、南昌市、新余市、吉安市低于均值(图 3-14-16),各地市乳腺病变超声报告进行 BI-RADS 分类率高低不一,尤以吉安市最低,反映全省乳腺病变超声报告进行 BI-RADS 分类同质化程度还不高,需要加强重点地市如吉安市超声医师乳腺病变超声报告 BI-RADS 分类的培训。

2021 年江西省各类医疗机构中,专科医院的乳腺病变超声报告进行 BI-RADS 分类率较高,民营医院

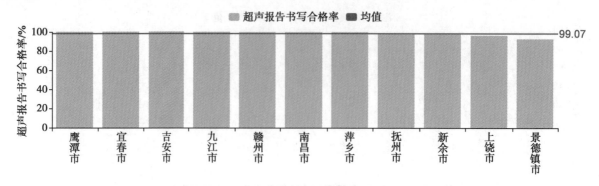

图 3-14-14 2021 年江西省超声报告书写合格率

相对较低（图 3-14-17）。可能是专科医院就诊患者病情相对更为单一，BI-RADS 分类率高，民营医院的超声医师乳腺病变超声报告进行 BI-RADS 分类较专科医院及综合医院仍有差距。

指标 7. 超声报告阳性率

2021 年江西省医疗机构超声报告阳性率平均值为 72.78%，景德镇市、新余市、吉安市、上饶市、萍乡市、南昌市、九江市、鹰潭市医疗机构超声报告阳性率高于平均值，抚州市、赣州市、宜春市医疗机构超声报告阳性率低于平均值（图 3-14-18）。

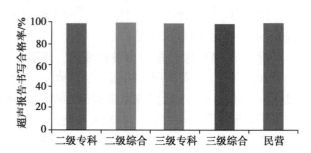

图 3-14-15 2021 年江西省各类型医疗机构超声报告书写合格率

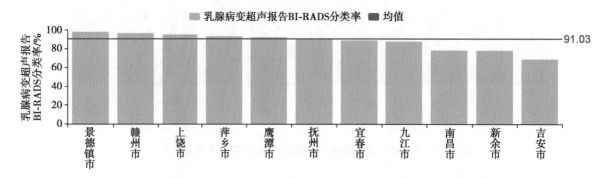

图 3-14-16 2021 年江西省乳腺病变超声报告进行 BI-RADS 分类率

2021 年江西省不同类型医疗机构超声报告阳性率，以三级综合医院最高，二级专科医院较低（图 3-14-19）。

指标 8. 超声筛查中胎儿重大致死性畸形的检出率

2021 年，江西省超声筛查中胎儿重大致死性畸形的检出率平均值为 0.05%，吉安市、南昌市、萍乡市、鹰潭市、宜春市、赣州市检出率高于平均值（图 3-14-20），提示这 6 个地市的产前诊断水平相对较高，也可以看出江西省各地市产前诊断水平高低不一。

2021 年，江西省超声筛查中胎儿重大致死性

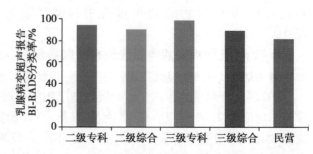

图 3-14-17 2020 年江西省各类医疗机构乳腺病变超声报告进行 BI-RADS 分类率

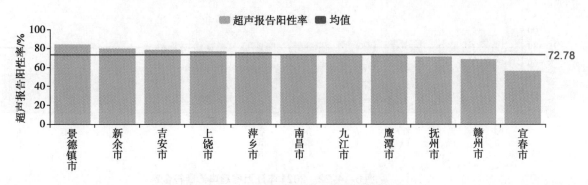

图 3-14-18　2021 年江西省超声报告阳性率

畸形主要是无脑儿（22.05%）、致死性软骨发育不全（19.29%），其他胎儿重大致死性畸形占比相对平均（图 3-14-21）。

指标 9. 超声诊断符合率

2021 年，江西省各地市医疗机构超声诊断符合率平均值为 78.79%，除抚州市与赣州市外其他地市医疗机构超声诊断符合率均高于平均值（图 3-14-22），但江西省各地市医疗机构超声诊断符合率整体上比较低，各地市超声医师需进一步加强学习和培训，学

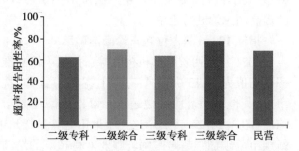

图 3-14-19　2021 年江西省各类医疗机构超声报告阳性率

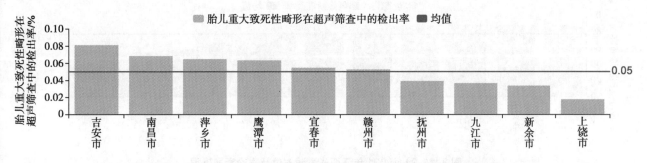

图 3-14-20　2021 年江西省超声筛查中胎儿重大致死性畸形的检出率

习并落实好 2022 年 5 月《国家卫生健康委办公厅关于印发超声诊断等 5 个专业医疗质量控制指标（2022 年版）的通知》（国卫办医函〔2022〕161 号），如开展超声检查适宜技术的培训、各级各类继续医学教育项目学习班等，继续建立和推进超声亚专科及其分支领域超声微信群等线上网络平台和超声远程会诊中心等，以不断提高江西省各地市医疗机构超声诊断符合率及提高整体诊断水平。

2021 年，江西省各类医疗机构超声诊断符合率以专科医院最高，民营医院最低（图 3-14-23）。可能是民营医院（超声报告阳性率低、诊断符合率低、超声医师日均承担工作量相对最少）超声医师承担的工作量比较少，接触的病例较少，对疾病认识尚需进一步加强，因此可能存在较多的超声诊断

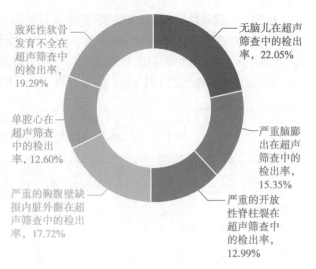

图 3-14-21　2021 年江西省超声筛查中胎儿重大致死性畸形的检出率比例

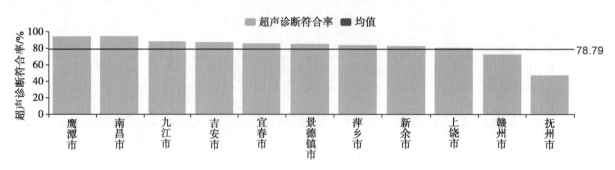

图 3-14-22　2021 年江西省超声诊断符合率

漏诊。民营医院亟须加强超声医师培训学习,以不断提高超声诊断符合率。

指标 10. 乳腺占位超声诊断准确率

2021 年江西省医疗机构乳腺占位超声诊断准确率平均值为 76.13%,除鹰潭市、上饶市、新余市、抚州市外,其他地市乳腺占位超声诊断准确率均高于平均值(图 3-14-24)。提示这几个地市尤其是抚州市、新余市亟须加强超声医师乳腺亚专科超声的培训学习,以不断提高乳腺占位超声诊断水平。

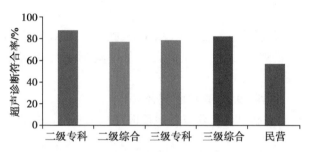

图 3-14-23　2021 年江西省各类医疗机构超声诊断符合率

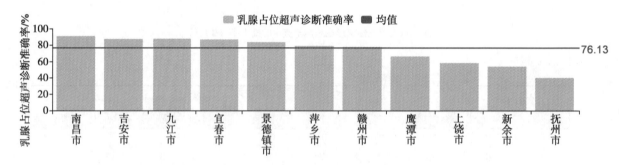

图 3-14-24　2021 年江西省乳腺占位超声诊断准确率

指标 11. 颈动脉狭窄(≥50%)超声诊断符合率

2021 年,江西省颈动脉狭窄(≥50%)超声诊断符合率平均值为 83.30%,仅吉安市、上饶市、新余市、抚州市低于平均值,而南昌市、鹰潭市、萍乡市、九江市、景德镇市、宜春市、赣州市均高于平均值,尤以南昌市最高,远高于其他地市(图 3-14-25),提示这 7 个地市的诊断水平相对较高。

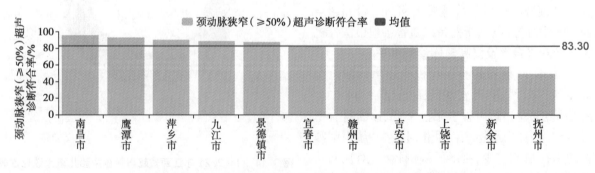

图 3-14-25　2021 年江西省颈动脉狭窄(≥50%)超声诊断符合率

指标12. 超声介入相关主要并发症发生率

2021年,江西省超声介入相关主要并发症发生率平均值为1.77%,上饶市、景德镇市超声介入相关主要并发症的发生率较高(图3-14-26),提示这两个地区超声介入的质量安全与水平有待提高,需加强超声医师介入操作培训,提高其质量与安全,最大限度地降低其并发症的发生。

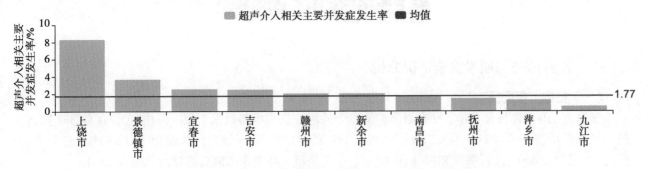

图3-14-26 2021年江西省超声介入相关主要并发症发生率

江西省各类型介入相关主要并发症为出血、感染、邻近脏器损伤及神经损伤,其中绝大部分并发症为出血(67.35%)(图3-14-27),提示减少超声介入并发症的发生仍要以预防出血为主。

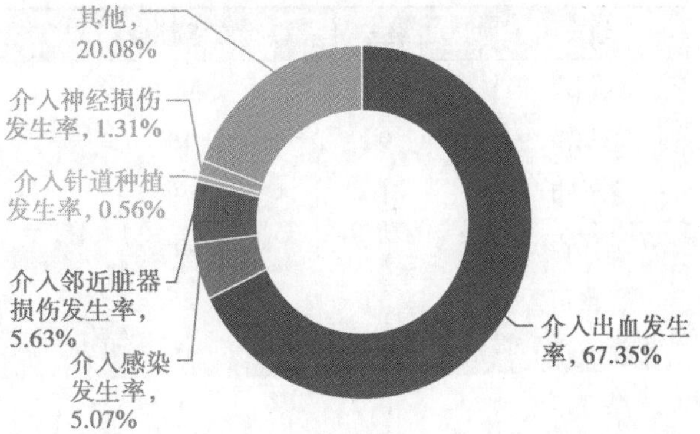

二、问题分析及改进措施

(一)存在的主要问题及原因分析

1. 江西省超声医学医疗服务与质量安全水平参差不一,2021年江西省各地市医疗机构超声诊断符合率和各地市乳腺占位超声诊断准确率不高,但省会城市南昌市的医疗机构超声整体水平高于其他地市。

2. 江西省超声医学从业人员数量不足,学历与职称较低,超声检查患者较多,尤其是南昌市。

3. 亚专科建设还需加强,如乳腺占位超声诊断的水平需进一步提高,介入超声并发症的发生需进一步加强防范。

图3-14-27 2021年江西省超声介入相关主要并发症构成比例

(二)改进措施

在江西省卫生健康委医政医管处的领导下,在国家超声医学质控中心的悉心指导下,始终坚持人民至上、生命至上,竭尽全力做好全省超声质量安全与服务工作。

1. 加强江西省超声医师人力资源建设和培训

学习落实党的二十大精神,接续学习落实2022年5月《国家卫生健康委办公厅关于印发超声诊断等5个专业医疗质量控制指标(2022年版)的通知》(国卫办医函〔2022〕161号),不断提高江西省各地市医疗机构超声诊断符合率、乳腺占位超声诊断准确率及临床超声服务能力。一是科主任要向所在医院积极反映,多方呼吁,增加医院超声医师的数量,尤其是南昌市,以最大限度地缩短患者超声检查等候时间;二是要重点下移,加大省会城市及地市三级医院超声医师对二级、民营和地市医院超声医师人员的培训及指导力度。

2. 运用PDCA管理方法扎实推进全省超声医学质量安全

继续加大超声医学技术在亚专业方向的推进,更广泛、更纵深、更精细、更准确,不断提高乳腺癌等疾病超声诊断水平,降低介入超声并发症,最大限度地保障人民健康和生命安全。

3. 加大各级各类医院超声信息化建设力度

各医院、医联体、医疗同盟单位等要继续建立和推进更多的、更需要的、更实用的亚专科及其分支领域超声微信群等线上网络平台和超声远程会诊中心等,最大限度地满足咨询会诊、答疑解惑、教学培训、交流讨论、病案分析、适宜技术推广、资源共享等,重点提高超声医师整体水平和服务能力,解决地市特别是基层医院超声医师所亟须解决的专业问题。

第十五节 山 东 省

一、医疗服务与质量安全情况分析

(一)数据上报概况

2021 年,山东省共有 448 家设有超声医学专业的医疗机构参与数据上报。其中,公立医院 361 家,包括三级综合医院 96 家(21.43%),二级综合医院 188 家(41.96%),三级专科医院 26 家(5.81%),二级专科医院 51 家(11.38%);民营医院 87 家(19.42%)。各地级市及各类别医院分布情况见表 3-15-1。

表 3-15-1 2021 年山东省超声专业医疗质量控制指标抽样医疗机构分布情况

单位:家

地市	二级专科	二级综合	三级专科	三级综合	民营	合计
滨州市	1	8	1	4	4	18
德州市	9	16	2	2	4	33
东营市	1	9	0	4	2	16
菏泽市	0	0	0	1	0	1
济南市	0	25	6	17	9	57
济宁市	9	16	2	6	7	40
莱芜市	0	1	0	0	0	1
聊城市	4	13	2	4	2	25
临沂市	6	14	3	6	11	40
青岛市	3	17	2	12	13	47
日照市	3	4	2	5	3	17
泰安市	1	15	1	5	4	26
威海市	3	2	1	5	1	12
潍坊市	8	16	1	7	17	49
烟台市	0	13	0	9	3	25
枣庄市	1	9	1	3	1	15
淄博市	2	10	2	6	6	26
全省	51	188	26	96	87	448

(二)超声医师人员配置情况

1. 超声科医患比

2021 年,11 个地市(莱芜市、东营市、德州市、菏泽市、泰安市、聊城市、日照市、威海市、滨州市、枣庄市、潍坊市)超声科医患比高于山东省平均水平,其中莱芜市最高,为 2.67∶10 000,潍坊市最低,为 1.41∶10 000(图 3-15-1)。2021 年山东省每万人次患者拥有 1.38 名超声医师,2017—2021 年超声科医患比基本持平,反映了对超声医师的需求仍较高(图 3-15-2)。济南市、济宁市、临沂市明显低于平均水平,反映在人口多的地市,超声医师相对短缺。

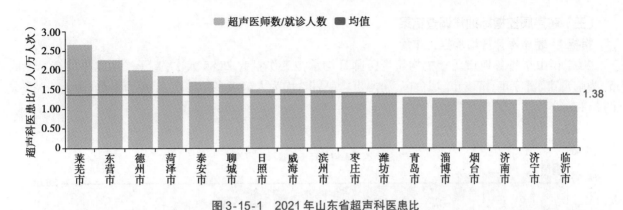

图 3-15-1　2021 年山东省超声科医患比

2. 各类医疗机构超声科医师学历分布情况

2021 年,山东省各类医疗机构超声科医师学历分布中,学士学历占比最高,为 55.60%,学士以下学历 20.72%,硕士学历 21.55%,博士学历 2.13%(图 3-15-3)。反映山东省超声医师以学士学历为主,硕士、博士高学历占比较少。

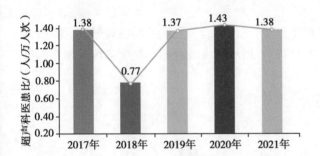

图 3-15-2　2017—2021 年山东省超声科医患比变化

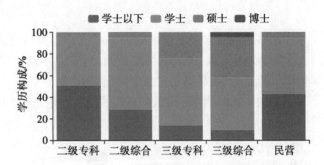

图 3-15-3　2021 年山东省各类医疗机构超声科医师学历分布情况

3. 各类医疗机构超声科医师职称分布情况

2021 年,山东省各类医疗机构超声科医师职称分布中,以主治医师占比最高,为 45.52%,住院医师 35.39%,副主任医师 14.60%,主任医师 4.49%(图 3-15-4)。反映了山东省超声医师职称分布以中初级为主,高级职称占比较低。

4. 各类医疗机构超声科医师年龄分布情况

2021 年,山东省各类医疗机构超声科医师年龄分布中,>25~35 岁占比最高,为 38.74%,>35~45 岁占 37.99%,>45 岁占 21.57%,≤25 岁占 1.69%(图 3-15-5)。反映了山东省超声医师以中青年为主。

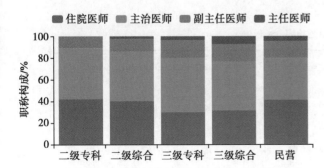

图 3-15-4　2021 年山东省各类医疗机构超声科医师职称分布情况

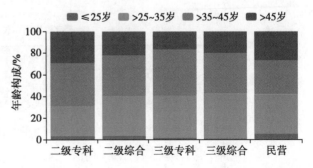

图 3-15-5　2021 年山东省各类医疗机构超声科医师年龄分布情况

（三）超声质控指标抽样调查结果

指标 1. 超声医师日均承担工作量

2021 年山东省各地市医疗机构超声医师日均承担工作量为 28.85 人次,高于平均水平的有 6 个地市,为临沂市、济宁市、济南市、烟台市、淄博市、青岛市,均为人口较多的地市,莱芜市最低,为 14.92 人次（图 3-15-6）。

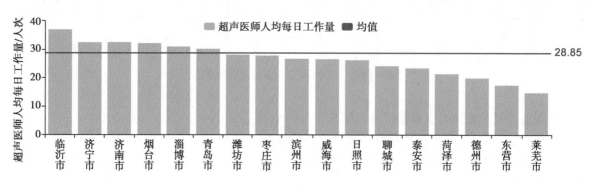

图 3-15-6 2021 年山东省超声医师日均承担工作量

2021 年山东省不同类型医疗机构超声医师日均承担工作量,三级综合和三级专科医院较高,为 33.79 人次和 30.11 人次;二级专科院最低,为 22.24 人次（图 3-15-7）。提示三级综合和三级专科医院超声医师工作负荷最大,明显高于二级专科医院。

2017—2021 年,超声医师日均承担工作量基本持平（图 3-15-8）。

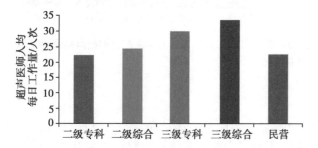

图 3-15-7 2021 年山东省各类医疗机构超声医师日均承担工作量

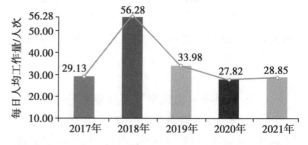

图 3-15-8 2017—2021 年山东省超声医师日均承担工作量变化

指标 2. 超声仪器质检率

2021 年,山东省超声仪器质检率达 99.34%,各市基本持平（图 3-15-9）。

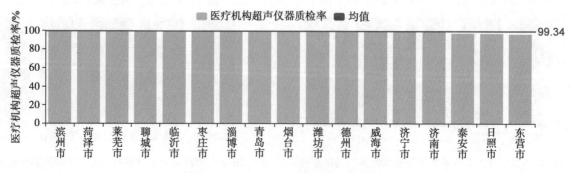

图 3-15-9 2021 年山东省超声仪器质检率

指标 3. 住院超声检查 48 小时内完成率

2021 年山东省住院超声检查 48 小时内完成率为 81.68%，东营市、济宁市、滨州市等 16 个地市高于平均值。枣庄市最低，为 62.70%（图 3-15-10）。

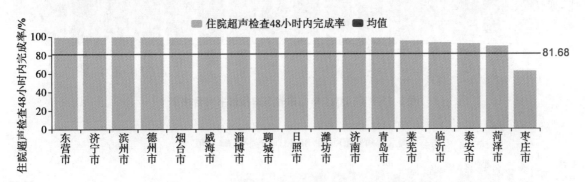

图 3-15-10　2021 年山东省住院超声检查 48 小时内完成率

指标 4. 超声危急值 10 分钟内通报完成率

2021 年山东省超声危急值 10 分钟内通报完成率均值为 99.05%，15 个地市高于平均值，分别为滨州市、东营市、菏泽市等（图 3-15-11）；不同类型医疗机构中，二级综合最高，民营最低（图 3-15-12）。体现了与民营医院相比，公立医院承担了更多的危重疾病患者诊治工作。

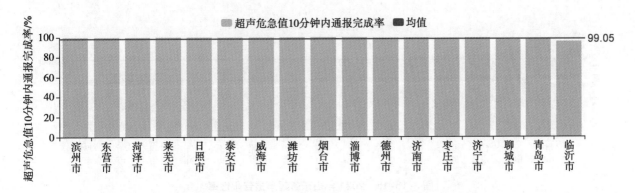

图 3-15-11　2021 年山东省超声危急值 10 分钟内通报完成率

指标 5. 超声报告书写合格率

2021 年山东省各地市医疗机构超声报告书写合格率 99.75%，16 个地市均接近平均值（图 3-15-13）。

指标 6. 乳腺病变超声报告进行乳腺影像报告和数据系统（BI-RADS）分类率

2021 年乳腺病变超声报告进行 BI-RADS 分类率为 70.42%，日照市、临沂市、枣庄市、莱芜市等 10 个地市高于平均值（图 3-15-14）。

指标 7. 超声报告阳性率

2021 年山东省各地市医疗机构超声报告阳性

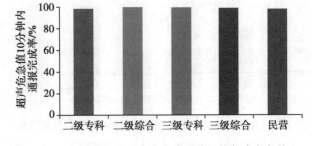

图 3-15-12　2021 年山东省各类医疗机构超声危急值 10 分钟内通报完成率

率平均为 75.05%，7 个地市高于平均值，济宁市和聊城市较低（图 3-15-15）。二级和三级综合医院及民营医院在超声报告阳性率方面，均高于专科医院（图 3-15-16）。2017—2021 年山东省报告阳性率变化见图 3-15-17。

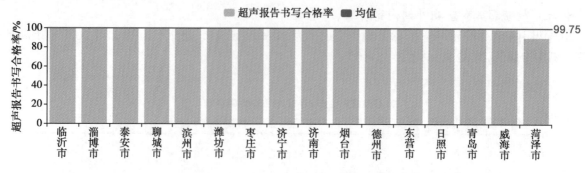

图 3-15-13　2021 年山东省超声报告书写合格率

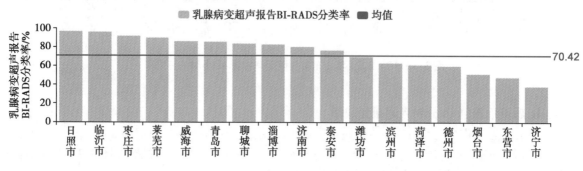

图 3-15-14　2021 年山东省乳腺病变超声报告进行 BI-RADS 分类率

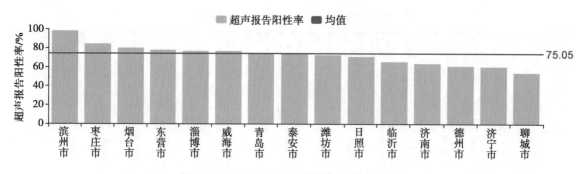

图 3-15-15　2021 年山东省超声报告阳性率

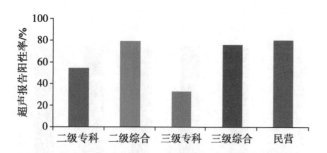

图 3-15-16　2021 年山东省各类医疗机构超声报告阳性率

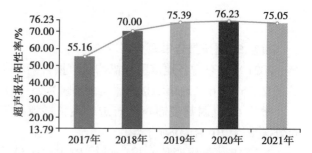

图 3-15-17　2017—2021 年山东省超声报告阳性率变化

指标 8. 超声筛查中胎儿重大致死性畸形的检出率

2021 年山东省胎儿重大致死性畸形在超声筛查中的检出率为 0.04%,7 个地市高于平均值,分别为烟台市、泰安市、济南市等,聊城市最低为 0.02%(图 3-15-18)。各类胎儿重大致死性畸形中,致死性软骨发育不全检出率最高为 25.65%,其次为无脑儿为 21.41%,检出率最低的是严重的开放性脊柱裂,为 12.71%(图 3-15-19)。

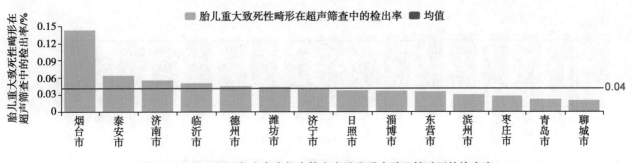

图 3-15-18　2021年山东省超声筛查中胎儿重大致死性畸形的检出率

指标 9. 超声诊断符合率

2021 年山东省各地市医疗机构超声诊断符合率平均 86.46%,14 个地市均接近平均值,日照市和枣庄市较低,分别为 74.56%、71.56%(图 3-15-20)。山东省不同类型医疗机构超声诊断符合率二级专科医疗机构较低(图 3-15-21)。2017—2021 五年山东省超声诊断符合率基本持平(图 3-15-22)。

指标 10. 乳腺占位超声诊断准确率

2021 年山东省各地市医疗机构乳腺占位超声诊断准确率平均为 81.37%,14 个地市均接近平均值,临沂市和菏泽市较低,分别为 61.59% 和 32.00%(图 3-15-23)。

指标 11. 颈动脉狭窄(≥50%)超声诊断符合率

2021 年,山东省医疗机构颈动脉狭窄(≥50%)超声诊断符合率平均为 87.15%,14 个地市均接近平均值,潍坊市和青岛市较低,分别为 76.36%、71.41%(图 3-15-24)。

指标 12. 超声介入相关主要并发症发生率

2021 年山东省超声介入相关主要并发症均值发生率为 0.51%,东营市、济宁市、潍坊市、淄博市、烟台

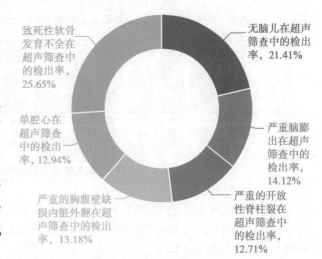

图 3-15-19　2021年山东省超声筛查中胎儿重大致死性畸形的检出率比例

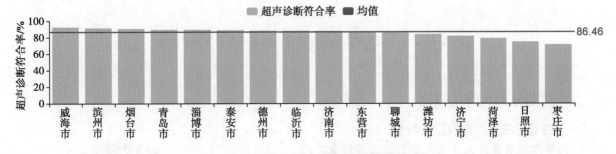

图 3-15-20　2021年山东省超声诊断符合率

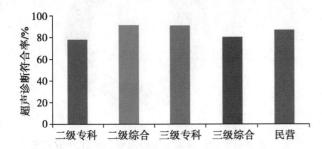

图 3-15-21　2021年山东省各类医疗机构超声诊断符合率

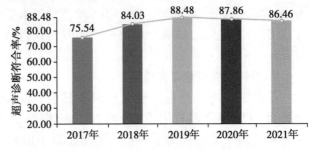

图 3-15-22　2017—2021年山东省超声诊断符合率变化

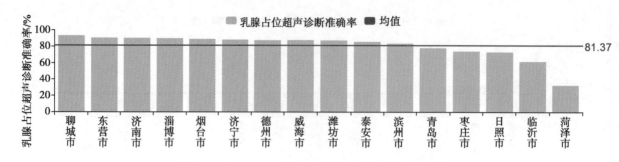

图 3-15-23 2021 年山东省乳腺占位超声诊断准确率

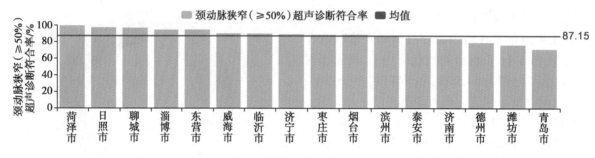

图 3-15-24 2021 年山东省颈动脉狭窄(≥50%)超声诊断符合率

市、泰安市 6 个地市高于平均值,威海市最低,为 0.10%(图 3-15-25)。在 2021 年山东省超声介入各类并发症构成比例中,介入出血发生率最高,占 72.70%,其次为介入感染,占 17.79%,发生率最低的是介入针道种植,占 0.77%(图 3-15-26)。

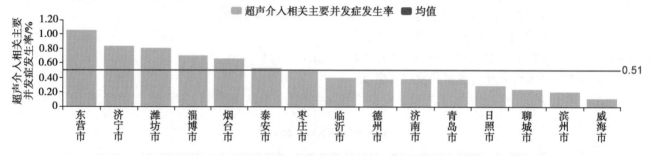

图 3-15-25 2021 年山东省超声介入相关主要并发症发生率

二、问题分析及改进措施

(一)存在的主要问题及原因分析

1. 超声医师数量及人才培养尚不能满足日常工作

山东省超声医师数量总体不足,在人口多的地市尤为严重,如临沂市、济宁市和济南市;学历水平及诊断水平参差不齐,缺乏高学历人才,如博士学历只在三级综合医院分布且数量少。

2. 质控数据统计存在差异

部分医院对某些指标含义理解不到位,超声诊断符合率及检出率存在较大差异,如 2021 年烟台市超声筛查中胎儿重大致死性畸形的检出率明显高于山东省其他地市。

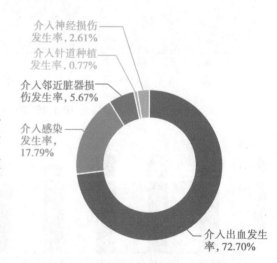

图 3-15-26 2021 年山东省超声介入相关主要并发症构成比例

（二）改进措施

1. 继续加强规范培训，持续提高超声医师专业水平，规范行业标准

加大超声医师的培养，尤其高学历人才，以提高专业水平和规范化操作。

2. 依托国家超声医学质控中心，联合哨点医院做好全省超声质控工作

依托国家超声医学质控中心、山东省医学会超声医学分会定期对哨点医院开展超声质控工作，如针对各专业的规范化培训巡讲和督查，提升全省超声专业诊疗规范化。

第十六节 河南省

一、医疗服务与质量安全情况分析

（一）数据上报概况

2021 年，河南省共有 514 家设有超声医学专业的医疗机构参与数据上报。其中，公立医院 402 家，包括三级综合医院 90 家（17.5%），二级综合医院 19 家（3.7%），三级专科医院 217 家（42.2%），二级专科医院 76 家（14.8%）；民营医院 112 家（21.8%）。各地级市及各类别医院分布情况见表 3-16-1。

表 3-16-1　2021 年河南省超声专业医疗质量控制指标抽样医疗机构分布情况

单位：家

地市	二级专科	三级专科	二级综合	三级综合	民营	合计
安阳市	4	13	3	6	1	27
鹤壁市	1	2	0	2	2	7
焦作市	5	14	1	5	4	29
开封市	6	13	1	5	2	27
洛阳市	3	17	2	10	14	46
南阳市	12	24	0	6	10	52
平顶山市	5	13	1	6	2	27
三门峡市	3	9	0	5	1	18
商丘市	5	20	0	3	5	33
新乡市	6	16	0	5	5	32
信阳市	3	17	0	4	3	27
许昌市	2	8	1	5	4	20
郑州市	6	9	9	14	23	61
周口市	5	14	1	4	13	37
驻马店市	7	12	0	3	13	35
漯河市	2	9	0	4	1	16
濮阳市	1	7	0	3	9	20
全省	76	217	19	90	112	514

（二）超声医师人员配置情况

1. 超声科医患比

超声科医患比是超声医疗质量的重要结构指标之一。2021 年河南省超声科医患比平均值为 1.43 人 / 万人次（图 3-16-1）。2020 年超声科医患比最高，每万人次患者拥有 1.49 名超声医师（图 3-16-2）。河南

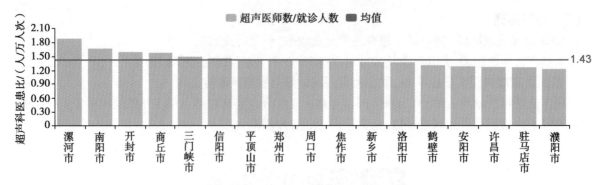

图 3-16-1　2021 年河南省超声科医患比

省作为一个人口大省,超声医师仍处于短缺状态。

2. 各类医疗机构超声科医师学历分布情况

2021 年,河南省各类医疗机构中,医院等级越高,超声医师总体学历越高。硕士、博士学历超声医师主要集中在三级医院,在二级及民营医院中学士及学士以下学位占比超 98%(图 3-16-3)。河南省超声医师学历存在分布不均的情况,超声医师队伍以学士及学士以下学位为主,整体学历偏低。

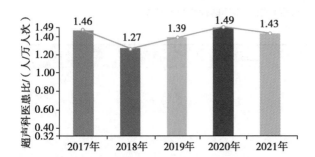

图 3-16-2　2017—2021 年河南省超声科医患比变化

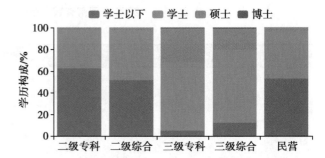

图 3-16-3　2021 年河南省各类医疗机构超声科医师学历分布情况

3. 各类医疗机构超声科医师职称分布情况

2021 年,河南省各类医疗机构中超声科医师职称构成比例相似,住院医师及主治医师是各医疗机构主力;同时,三级医院高级职称(副主任医师、主任医师)比例较二级医院和民营医院比较高(图 3-16-4)。

4. 各类医疗机构超声科医师年龄分布情况

2021 年,河南省各类医疗机构超声科医师年龄主要集中在 >25~35 岁及 >35~45 岁,占比超过 75%(图 3-16-5),可见,中青年超声医师是河南省超声科主力。

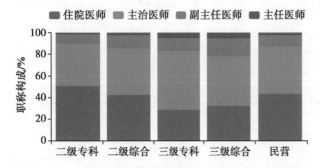

图 3-16-4　2021 年河南省各类医疗机构超声科医师职称分布情况

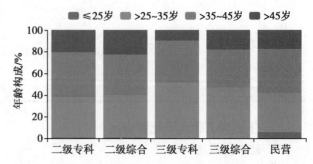

图 3-16-5　2021 年河南省各类医疗机构超声科医师年龄分布情况

（三）超声质控指标抽样调查结果

指标 1. 超声医师日均承担工作量

超声医师日均承担工作量直接反映超声医师接诊能力和工作负荷,值越大表示工作强度越大。2021年河南省医疗机构超声医师日均承担工作量平均值为 27.81 人次,其中濮阳市为 29.90 人次,明显高于其他各市(图 3-16-6)。三级专科医院超声医师日均承担工作量平均值 27.36 人次,三级综合日均承担工作量平均值 32.93 人次,明显高于二级及民营医院日均承担工作量平均值(图 3-16-7),反映患者仍倾向于选择等级较高医院就医。2017—2019 年超声医师日均承担工作量逐年增加,2020 年及 2021 年明显下降(图 3-16-8),可能与新冠病毒感染疫情造成患者就医困难有关。

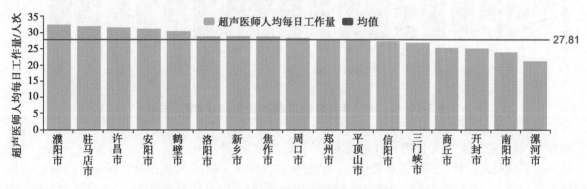

图 3-16-6 2021 年河南省超声医师日均承担工作量

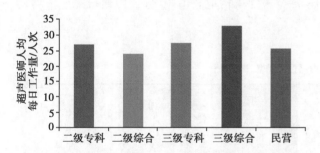

图 3-16-7 2021 年河南省各类医疗机构超声医师日均承担工作量

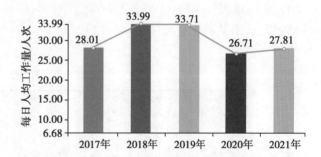

图 3-16-8 2017—2021 年河南省超声医师日均承担工作量变化

指标 2. 超声仪器质检率

超声仪器质检率是反映超声仪器质量安全性的重要指标,质检率越高超声仪器检查结果可信度越高。2021 年河南省超声仪器质检率平均值为 98.27%,各地市超声仪器质检率基本持平,多地市超声仪器质检率为 100%,包括安阳市、鹤壁市、洛阳市、平顶山市、许昌市、驻马店市、漯河市(图 3-16-9)。

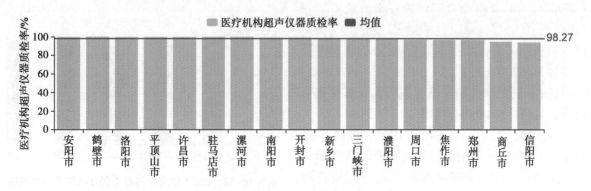

图 3-16-9 2021 年河南省超声仪器质检率

指标 3. 住院超声检查 48 小时内完成率

住院超声检查 48 小时内完成率反映住院患者超声检查的及时性,值越大,说明超声检查等待的时间越短。2021 年,河南省住院超声检查 48 小时内完成率平均值为 98.07%,住院超声检查基本可做到 48 小时内完成,其中郑州市超声检查 48 小时内完成率为 90.11%,明显低于平均值(图 3-16-10)。

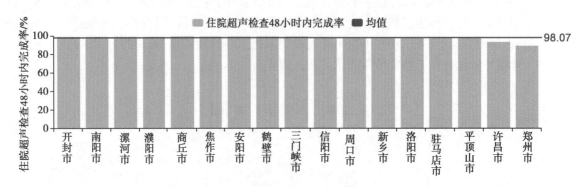

图 3-16-10　2021 年河南省住院超声检查 48 小时内完成率

指标 4. 超声危急值 10 分钟内通报完成率

危急值制度是医疗核心制度的重要指标,是超声检查过程中的重要质控指标。提高超声危急值 10 分钟内通报完成率是 2022 年度超声医学专业质控工作改进目标,河南省超声危急值 10 分钟内通报完成率平均值为 97.96%,国家超声危急值 10 分钟内通报完成率平均值为 98.10%,河南省在全国处于中间水平。商丘市为 88.78%,明显低于全省平均值(图 3-16-11)。各类医疗机构危急值 10 分钟内通报完成率均在 95% 以上,未见明显差别(图 3-16-12)。

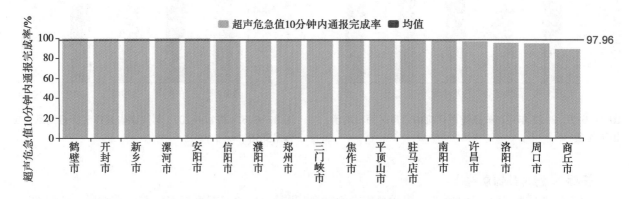

图 3-16-11　2021 年河南省超声危急值 10 分钟内通报完成率

指标 5. 超声报告书写合格率

报告单书写合格率是超声检查报告的重要指标,值越大,代表报告单合格率越高。2021 年,河南省超声报告书写合格率平均值为 99.20%,各地市没有明显差异(图 3-16-13)。

指标 6. 乳腺病变超声报告进行乳腺影像报告和数据系统(BI-RADS)分类率

乳腺病变超声报告进行 BI-RADS 分类率反映乳腺超声报告 BI-RADS 的使用情况及报告单的规范性。2021 年,河南省乳腺病变超声报告进行 BI-RADS 分类率平均值是 74.66%,同时各地市差

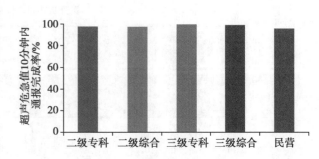

图 3-16-12　2021 年河南省各类医疗机构超声危急值 10 分钟内通报完成率

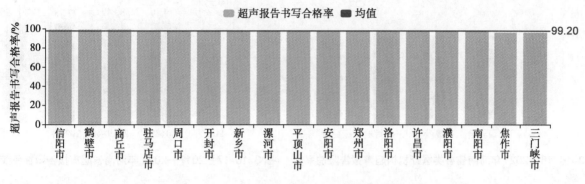

图 3-16-13   2021 年河南省超声报告书写合格率

异比较大。其中商丘市、周口市乳腺病变超声报告进行 BI-RADS 分类率分别为 48.88%、29.88%,远低于平均值水平;漯河市、三门峡市、许昌市、开封市乳腺病变超声报告进行 BI-RADS 分类率分别为 98.06%、96.11%、93.62%、91.11%(图 3-16-14)。

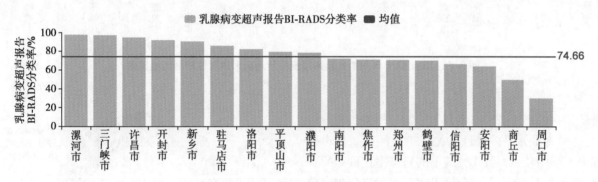

图 3-16-14   2021 年河南省乳腺病变超声报告进行 BI-RADS 分类率

指标 7. 超声报告阳性率

超声报告阳性率体现了超声检查的价值。2021 年,河南省超声报告阳性率平均值为 80.55%,其中新乡市、鹤壁市超声报告阳性率分别为 70.53%、69.57%,明显低于平均值(图 3-16-15)。不同医疗机构超声报告阳性率没有明显差别(图 3-16-16)。2021 年河南省超声报告阳性率平均值比其他年份高(图 3-16-17)。

指标 8. 超声筛查中胎儿重大致死性畸形的检出率

胎儿重大致死性畸形在超声筛查中的检出率反映胎儿重大致死性出现缺陷超声检出情况。2021 年河南省各地市超声筛查中胎儿重大致死性畸形的检出率差异明显,其中三门峡市最高,为 0.19%,鹤壁市

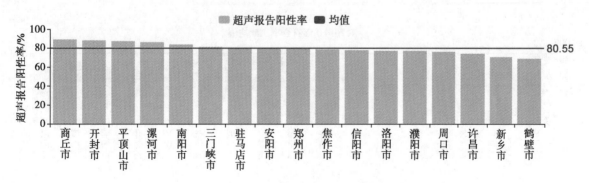

图 3-16-15   2021 年河南省超声报告阳性率

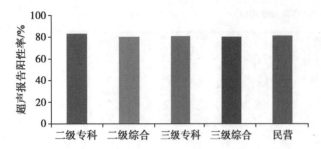

图 3-16-16　2021 年河南省各类医疗机构超声报告阳性率

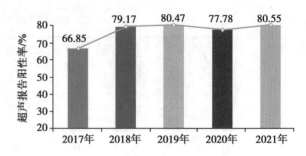

图 3-16-17　2017—2021 年河南省超声报告阳性率变化

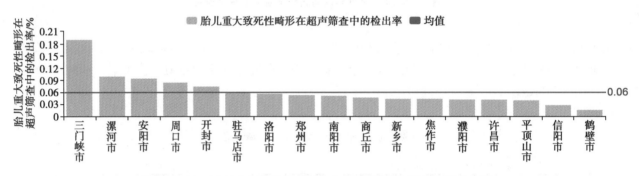

图 3-16-18　2021 年河南省超声筛查中胎儿重大致死性畸形的检出率

最低, 为 0.015%(图 3-16-18), 可能与相关患者量较少、专科专业水平差异性有关。2021 河南省超声筛查中不同胎儿重大致死性畸形的检出率比例有所差异, 致死性软骨发育不全检出率最高为 33.10%, 单腔心检出率最低为 7.78%(图 3-16-19)。

指标 9. 超声诊断符合率

超声诊断符合率是反映一定时期内超声科室诊断水平的重要指标。2021 年, 河南省各地市医疗机构超声诊断符合率平均值为 86.96%, 濮阳市超声诊断符合率为 67.30%, 明显低于其他地区(图 3-16-20)。2021 年河南省各类医疗机构超声诊断符合率中三级综合最高, 民营医院最低(图 3-16-21), 这与各级医院的诊断水平息息相关。2017—2021 年, 河南省超声诊断符合率逐年提高(图 3-16-22)。

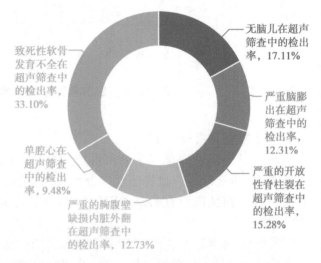

图 3-16-19　2021 年河南省超声筛查中胎儿重大致死性畸形的检出率比例

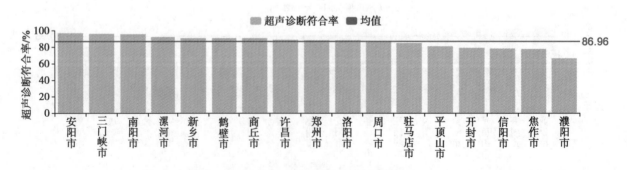

图 3-16-20　2021 年河南省医疗机构超声诊断符合率

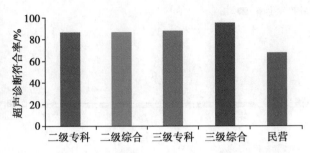

图 3-16-21　2021 年河南省各类医疗机构超声诊断符合率　　　　图 3-16-22　2017—2021 年河南省超声诊断符合率变化

指标 10. 乳腺占位超声诊断准确率

2021 年河南省乳腺占位超声诊断准确率平均值为 70.26%。各地市乳腺占位超声诊断准确率差异明显,其中商丘市、平顶山市较低,为 53.21%、28.97%;多地市乳腺占位超声诊断准确率平均值也高达 90% 以上,包括三门峡市、郑州市、新乡市、开封市、安阳市(图 3-16-23)。

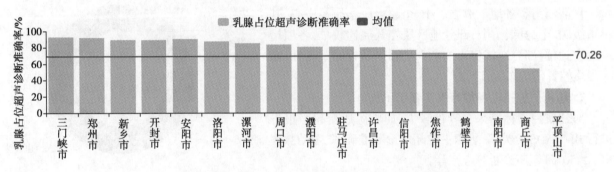

图 3-16-23　2021 年河南省乳腺占位超声诊断准确率

指标 11. 颈动脉狭窄(≥50%)超声诊断符合率

2021 年,河南省颈动脉狭窄(≥50%)超声诊断符合率平均值为 81.65%,其中郑州市、三门峡市仅为 38.77%、11.33%,远低于全省平均水平,其他各地市颈动脉狭窄(≥50%)超声诊断符合率差异性不明显(图 3-16-24)。

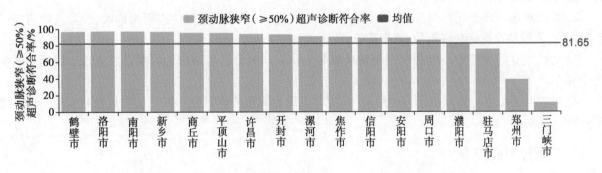

图 3-16-24　2021 年河南省颈动脉狭窄(≥50%)超声诊断符合率

指标 12. 超声介入相关主要并发症发生率

超声介入相关主要并发症发生率是反映医疗机构开展超声介入安全性的指标,能加强医师对潜在并发症的认识及提供有效的防治措施。2021 年河南省超声介入相关主要并发症发生率平均值为 0.58%,各地市差异明显,其中许昌市最高为 10.34%,洛阳市最低为 0.27%(图 3-16-25)。超声介入相关主要并发症中,出血发生率最高,为 78.39%(图 3-16-26)。

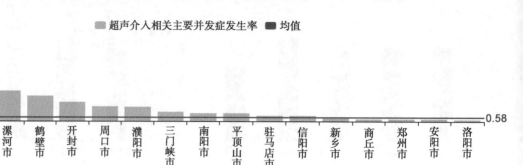

图 3-16-25 2021 年河南省超声介入相关主要并发症发生率

二、问题分析及改进措施

（一）存在的主要问题及原因分析

1. 河南省各地市质控开展情况存在明显差异

目前河南省各地市成立了 16 个超声医学质控中心，其中市级 15 个，县级 1 个，部分地区质控开展比较早，各项措施落实到位，部分地区仍未能意识到超声质控的重要性，需加强质控宣传工作。

2. 超声质控指标各地市落实情况不同

部分质控指标结果差异性较大，如乳腺病变超声报告进行 BI-RADS 分类率、乳腺占位超声诊断准确率、颈动脉狭窄（≥50%）超声诊断符合率等。

3. 质控标准化难度大

表现在两个方面：其一，超声医学目前没有统一的质控指南与规范，标准不一；其二不能严格执行现有指南规范或对指南理解不到位，如乳腺病变超声报告进行 BI-RADS 分类率。

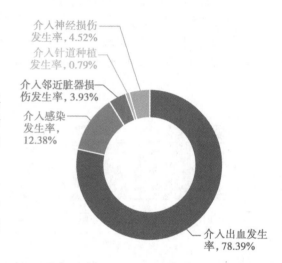

图 3-16-26 2021 年河南省超声介入相关主要并发症构成比例

（二）改进措施

1. 加强人才队伍建设，重视人才培养，尤其是对住院医师规范化培训学员及新入职医师进行重点培训，壮大超声医学队伍。

2. 加强对超声质控指标及 2022 年度超声医学专业质控工作改进目标进行培训解读，专人负责质控数据填报，确保质控指标理解到位，填报准确。

3. 对已成立的质控中心加强培训与现场督导工作。同时督促各地市加快推进成立地市级超声医学质控中心。

4. 对现有规范进行重点培训，督导、调研，同时组织专家逐步撰写超声各领域质量控制规范指南及考核标准。

三、质控中心简介

（一）成立时间，目前主任委员单位

河南省超声医学质控中心成立于 2018 年 12 月 14 日。主任委员单位为河南省人民医院。

（二）2021 年重点工作总结

1. 召开了河南省超声医学质控中心大会和河南省超声医学质控中心专家委员会会议。

2. 发布了《河南省超声医学声像图留存系列专家共识》及《河南省超声医学报告单书写系列专家共识》。

3. 举办质控专题培训、论坛 10 余期。

4. 高质量、分批次建立各地市超声医学质控中心。

5. 组织申报河南省超声医学哨点医院。

6. 开展全省 18 个地市超声医疗机构数据调研。

第十七节 湖 北 省

一、医疗服务与质量安全情况分析

（一）数据上报概况

2021 年，湖北省共有 175 家设有超声医学专业的医疗机构参与数据上报。其中，公立医院 162 家，包括三级综合医院 76 家（43.43%），二级综合医院 55 家（31.43%），三级专科医院 11 家（6.29%），二级专科医院 20 家（11.43%）；民营医院 13 家（7.43%）。各地级市及各类别医院分布情况见表 3-17-1。

表 3-17-1 2021 年湖北省超声专业医疗质量控制指标抽样医疗机构分布情况

单位：家

地市	二级专科	三级专科	二级综合	三级综合	民营	合计
鄂州市	0	1	0	2	2	5
恩施土家族苗族自治州	2	0	6	4	3	15
黄冈市	2	0	4	5	0	11
黄石市	0	1	1	5	1	8
荆门市	1	0	2	4	0	7
荆州市	2	1	5	7	0	15
潜江市	1	0	0	1	1	3
十堰市	3	0	8	4	0	15
随州市	0	1	3	2	0	6
天门市	1	0	0	1	0	2
武汉市	0	3	1	21	4	29
仙桃市	1	0	0	1	0	2
咸宁市	1	1	6	1	0	9
襄阳市	1	1	3	6	0	11
孝感市	4	1	9	7	0	21
宜昌市	1	1	7	5	2	16
全省	20	11	55	76	13	175

（二）超声医师人员配置情况

1. 超声科医患比

2021 年，黄石市、咸宁市、鄂州市超声科医患比相对较高，最高 2.06 人 / 万人次；仙桃市、天门市、武汉市超声科医患比相对较低，最低 1.00 人 / 万人次。由于地区发展不均衡，湖北省医患比最高的地区和最低的地区相差较大，约为其 2 倍。全省医患比均值为 1.29 人 / 万人次，相当于 2021 年湖北省平均每名超声医师完成约 7 751.94 人次的检查工作量（图 3-17-1）。

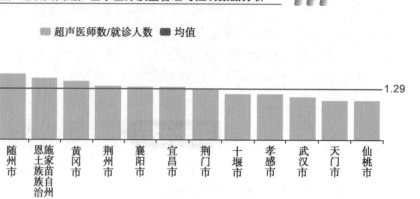

图 3-17-1　2021 年湖北省超声科医患比

2017 年和 2020 年湖北省超声科医患比较高,2018 年、2019 年和 2021 年较低,说明湖北省超声医师在2018 年、2019 年和 2021 完成的年度平均工作量较高,分别为 8 000.00 人次、7 936.51 人次和 7 751.94 人次;2017 年和 2020 年服务患者的人次相对较少,分别为 6 172.84 人次和 5 917.16 人次(图 3-17-2)。提示 2021年湖北省超声医师工作强度和患者就医的需求基本恢复至 2019 年新冠病毒感染疫情之前的相对较高水平。

2. 各类医疗机构超声科医师学历分布情况

2021 年湖北省各医疗机构中,二级专科医院中超声医师学历以学士以下学历居多,占 66.13%,二级综合、三级专科、三级综合和民营医院超声医师学历均以学士学历居多,占比依次分别为 55.74%、54.38%、53.57% 和 72.53%。硕士学历超声医师在三级综合医院和三级专科医院较多,占比分别为 34.31% 和35.48%,民营医院和二级综合医院硕士学历超声医师较少,占比分别为 6.59% 和 3.11%,二级专科医院无硕士学历医师。博士学历超声医师集中在三级综合医院,占比约 5.27%,其次为三级专科医院 3.23%,二级综合医院 0.24%,二级专科医院和民营医院无博士学历超声医师(图 3-17-3)。

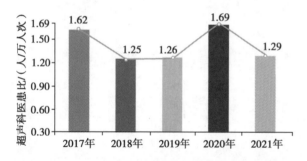

图 3-17-2　2017—2021 年湖北省超声科医患比变化

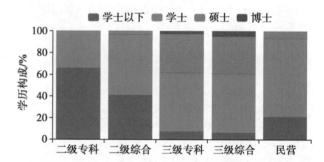

图 3-17-3　2021 年湖北省各类医疗机构超声科医师学历分布情况

3. 各类医疗机构超声科医师职称分布情况

2021 年湖北省各类型医疗机构中超声医师职称构成比表现出相同的分布,均以住院医师和主治医师居多,两者之和占比为 71.43%~84.68%。副主任医师较少,在各类型医院中比例相差较小,为12.90%~18.68%。主任医师比例最少,仅 1.61%~9.89%,主任医师比例表现为民营 > 三级专科 > 三级综合 >二级综合 > 二级专科医院(图 3-17-4)。

4. 各类医疗机构超声科医师年龄分布情况

2021 年湖北省各医疗机构超声科医师年龄分布情况,二级综合、三级专科和三级综合医院均以>25~35 岁医师比例最大,分别为 34.45%、47.47% 和 46.35%;二级专科和民营医院以 >35~45 岁医师占比最大,分别为 41.13% 和 39.56%。各类型医疗机构中均以 25 岁及以下医师比例最小,民营医院没有 25 岁及以下超声医师,在其他类型医院比例为 0.46%~2.42%;45 岁以上高年资医师在各类型医疗机构中比例较少,为 15.67%~30.64%(图 3-17-5)。

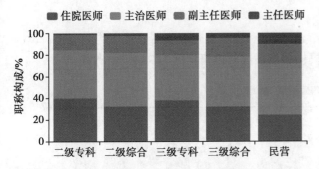

图 3-17-4　2021 年湖北省各类医疗机构超声科医师职称分布情况

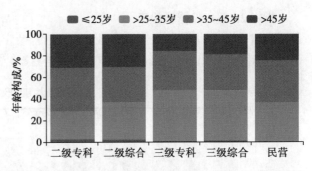

图 3-17-5　2021 年湖北省各类医疗机构超声科医师年龄分布情况

（三）超声质控指标抽样调查结果

指标 1. 超声医师日均承担工作量

2021 年,仙桃市、天门市和武汉市超声医师日均承担工作量较高,最高 39.69 人次,黄石市、咸宁市和鄂州市相对较低,最低 19.30 人次。全省超声医师日均承担工作量 30.81 人次(图 3-17-6),略高于全国平均值(29.91 人次)。

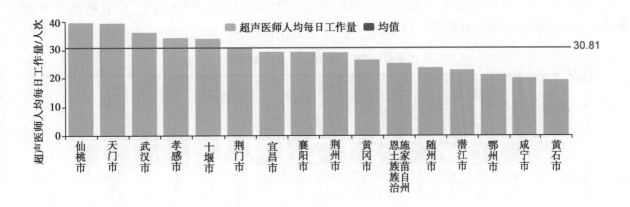

图 3-17-6　2021 年湖北省超声医师日均承担工作量

不同医疗机构超声医师日均承担工作量由高到低排序为三级综合 > 三级专科 > 民营 > 二级综合 > 二级专科医院,反映三级综合和三级专科医院日均承担工作量相对较大,分别为 34.09 人次和 31.23 人次,而二级专科医院日均承担工作量仅为 17.61 人次(图 3-17-7)。

2017—2019 年湖北省超声医师日均承担工作量呈逐年上升趋势,2019 年达 36.71 人次,2020 年受新冠病毒感染疫情影响较大,仅为 23.58 人次,2021 年恢复至 30.81 人次(图 3-17-8)。

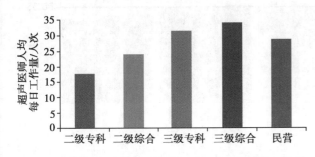

图 3-17-7　2021 年湖北省各类医疗机构超声医师日均承担工作量

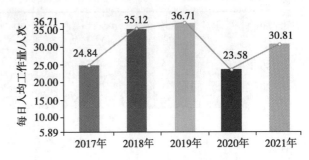

图 3-17-8　2017—2021 年湖北省超声医师日均承担工作量变化

指标 2. 超声仪器质检率

2021 年在鄂州市、十堰市、天门市、仙桃市、咸宁市、襄阳市和宜昌市超声仪器质检率均为 100%；黄冈市、荆州市、孝感市较低，最低仅为 91.92%；全省医疗机构超声仪器质检率均值为 98.47%（图 3-17-9）。

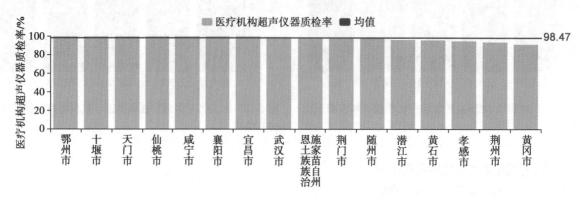

图 3-17-9 2021 年湖北省超声仪器质检率

指标 3. 住院超声检查 48 小时内完成率

2021 年仅鄂州市、黄石市和荆门市住院超声检查 48 小时内完成率为 100%；仙桃市和恩施州住院超声检查 48 小时内完成率较低，分别为 55.22%、88.21%，其余均在 95% 以上，全省均值约 97.96%（图 3-17-10），高于全国均值水平（94.58%）。

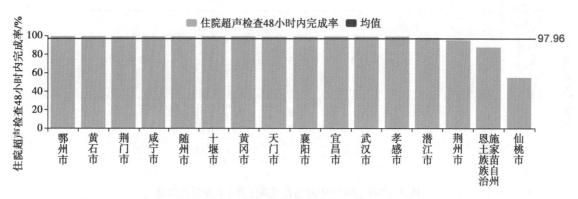

图 3-17-10 2021 年湖北省住院超声检查 48 小时内完成率

指标 4. 超声危急值 10 分钟内通报完成率

2021 年，鄂州市、荆门市、十堰市、天门市、仙桃市和咸宁市超声危急值 10 分钟内通报完成率为 100%。潜江市、荆州市和襄阳市较低，分别仅为 83.08%、88.39% 和 90.46%，全省均值为 96.35%（图 3-17-11），低于全国均值（98.10%）。提示湖北省部分地区仍需要加强对最新超声危急值的知晓和重视，

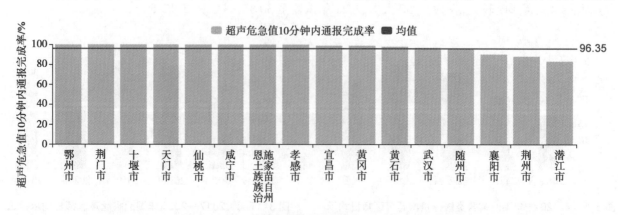

图 3-17-11 2021 年湖北省超声危急值 10 分钟内通报完成率

在今后的工作中加强超声危急值普及和上报力度,力争做到危急值 100% 及时通报,最大程度保障医疗安全。

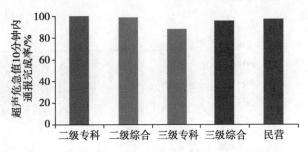

图 3-17-12　2021 年湖北省各类医疗机构超声危急值 10 分钟内通报完成率

2021 年,湖北省各类型医疗机构超声危急值 10 分钟内通报完成率均未达到 100%,完成率由高到低依次为二级专科 > 二级综合 > 民营 > 三级综合 > 三级专科医院,分别为 99.76%、98.63%、97.14%、95.61% 和 88.15%(图 3-17-12)。提示各类型医院,尤其是三级专科医院需要进一步强化超声危急值通报率。

指标 5. 超声报告书写合格率

2021 年,湖北省各市州超声报告书写合格率均未达到 100%。黄冈市、十堰市、恩施土家族苗族自治州较高,最高约 99.86%,其余地区均为 95.00% 以上。全省超声报告书写合格率均值为 99.28%(图 3-17-13),高于全国均值水平 99.19%。提示湖北省较为重视报告书写规范和审核,超声报告完成效率较高。

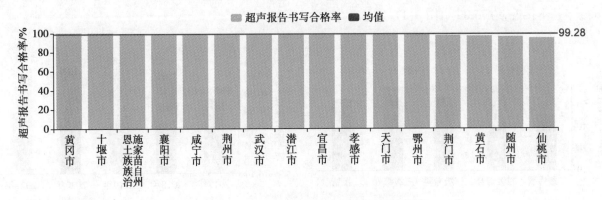

图 3-17-13　2021 年湖北省超声报告书写合格率

指标 6. 乳腺病变超声报告进行乳腺影像报告和数据系统(BI-RADS)分类率

2021 年鄂州市、黄石市和孝感市乳腺病变超声报告进行 BI-RADS 分类率较高,最高约 99.40%;而咸宁市、仙桃市和襄阳市较低,最低仅约 52.34%;全省乳腺病变超声报告进行 BI-RADS 分类率均值 75.06%(图 3-17-14),低于全国均值(81.37%)。提示部分地区乳腺病变超声进行 BI-RADS 分类率较低,需要加强学习,紧跟现阶段超声医学不断发展的步伐,提升超声 BI-RADS 分类率,更好适应临床需求服务患者。

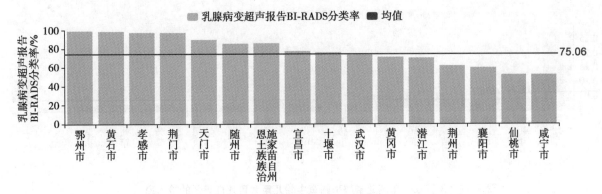

图 3-17-14　2021 年湖北省乳腺病变超声报告进行 BI-RADS 分类率

指标 7. 超声报告阳性率

2021 年十堰市、仙桃市和天门市超声报告阳性率较高,最高约 95.99%,而咸宁市、荆门市和黄冈市较低,分别为 63.78%、63.98% 和 67.72%,湖北省超声报告阳性率均值为 75.10%(图 3-17-15),略高于全国均值(74.09%)。

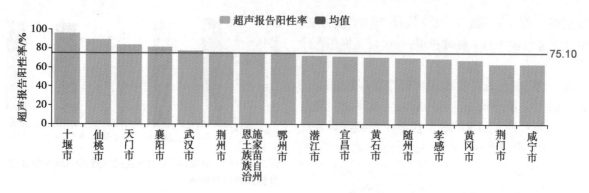

图 3-17-15　2021 年湖北省超声报告阳性率

各类型医疗机构超声报告阳性率趋势表现为三级综合 > 二级综合 > 三级专科 > 民营 > 二级专科医院，依次分别为 77.36%、75.29%、67.05%、65.50% 和 51.83%（图 3-17-16）。

2017—2020 年湖北省超声报告阳性率呈逐年上升趋势，2020 年达 76.38%，2021 年超声报告阳性率与 2020 年基本接近，约 75.09%（图 3-17-17）。

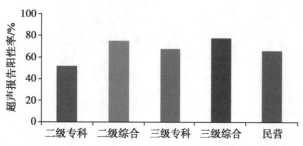

图 3-17-16　2021 年湖北省各类医疗机构超声报告阳性率

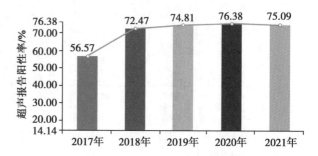

图 3-17-17　2017—2021 年湖北省超声报告阳性率变化

指标 8. 超声筛查中胎儿重大致死性畸形的检出率

2021 年鄂州市、襄阳市、黄冈市超声筛查中胎儿重大致死性畸形的检出率较高，最高约 0.27%；而天门市、宜昌市和随州市较低，最低约 0.01%；不同地区差异较大，全省胎儿重大致死性畸形超声筛查检出率均值为 0.04%（图 3-17-18）。

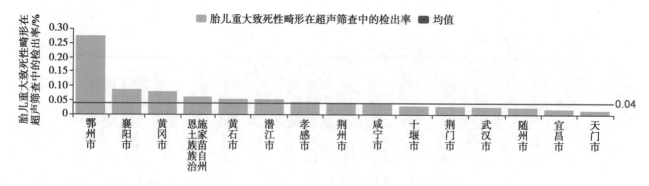

图 3-17-18　2021 年湖北省超声筛查中胎儿重大致死性畸形的检出率

2021 年湖北省胎儿重大致死性畸形超声筛查共检出 225 例，其中最多为无脑儿，共检出 50 例，占比约为 22.22%（图 3-17-19）；其余依次为严重的胸腹壁缺损内脏外翻 41 例（18.22%），严重的开放性脊柱裂和致死性软骨发育不全均为 36 例（16.00%），单腔心 33 例（14.67%），严重脑膨出 29 例（12.89%）。

指标 9. 超声诊断符合率

2021 年湖北省超声诊断符合率均值约为 79.98%，低于全国平均值（87.15%）。符合率较高的地区有十堰市、咸宁市和荆州市，最高约 92.74%；而恩施土家族苗族自治州、宜昌市和荆门市超声诊断符合率较低，分别为 75.98%、76.66% 和 80.25%（图 3-17-20）。共有 7 个地区低于全国平均水平，提示湖北省需要大力提升诊断水平，增强服务质量，提高超声诊断符合率。

2021 年，三级专科医院超声诊断符合率最高，约 94.25%，其次为民营医院 89.08%，三级综合和二级专科超声诊断符合率均高于 80.00%，分别为 83.16% 和 82.93%，而二级综合医院相对较低，约 78.07%（图 3-17-21）。

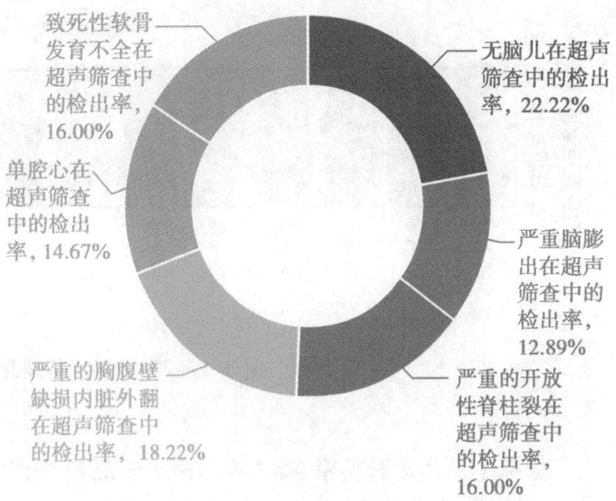

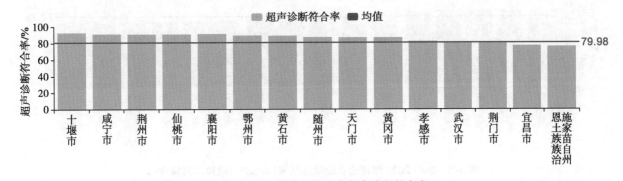

图 3-17-19　2021 年湖北省超声筛查中胎儿重大致死性畸形的检出率比例

2017—2020 年湖北省超声诊断符合率逐年增高，2020 年达 88.08%，2021 年有所下降，约 79.98%（图 3-17-22）。提示 2021 年湖北省超声医师诊断水平波动较大，在繁忙工作之余仍然需要落实超声质控的各项规章制度，坚持把诊断质量放在首位，重视病例随访、会诊和疑难病例讨论等基本制度的落实，不断积累、总结，提升超声诊断符合率。

图 3-17-20　2021 年湖北省超声诊断符合率

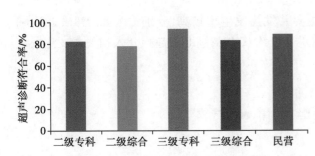

图 3-17-21　2021 年湖北省各类医疗机构超声诊断符合率

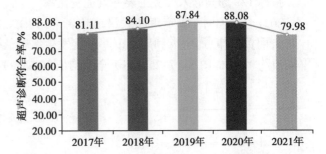

图 3-17-22　2017—2021 年湖北省超声诊断符合率变化

指标 10. 乳腺占位超声诊断准确率

2021 年湖北省乳腺占位超声诊断准确率均值约为 84.01%，高于全国均值（79.98%）。其中黄石市、潜江市、十堰市乳腺占位超声诊断准确率较高，最高约 91.23%；而仙桃市、天门市、恩施土家族苗族自治州准确率较低，最低仅约 41.76%（图 3-17-23）。提示湖北省乳腺占位超声诊断水平参差不齐，需要加强最新专家共识学习，规范乳腺病变超声报告进行 BI-RADS 分类的同时，提高湖北省乳腺占位超声诊断准确率。

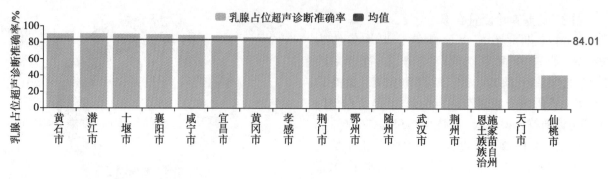

图 3-17-23 2021 年湖北省乳腺占位超声诊断准确率

指标 11. 颈动脉狭窄(≥50%)超声诊断符合率

2021 年湖北省颈动脉狭窄(≥50%)超声诊断符合率均值约 86.78%,略高于全国均值(84.84%)。其中鄂州市、荆州市、襄阳市符合率较高,最高 95.50%;而仙桃市、黄冈市、恩施土家族苗族自治州颈动脉狭窄超声诊断符合率较低,分别为 25.42%(仙桃市仅有 2 家医院填报质控数据)、79.03% 和 79.16%(图 3-17-24)。提示颈动脉狭窄(≥50%)超声诊断容易出现漏误诊,需要和临床沟通反馈、增强超声质控,提高湖北省颈动脉狭窄超声诊断符合率。

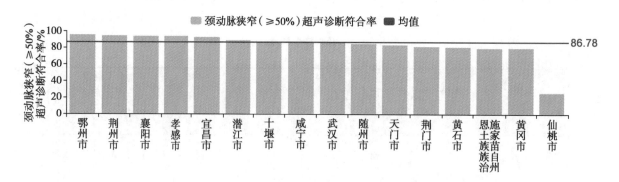

图 3-17-24 2021 年湖北省颈动脉狭窄(≥50%)超声诊断符合率

指标 12. 超声介入相关主要并发症发生率

2021 年随州市、咸宁市和武汉市超声介入相关主要并发症发生率较高,分别约为 8.33%、3.28% 和 1.80%;而黄石市、鄂州市和荆州市并发症发生率较低,最低仅约 0.19%;湖北省超声介入相关并发症发生率均值约 1.10%(图 3-17-25),高于全国均值(0.63%)。

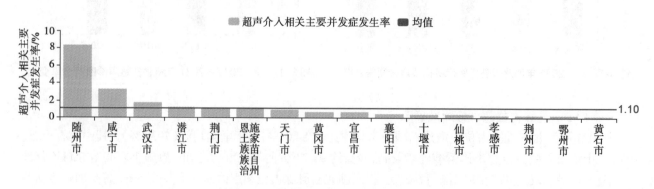

图 3-17-25 2021 年湖北省超声介入相关主要并发症发生率

2021 年湖北省超声介入相关主要并发症构成比显示（图 3-17-26），介入出血最高，约 86.00%（645 例），其余依次为介入感染 7.60%（57 例）、邻近脏器损伤 4.53%（34 例）、神经损伤 0.67%（5 例）和针道种植 0.27%（2 例）。介入出血发生率最高，提示超声介入需要常规预防出血的发生。

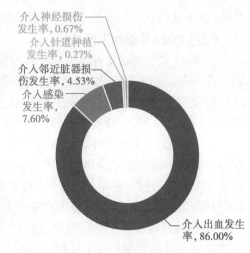

图 3-17-26　2021 年湖北省超声介入相关主要并发症构成比例

二、问题分析及改进措施

（一）存在的主要问题及原因分析

1. 超声诊断符合率出现下滑征象

2021 年湖北省超声诊断符合率均值约 79.98%，低于全国平均值（87.15%）。湖北省共有 7 个地区超声诊断符合率低于全国平均水平。分析其原因：一方面，可能是 2021 年患者超声检查需求明显增加，部分地区未能协调好超声检查日益增长的需求和认真落实超声核心制度之间的关系；另一方面，宜昌市和恩施土家族苗族自治州纳入了多家医院，包括多家基层医院，这些医院的超声质控质量亟待加强，表现在诊断规范、报告书写及追踪随访等多环节，数据上报工作也需要培训。

2. 超声危急值通报完成率未达到 100%

仅鄂州市、荆门市、十堰市、天门市、仙桃市和咸宁市 6 个市超声危急值通报完成率为 100%，潜江市和荆州市较低，分别仅为 83.08% 和 88.39%。分析原因可能是这两个地区尚未成立市级质控中心，部分省级质控中心的最新通知要求未能及时传达和落实，导致对最新超声危急值内容知晓程度不高，对危急值及时上报的重要性认识不足。

3. 乳腺病变超声进行 BI-RADS 分类率和乳腺癌超声诊断准确率仍需进一步提高

全省乳腺病变超声报告进行 BI-RADS 分类率仅 75.06%，其中有 3 个地区甚至低于 60.00%，最低仅约 52.34%；同时部分地区乳腺癌超声诊断准确率仅 41.76%。分析其原因主要是未全面掌握并运用规范的超声 BI-RADS 分类方法；其次，临床需求不强，部分基层医院外科对超声报告 BI-RADS 分类没有明确要求，超声医师学习新知识和新规范的动力不足。

（二）改进措施

1. 针对"超声诊断符合率出现下滑征象"的问题，组织各地区质控中心认真落实超声质控规章制度，尤其重视病例随访制度、会诊制度和疑难病例讨论制度等，不断积累诊断经验，不断总结、提升自己，坚持时刻把诊断质量放在首位，最终提高超声诊断符合率。同时，加强基层医院质控数据上报培训，建议部分医疗机构建立超声诊断符合率监测及评价机制，明确质控数据采集方法与验证程序，必要时将目标改进情况与激励约束机制相关联。

2. 针对"超声危急值上报率未达到 100%"的问题，尽管较 2020 年有改进，但仍需要加强重视，利用各种质控培训、巡讲或会议宣讲最新超声危急值的具体内容和及时上报的重要性。尤其是本年度上报率较低的三级专科医院及尚未成立市级超声医学质控中心的地区，在今后的工作中需要加强超声危急值普及和上报力度，力争做到危急值 100% 及时通报，最大程度保障医疗安全。

3. 针对"乳腺病变超声报告进行 BI-RADS 分类率较低"和"部分地区乳腺癌超声诊断准确率低"的问题，组织省内外超声质控专家在各站点巡讲，进行 BI-RADS 分类及乳腺疾病超声检查质控专家共识培训，或通过地区质控中心、哨点医院以点带面的方式，带动各地区超声 BI-RADS 分类的规范性，最终提高乳腺癌超声诊断准确率。

三、质控中心简介

（一）成立时间，目前主任委员单位

湖北省超声医学质控中心成立于 2011 年 11 月 17 日，主任委员单位为武汉大学人民医院。主任委员：

周青;副主任委员:邓又斌、谢明星、马小静、张文君、周军。

(二)2021年重点工作总结

1. 完善和细化湖北省超声诊断与治疗质控规范,并在全省推广和实行。湖北省超声医学质控中心组织质控专家不断完善细化,制定了《湖北省超声影像诊断与治疗质量控制管理规范》《超声扫查标准切面图像存储质控规范》和《超声报告规范化书写质控规范》等规范,并于2021年在全省逐步推广,得到广大基层单位一致认可,对规范全省超声医师诊疗工作具有重要作用。

2. 进一步加强和完善湖北省超声质控组织建设,持续成立地市级和县级超声医学质控中心,促进国家级—省级—地市级—县级四级网络建设,扩大湖北省超声质控管理组织容量。2021年新增宜昌市和武汉市2个地市级超声医学质控中心;新增4家县级超声医学质控中心,为黄冈蕲春县、襄阳老河口市、黄冈英山县和黄冈武穴市。湖北省现有地市级质控中心13家,县级质控中心5家。

3. 持续开展质控下基层活动,加强全省超声质控培训,依托地区质控中心,多层面多渠道深入开展规范化培训。湖北省超声医学质控中心先后积极组织参与在荆门市、黄石市、孝感市、随州市举办的超声质控培训会。部分地区超声质控工作如火如荼开展,通过精心组织、循序渐进、各个击破补短板的方式,将超声质控工作做实、做细、落地,起到了很好的示范作用。

4. 在国家超声医学质控中心领导下,积极开展工作。如遴选哨点医院,组织上报质控数据,撰写质控安全报告,承办国家级超声质控精英培训班,组织参加第四届全国质控大会等,助力推动质控工作开展及学科发展。承办由国家卫生健康委国际交流与合作中心主办、国家超声医学质控中心学术指导的全国首站质控培训项目"超声质管圈·质善中国行",会议圆满成功。

5. 启动以湖北省超声医学质控中心为平台,省卫生健康委"323"攻坚行动脑卒中防治工作颈动脉超声筛查项目。湖北省超声医学质控中心与省脑卒中防治中心共同实地考察,制订湖北省脑卒中筛查指导意见颈部血管超声部分,并与宜昌市超声医学质控中心联合举办"323攻坚行动颈动脉筛查基层超声培训班(枝江站)"活动。

第十八节 湖 南 省

一、医疗服务与质量安全情况分析

(一)数据上报概况

2021年,湖南省共有120家设有超声医学专业的医疗机构参与数据上报。其中,公立医院104家,包括三级综合医院40家(38.5%),二级综合医院42家(40.4%),三级专科医院6家(0.05%),二级专科医院16家(15.3%);民营医院16家(15.3%)。各地级市及各类别医院分布情况见表3-18-1。

表3-18-1　2021年湖南超声专业医疗质量控制指标抽样医疗机构分布情况

单位:家

地市	二级专科	二级综合	三级专科	三级综合	民营	合计
常德市	1	8	0	5	2	16
长沙市	1	3	3	10	6	23
郴州市	4	9	0	5	0	18
衡阳市	0	5	1	5	1	12
怀化市	2	1	0	0	1	4
娄底市	1	5	0	1	0	7
邵阳市	0	0	0	3	1	4

地市	二级专科	二级综合	三级专科	三级综合	民营	合计
湘潭市	0	0	1	1	0	2
湘西土家族苗族自治州	3	5	0	2	0	10
益阳市	0	1	0	0	1	2
岳阳市	2	2	1	2	1	8
张家界市	1	2	0	1	1	5
株洲市	1	1	0	5	2	9
全省	16	42	6	40	16	120

（二）超声医师人员配置情况

1. 超声科医患比

2021年湖南省超声医学专业医疗机构中,超声科医患比均值为1.46人/万人次,郴州市超声科医患比最高(1.91人/万人次),益阳市最低(0.96人/万人次);其中郴州市等7个市高于均值,长沙市等6个市低于均值(图3-18-1)。超声科医患比较往年有所改善,说明湖南省超声医师、超声诊室和超声仪器的数量有所增加。

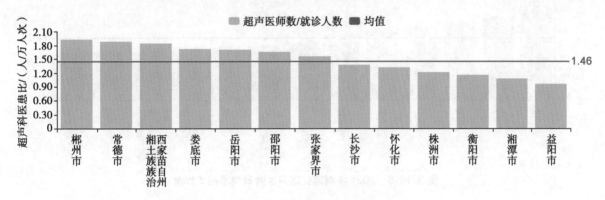

图 3-18-1 2021年湖南省超声科医患比

2. 各类医疗机构超声科医师学历分布情况

2021年湖南省各类超声医学专业的医疗机构中,二级专科、二级综合、三级专科、三级综合及民营医院超声科医师学历占比最高分别为:学士以下(60.49%)、学士以下(50.81%)、学士(85.45%)、学士(60.43%)、学士(67.01%),较往年学历水平有所提高(图3-18-2)。

3. 各类医疗机构超声科医师职称分布情况

2021年湖南省各类超声医学专业的医疗机构中,二级专科、二级综合、三级专科、三级综合及民营医院科室医师职称占比最高分别为住院医师+主治医师、住院医师+主治医师、主治医师+副主任医师、住院医师+主治医师、住院医师+主治医师(图3-18-3),与2020年基本一致。

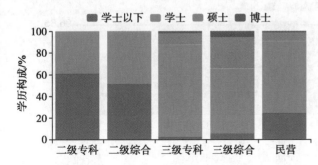

图 3-18-2 2021年湖南省各类医疗机构超声科医师学历分布情况

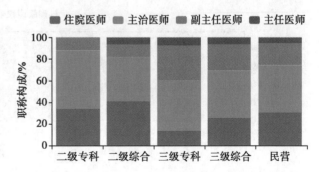

图 3-18-3 2021年湖南省各类医疗机构超声科医师职称分布情况

4. 各类医疗机构超声科医师年龄分布情况

2021 年湖南省各类超声医学专业的医疗机构中,超声科医师年龄层以中青年为主,集中于 >25~45 岁,该阶段构成比接近 80%。其中以 >25~35 岁年龄层次的构成比最高,超过 40%,其次是构成比超过 36% 的 >35~45 岁年龄层次,≤25 岁的年龄层次占比最小(图 3-18-4)。

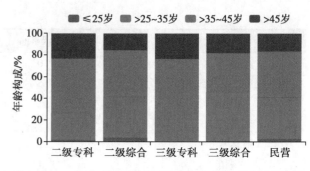

图 3-18-4 2021 年湖南省各类医疗机构超声科医师年龄分布情况

(三)超声质控指标抽样调查结果

指标 1. 超声医师日均承担工作量

日均承担工作量反映了超声医师的工作负荷,也从一定程度上反映出超声科工作的精细程度。2021 年湖南省超声医师日均承担工作量均值为 27.27 人次,日均承担工作量最高的市区为益阳市(41.37 人次),其次为湘潭市(37.05 人次),最低的为郴州市(20.83 人次);其中益阳市等 6 个市高于均值,张家界市等 7 个市低于均值(图 3-18-5)。

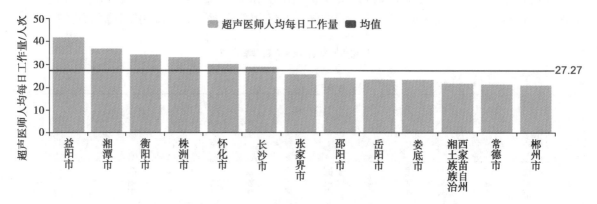

图 3-18-5 2021 年湖南省超声医师日均承担工作量

2021 年湖南省超声医学专业的医疗机构中,二级专科、二级综合、三级专科、三级综合及民营医院超声医师日均承担工作量分别为 20.10 人次、15.19 人次、33.75 人次、30.78 人次、29.12 人次(图 3-18-6)。

指标 2. 超声仪器质检率

2021 年湖南省医疗机构超声仪器质检率均值为 96.65%,常德市、郴州市等 7 个市超声仪器质检率达 100%,其余各市质检率接近,最低的为湘西土家族苗族自治州,较往年明显改善(图 3-18-7)。

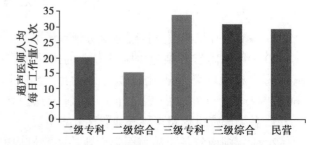

图 3-18-6 2021 年湖南省各类医疗机构超声医师日均承担工作量

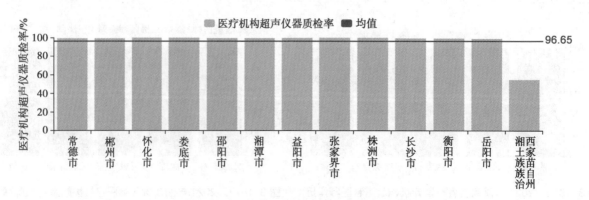

图 3-18-7 2021 年湖南省超声仪器质检率

指标3. 住院超声检查48小时内完成率

2021年湖南省医疗机构住院超声检查48小时内完成率均值为96.27%,其中怀化市等8个市完成率均高达99%,仅衡阳市低于90%,较往年明显改善(图3-18-8)。

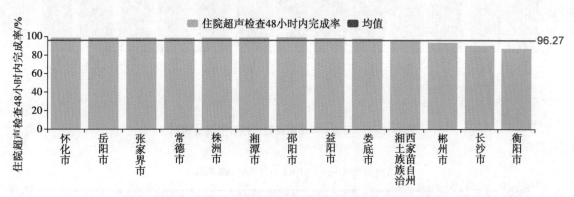

图3-18-8 2021年湖南省住院超声检查48小时内完成率

指标4. 超声危急值10分钟内通报完成率

危急值指当出现某种结果时,患者有可能正处于危险的临界状态,如此时临床医师能准确获知信息,能快速进行有效干预或治疗,就有可能挽救患者生命,否则会因错过宝贵治疗时机而危及患者医疗安全。2021年湖南省超声危急值通报率均值为99.70%,除长沙市各市完成率均达100%(图3-18-9)。

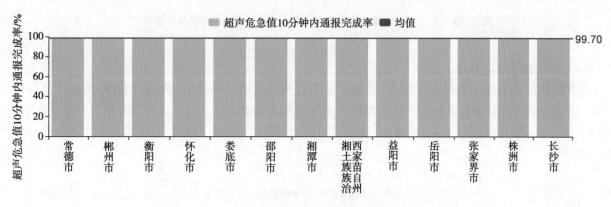

图3-18-9 2021年湖南省超声危急值10分钟内通报完成率

二级专科、二级综合、三级专科、三级综合及民营医院超声危急值通报率分别为100%、100%、100%、99.49%、100%(图3-18-10),与往年比较,均明显改善。

指标5. 超声报告书写合格率

2021年湖南省医疗机构超声报告书写合格率均值为99.68%(图3-18-11),张家界市合格率最高,为99.99%,其次为湘西土家族苗族自治州(99.98%),常德市最低(93.60%)。

指标6. 乳腺病变超声报告进行乳腺影像报告和数据系统(BI-RADS)分类率

2021年湖南省医疗机构乳腺病变超声报告BI-RADS分类率均值为94.46%,其中怀化市、湘潭市、益阳市分类率达100%,除岳阳市(53.20%)、衡阳市(81.44%),其余各市BI-RADS分类率均达90%以上(图3-18-12),较2020年明显改善。

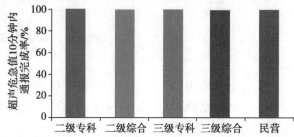

图3-18-10 2021年湖南省各类医疗机构超声危急值10分钟内通报完成率

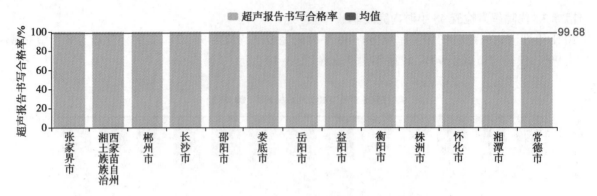

图 3-18-11　2021 年湖南省超声报告书写合格率

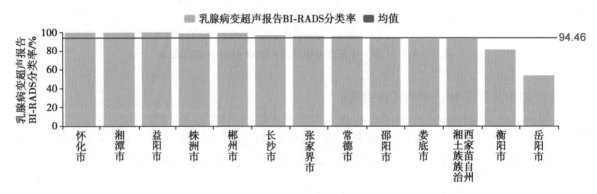

图 3-18-12　2021 年湖南省乳腺病变超声报告进行 BI-RADS 分类率

指标 7. 超声报告阳性率

超声报告阳性率反映疾病检出情况,体现了超声检查的价值。2021 年湖南省医疗机构超声报告阳性率均值为 74.44%,阳性率最高的市区为湘西土家族苗族自治州(93.19%),其次为郴州市(84.92%),长沙市明显低于其他各市(46.48%);湘西土家族苗族自治州等 8 个市高于均值,益阳市等 5 个市低于均值(图 3-18-13)。

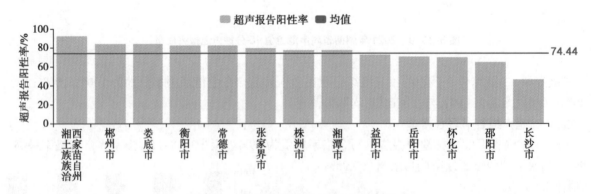

图 3-18-13　2021 年湖南省超声报告阳性率

2021 年二级专科、二级综合、三级专科、三级综合及民营医院超声报告阳性率分别为 73.81%、84.08%、32.63%、86.08%、88.08%(图 3-18-14),其中三级专科医院明显低于其他医疗机构,可能是超声筛查工作较多的原因。

指标 8. 超声筛查中胎儿重大致死性畸形的检出率

2021 年湖南省医疗机构超声筛查中胎儿重大致死性畸形的检出率均值为 0.09%,长沙市检出率最高,为 0.165%，其次为株洲市（0.137%），最低的是衡阳市（0.017%）；其中长沙市等 4 个市高于均值，余 9 个市低于均值（图 3-18-15）。

各类胎儿重大致死性畸形中，无脑儿、严重脑膨出、严重的开放性脊柱裂、严重的胸腹壁缺损内脏外翻、单腔心、致死性软骨发育不全在超声筛查中的检出率分别为 14.53%、12.39%、25.64%、14.96%、13.25%、19.23%（图 3-18-16）。

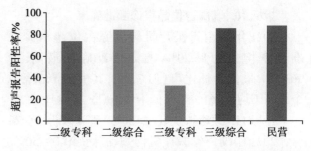

图 3-18-14　2021 年湖南省各类医疗机构超声报告阳性率

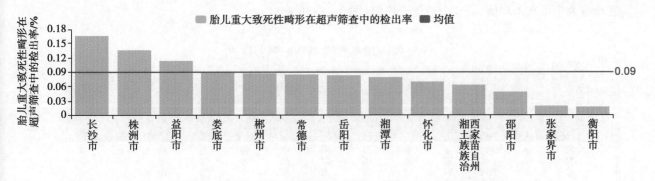

图 3-18-15　2021 年湖南省超声筛查中胎儿重大致死性畸形的检出率

指标 9. 超声诊断符合率

超声诊断符合率是反映超声诊断质量最重要的指标，基本上能反映一定时期内超声科诊断水平，对临床也有较大的诊疗价值。2021 年湖南省各地市超声诊断符合率均值为 68.98%，郴州市（59.52%）、岳阳市（54.14%）超声诊断符合率最低，余各地级市超声诊断符合率接近（图 3-18-17）。

2021 年湖南省超声医学专业的医疗机构中，二级专科、二级综合、三级专科、三级综合及民营医院超声诊断符合率分别为 87.76%、56.69%、97.33%、74.35%、91.89%，二级综合医院超声诊断符合率最低（图 3-18-18）。

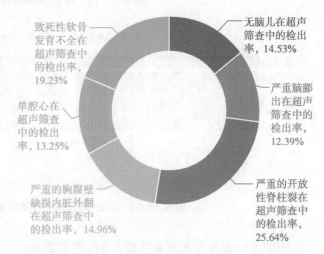

图 3-18-16　2021 年湖南省超声筛查中胎儿重大致死性畸形的检出率比例

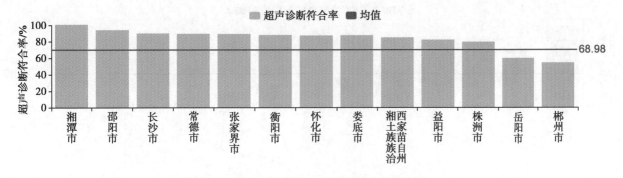

图 3-18-17　2021 年湖南省超声诊断符合率

指标 10. 乳腺占位超声诊断准确率

2021 年湖南省医疗机构乳腺占位超声诊断准确率均值为 85.50%，湘潭市准确率最高，为 96.15%，最低为怀化市（71.72%），其中湘潭市等 8 个市高于均值，余 5 个市低于均值（图 3-18-19）。

指标 11. 颈动脉狭窄（≥50%）超声诊断符合率

2021 年湖南省医疗机构颈动脉狭窄（≥50%）超声诊断符合率均值为 87.40%，娄底市诊断符合率最高，为 98.94%，最低的是邵阳市（71.92%），其中娄底市等 8 个市高于均值，余 5 个市低于均值（图 3-18-20）。

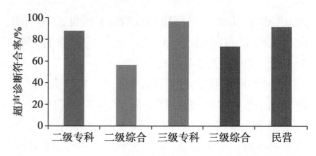

图 3-18-18　2021 年湖南省各类医疗机构超声诊断符合率

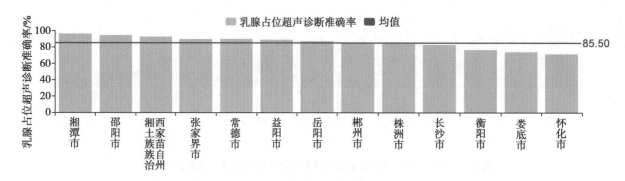

图 3-18-19　2021 年湖南省乳腺占位超声诊断准确率

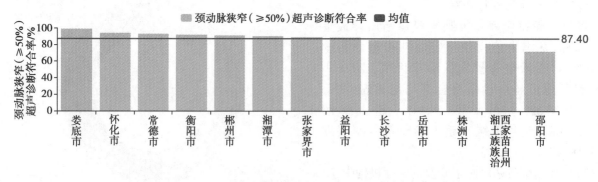

图 3-18-20　2021 年湖南省颈动脉狭窄（≥50%）超声诊断符合率

指标 12. 超声介入相关主要并发症发生率

2021 年湖南省医疗机构超声介入相关主要并发症发生率均值为 1.49%（图 3-18-21），邵阳市发生率最高，为 3.74%，最低的为岳阳市（0.03%）。

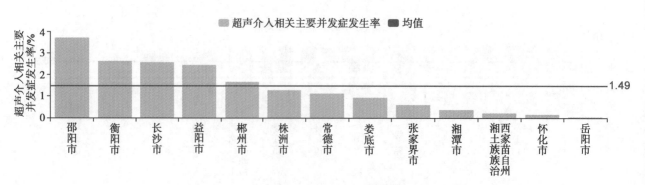

图 3-18-21　2021 年湖南省超声介入相关主要并发症发生率

各类型介入相关主要并发症中,介入出血、介入感染、介入邻近脏器损伤、介入针道种植以及介入神经损伤发生率分别为79.61%、12.46%、7.44%、0.32%、0.16%(图3-18-22),介入出血发生率明显高于其余介入相关主要并发症。

二、问题分析及改进措施

(一)存在的主要问题及原因分析

2021年,湖南省共有120家设有超声医学专业的医疗机构参与数据上报,较2020年明显减少,质控工作的推广开展还需更加全面深入。但与往年比较,2021年湖南省超声医师学历、乳腺病变超声报告进行BI-RADS分类率、危急值通报率等明显改善,说明全省超声医师队伍业务水平不断提高,诊断过程更加规范。湖南省二级医院超声工作量、超声诊断符合率等值仍明显低于三级医院,主要原因可能是超声医师职称、年龄、学历的差异。

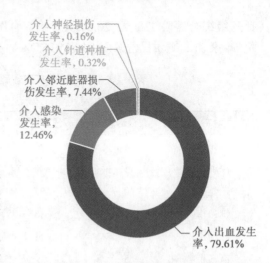

图3-18-22 2021年湖南省超声介入相关主要并发症构成比例

(二)改进措施

加强超声医学专业学科带头人的培训,以继续提升超声医学整体水平;注重提升二级医院及民营医院超声医师诊断水平,加强骨干医师的培养,开展集中超声规范培训,加强超声亚专科的细化管理和质控工作,三级医院应互相分享学科人才管理的经验;全省范围定期开展优秀病例讨论活动,普及疑难病例的诊断,提高超声诊断符合率。

三、质控中心简介

(一)成立时间,目前主任委员单位

湖南省超声医学质控中心成立于2007年,中南大学湘雅三医院为挂靠单位。在湖南省卫生健康委医政医管处领导下,省超声医学质控中心与湖南省医学会超声医学专委会紧密团结合作,共同开展工作。省超声医学质控中心委员共计15人,由湖南省级医院知名超声专家组成,包含了各个超声亚专科的专家,根据自己的专长进行分工管理督导。

(二)2021年重点工作总结

1. 完善了超声质控规范及考评标准。

2. 建设超声质控网络,至今湖南省已在14个地市建立超声质控小组或市级质控中心,质控网络甚至已经达到县级医院。

3. 积极组织超声质控培训。召开全省超声质控学习班或质控会议,每个地市举行一次质控培训活动。聘请全国知名教授指导超声诊断质控工作,省级及地市级质控中心专家下基层介绍经验。

4. 定期进行超声质控督导。采取抽查的方式对全省多家医院超声科进行质控检查,并将结果上报省卫生健康委。

5. 全省质控活动评比,评选出优秀地区质控中心,予以表彰。

第十九节 广东省

一、医疗服务与质量安全情况分析

(一)数据上报概况

2021年,广东省共有504家设有超声医学专业的医疗机构参与数据上报。其中,公立医院420家,包

括三级综合医院 135 家（26.8%），二级综合医院 189 家（37.5%），三级专科医院 32 家（6.3%），二级专科医院 64 家（12.7%）；民营医院 84 家（16.7%）。各地级市及各类别医院分布情况见表 3-19-1。

表 3-19-1 2021 年广东省超声专业医疗质量控制指标抽样医疗机构分布情况

单位：家

地市	二级专科	三级专科	二级综合	三级综合	民营	合计
广州市	8	23	7	26	14	78
深圳市	5	8	8	28	11	60
东莞市	0	28	2	6	11	47
佛山市	1	18	3	11	4	37
江门市	5	11	0	6	4	26
湛江市	5	5	0	7	8	25
梅州市	6	13	0	2	3	24
惠州市	3	6	2	6	6	23
汕头市	2	4	1	7	4	18
韶关市	1	12	1	2	1	17
肇庆市	5	5	2	4	1	17
河源市	6	6	0	2	2	16
揭阳市	2	8	0	2	4	16
中山市	0	10	1	3	1	15
清远市	2	7	1	4	0	14
阳江市	5	4	0	3	2	14
珠海市	1	5	1	4	3	14
云浮市	1	6	2	4	0	13
茂名市	2	3	1	5	1	12
汕尾市	1	5	0	2	2	10
潮州市	3	2	0	1	2	8
全省	64	189	32	135	84	504

（二）超声医师人员配置情况

1. 超声科医患比

2021 年广东省不同地区间超声科医患比差别较大，特别是在韶关市、佛山市、茂名市，超声医师相对紧缺（图 3-19-1）。全省整体近 5 年来基本稳定在 1.2~1.4 人 / 万人次（图 3-19-2）。

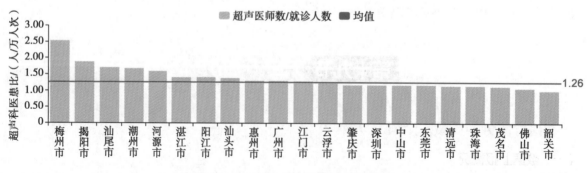

图 3-19-1 2021 年广东省超声科医患比

2. 各类医疗机构超声科医师学历分布情况

2021年广东省三级医院超声科医师的学历相对较高,硕士、博士学历比例接近30%,学士学历比例超过50%。而二级医院和民营医院超声科医师学历相对偏低,学士以下学历医师比例甚至超过50%（图3-19-3）。因此有必要加强二级医院和民营医院超声医师培训,提高基层医院超声医师素质。

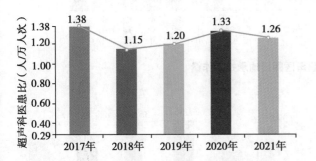

图3-19-2 2017—2021年广东省超声科医患比变化

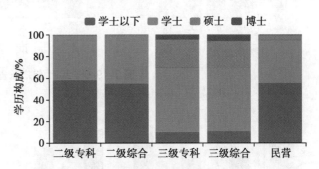

图3-19-3 2021年广东省各类医疗机构超声科医师学历分布情况

3. 各类医疗机构超声科医师职称分布情况

2021年,广东省不同类型医疗机构超声医师职称分布情况较平均,但三级医院超声医师高级职称普遍稍高,主治医师及以上级别的医师接近70%,而二级医院及民营医院住院医师比例较高,接近40%（图3-19-4）。因此需要加强基层医院继续教育及职称的提高。

4. 各类医疗机构超声科医师年龄分布情况

2021年,广东省各级医院超声医师年龄构成比较为接近,以青年医师为主,35岁以下（含35岁）的青年医师比例较高,接近50%（图3-19-5）。

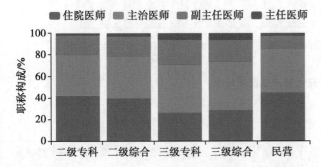

图3-19-4 2021年广东省各类医疗机构超声科医师职称分布情况

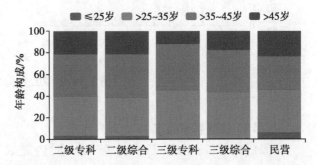

图3-19-5 2021年广东省各类医疗机构超声科医师年龄分布情况

（三）超声质控指标抽样调查结果

指标1. 超声医师日均承担工作量

2021年广东省超声医师日均承担工作量为31.64人次,韶关市、佛山市、茂名市等地较高,不同地市间差别较大（图3-19-6）。三级医院超声医师日均承担工作量较高,而二级医院和民营医院相对较低（图3-19-7）。2017—2019年逐年增加,2020年及2021年有所下降（图3-19-8）。

指标2. 超声仪器质检率

2021年广东省超声仪器质检率平均为97.73%,多数地区仪器质检率接近100%,而在茂名市、江门市、梅州市、揭阳市等地区质检率相对较低（图3-19-9）,需加强管理,提高质检率,保证检查质量。

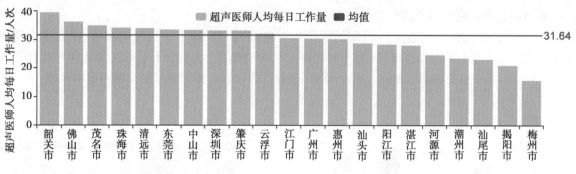

图 3-19-6　2021 年广东省超声医师日均承担工作量

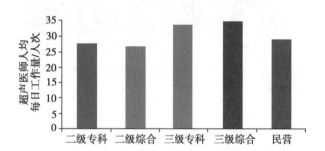

图 3-19-7　2021 年广东省各类医疗机构超声医师日均承担工作量

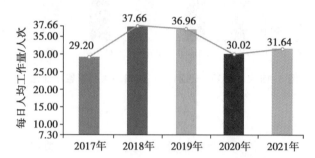

图 3-19-8　2017—2021 年广东省超声医师日均承担工作量变化

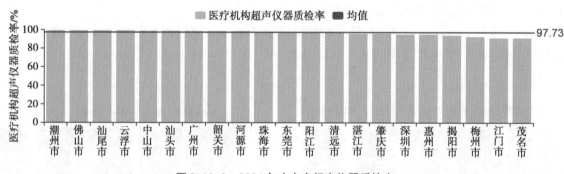

图 3-19-9　2021 年广东省超声仪器质检率

指标 3. 住院超声检查 48 小时内完成率

2021 年广东省住院超声检查 48 小时内完成率平均为 91.09%。绝大多数地区能够达到 100%（图 3-19-10）。汕头市、广州市及汕尾市较低,可能与人均工作量较高有关。

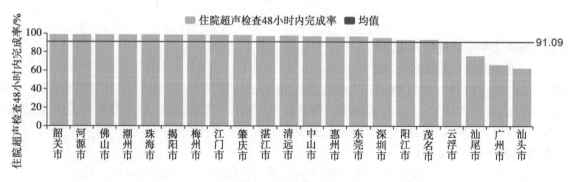

图 3-19-10　2021 年广东省住院超声检查 48 小时内完成率

指标 4. 超声危急值 10 分钟内通报完成率

2021 年广东省超声危急值 10 分钟内通报完成率为 99.08%（图 3-19-11），较 2020 年（97.00%）有所提高，不同类型医疗机构上报率接近（图 3-19-12）。但部分地区如汕尾市、汕头市、揭阳市、云浮市超声危急值 10 分钟通报完成率低于平均值，需进一步加强制度落实，确保超声危急值及时上报。

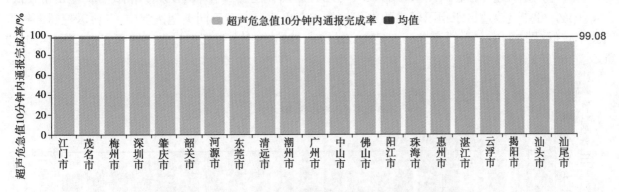

图 3-19-11　2021 年广东省超声危急值 10 分钟内通报完成率

指标 5. 超声报告书写合格率

2021 年广东省超声报告书写合格率为 99.40%，较 2020 年（96.91%）有所提高，其中阳江市、中山市、云浮市、深圳市等低于平均值（图 3-19-13），需要加强超声报告书写质控，提高报告质量。

指标 6. 乳腺病变超声报告进行乳腺影像报告和数据系统（BI-RADS）分类率

2021 年广东省乳腺病变超声报告进行 BI-RADS 分类率为 91.87%（图 3-19-14），较 2020 年（82.71%）

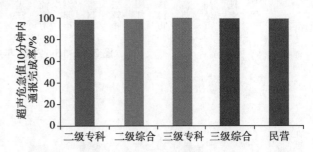

图 3-19-12　2021 年广东省各类医疗机构超声危急值 10 分钟内通报完成率

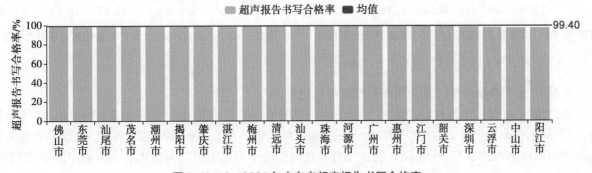

图 3-19-13　2021 年广东省超声报告书写合格率

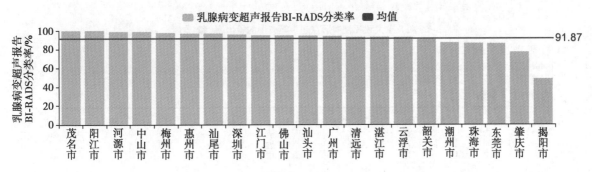

图 3-19-14　2021 年广东省乳腺病变超声报告进行 BI-RADS 分类率

提升近十个百分点,说明乳腺病变超声报告进行 BI-RADS 分类在广东省普及推广效果明显。而揭阳市、肇庆市等地区报告分类率仍偏低,因此需要加强上述地市医院乳腺病变超声报告进行 BI-RADS 分类的培训,提高分类报告率。

指标 7. 超声报告阳性率

2021 年广东省超声报告阳性率为 65.68%(图 3-19-15),较 2020 年(67.93%)略有下降,中山市较低,为 43.01%,可能是该地区承担了较多的常规体检或产检项目。在不同类型医院中,专科医院超声报告阳性率较低(图 3-19-16),需要进一步提高。2017—2021 年广东省超声报告阳性率变化如图 3-19-17 所示。

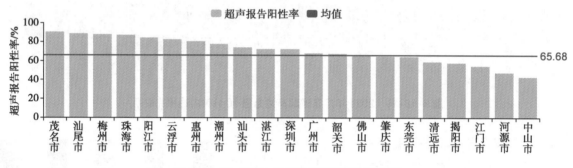

图 3-19-15　2021 年广东省超声报告阳性率

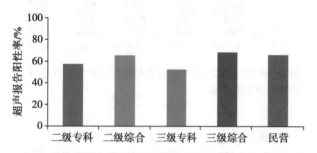

图 3-19-16　2021 年广东省各类医疗机构超声报告阳性率

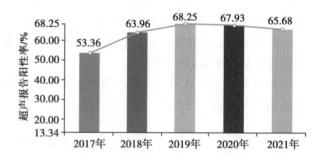

图 3-19-17　2017—2021 年广东省超声报告阳性率变化

指标 8. 超声筛查中胎儿重大致死性畸形的检出率

2021 年广东省超声筛查中胎儿重大致死性畸形的检出率平均为 0.07%,较 2020 年(0.05%)稍有提高,但不同地区差别仍较大,在肇庆市、中山市等地区检出率不足 0.02%(图 3-19-18),因此在全省加强培训及产前超声筛查的质控十分必要。在重大致死性畸形检出率比例中以无脑儿最为多见,占比为 23.12%(图 3-19-19)。

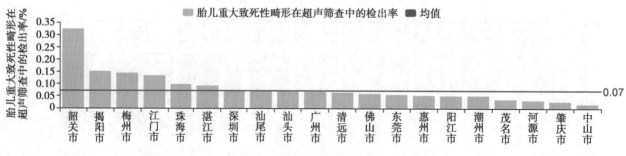

图 3-19-18　2021 年广东省超声筛查中胎儿重大致死性畸形的检出率

指标 9. 超声诊断符合率

2021年广东省超声诊断符合率达到89.77%(图3-19-20)。汕尾市、肇庆市、云浮市等地区稍低,需要加强培训和质控。不同医疗机构诊断符合率基本处于90%左右(图3-19-21)。且近四年来逐年提高,诊断符合率较高(图3-19-22)。

指标 10. 乳腺占位超声诊断准确率

2021年广东省乳腺占位超声诊断准确率平均为73.77%,但不同城市间差异较大(图3-19-23)。阳江市最低,准确率仅为33.43%,急需必要的培训和质控,以提高全省乳腺超声诊断同质化水平。

指标 11. 颈动脉狭窄(≥50%)超声诊断符合率

2021年广东省颈动脉狭窄(≥50%)超声诊断符合率平均为86.25%(图3-19-24),不同城市间差异较大,阳江市、韶关市、汕头市、湛江市等地区低于75%,需要进一步加强相关地区的培训。

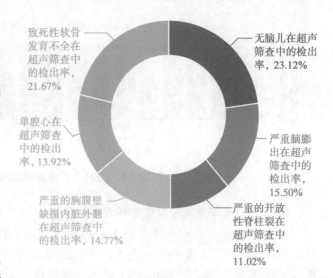

图 3-19-19　2021年广东省超声筛查中胎儿重大致死性畸形的检出率比例

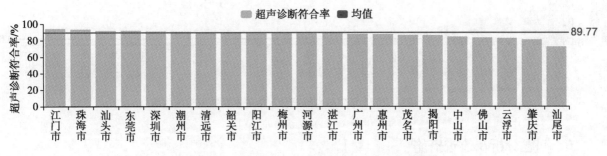

图 3-19-20　2021年广东省医疗机构超声诊断符合率

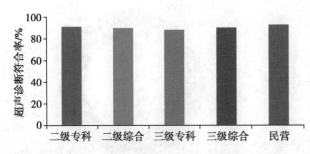

图 3-19-21　2021年广东省各类医疗机构超声诊断符合率

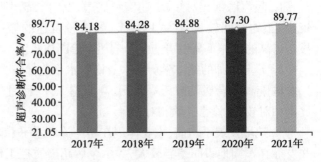

图 3-19-22　2017—2021年广东省超声诊断符合率变化

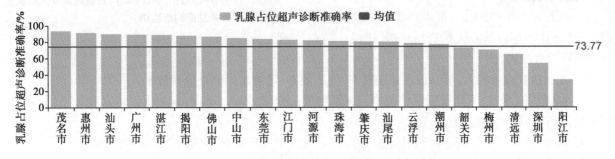

图 3-19-23　2021年广东省乳腺占位超声诊断准确率

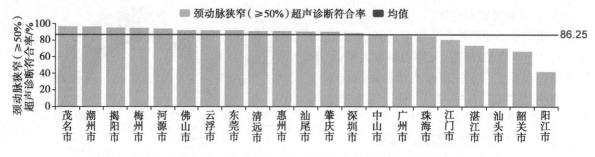

图 3-19-24　2021 年广东省颈动脉狭窄（≥50%）超声诊断符合率

指标 12. 超声介入相关主要并发症发生率

　　2021 年广东省超声介入相关主要并发症发生率平均为 0.65%，较 2020 年（0.37%）升高，可能与各地区基层医院逐渐开展超声介入有关。不同地级市间差异较大，潮州市、肇庆市、湛江市、揭阳市、韶关市等地区发生率超过 2%（图 3-19-25），需要加强培训。而在超声介入相关主要并发症类型中，出血为主要发生的并发症，占 86.87%（图 3-19-26）。

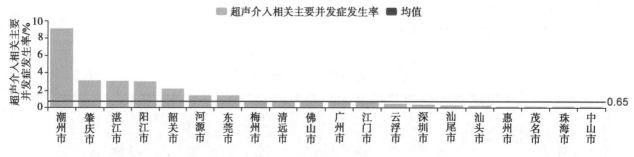

图 3-19-25　2021 年广东省超声介入相关主要并发症发生率

二、问题分析及改进措施

（一）存在的主要问题及原因分析

　　1. 超声医师相对短缺，超声科医患比较低，超声检查人次较高、预约时间较长，在人口较多、经济较发达的城市更为明显。过高的工作负荷也可能会影响超声诊断质量。

　　2. 超声医师的整体学历水平及诊断水平差异较大，尤其在二级医院和民营医院缺乏高学历、高职称人才，而且年轻医师比例相对较多，诊疗经验相对不足。

　　3. 地域发展不均衡，主要体现在超声诊断水平和超声介入并发症在不同地市间差异较大，提示今后超声质控工作加强薄弱地区超声培训的必要性。

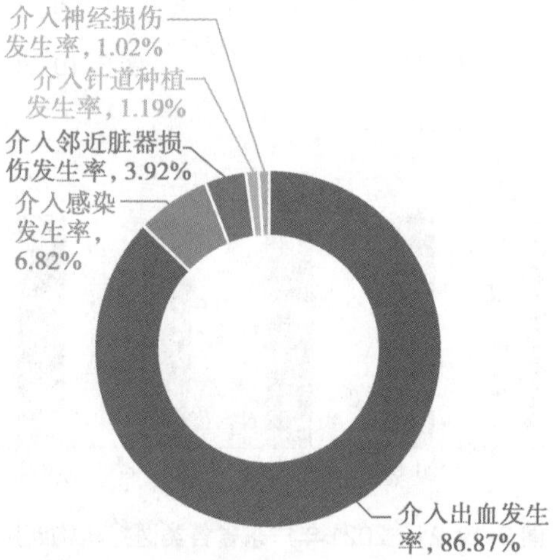

（二）改进措施

　　1. 提高超声医师的临床准入要求，扩大超声医师的招收规模，并严格执行超声从业人员资质审核，避免非执业范围人员出具超声检查报告。

　　2. 加大医疗设备投入，提高设备采购效率、使用效率，增加超声检查诊间数量。

　　3. 加强不同地域、不同级别医疗机构超声医师间的交流、学习、帮扶，定期组织培训和学习超声诊疗相关规范和共识，共同提高超声专业医师水平。

　　4. 成立区域超声医疗联盟，利用信息技术手段，建立健全远程疑难病例会诊及讨论制度。

　　5. 改善就医流程，完善超声系统信息化建设，缩短预约时间。

介入神经损伤发生率，1.02%
介入针道种植发生率，1.19%
介入邻近脏器损伤发生率，3.92%
介入感染发生率，6.82%
介入出血发生率，86.87%

图 3-19-26　2021 年广东省超声介入相关主要并发症构成比例

三、质控中心简介

（一）成立时间，目前主任委员单位

广东省超声医学质控中心成立于 2012 年 1 月，主任委员单位为中山大学附属第一医院。2022 年 5 月进行换届工作，主任委员单位仍为中山大学附属第一医院。

（二）2021 年重点工作总结

1. 召开广东省超声医学质控中心专委会会议。与会专家讨论了超声质控规范在日常超声诊疗中特别是在基层医院的具体实施标准。

2. 为推广超声造影的规范化应用，继续推进"中国好声影"下基层活动，对多家基层单位的超声造影质控进行了检查和指导，大大提高了广东省超声造影的应用水平。

3. 2021 年举办 16 次"介入超声领航计划"，为广东省基层医院普及介入超声提供技术支持。

4. 以广东省多个地市级骨干医院的超声科为哨点，构建了全省超声质控网络。

5. 广东省超声质控网站正式上线，通过网站对全省超声图文报告进行质控，并定期发布相关共识和指导文件。

6. 在省卫生健康委指导下对两家地级市医院进行超声质控检查，并了解基层医院开展超声质控工作中的难点和不足。

第二十节 广西壮族自治区

一、医疗服务与质量安全情况分析

（一）数据上报概况

2021 年，广西壮族自治区共有 227 家设有超声医学专业的医疗机构参与数据上报。其中，公立医院 208 家，包括三级综合医院 54 家（23.79%），二级综合医院 92 家（40.53%），三级专科医院 16 家（7.05%），二级专科医院 46 家（20.26%）；民营医院 19 家（8.37%）。各地级市及各类别医院分布情况见表 3-20-1。

表 3-20-1　2021 年广西壮族自治区超声专业医疗质量控制指标抽样医疗机构分布情况

单位：家

地市	二级专科	二级综合	三级专科	三级综合	民营	合计
百色市	6	11	1	2	0	20
北海市	2	4	0	3	0	9
崇左市	3	6	0	1	0	10
防城港市	2	3	0	1	1	7
桂林市	5	8	0	6	5	24
贵港市	2	5	1	4	1	13
河池市	7	7	1	3	3	21
贺州市	2	2	1	2	0	7
来宾市	3	9	1	2	0	15
柳州市	3	8	2	6	3	22
南宁市	5	14	5	8	5	37
钦州市	1	4	0	5	2	12
梧州市	1	4	1	6	0	12
玉林市	4	7	1	6	0	18
全自治区	46	92	16	54	19	227

（二）超声医师人员配置情况

1. 超声科医患比

2021年广西壮族自治区医疗机构超声科医患比为1.36∶10 000。其中防城港市超声科医患比最高，为2.26∶10 000，贵港市最低，为1.00∶10 000，贵港市、玉林市、贺州市、河池市、桂林市、南宁市、梧州市均低于全省平均水平，防城港市、崇左市、来宾市、柳州市、百色市、北海市、钦州市高于全省平均水平（图3-20-1）。贵港市、玉林市的超声科医患比较低，说明该地区的超声医疗需求巨大，超声医师数量短缺。

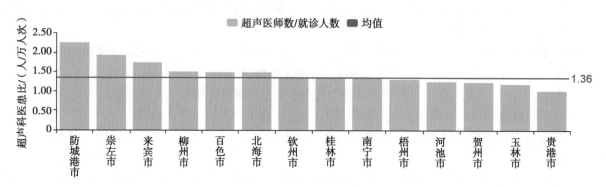

图3-20-1　2021年广西壮族自治区超声科医患比

2017—2019年，超声科医患比逐年下降，提示超声医师逐渐流失或超声检查的患者数量逐渐增加；而2019—2021年，超声科医患比逐年回升（图3-20-2），提示超声医师人数增加或超声检查人数有所下降。

2. 各类医疗机构超声科医师学历分布情况

2021年广西壮族自治区各类医疗机构超声科医师学历构成比：二级医疗机构（二级专科及综合医疗机构）及民营医疗机构博士学历医师缺失，二级专科医疗机构硕士学历缺失，二级综合类医疗机构及民营医疗机构硕士学历占比分别为0.61%、6.25%；三级医疗机构（三级专科及三级综合）医疗机构博士学历占比分别为1.7%、1.3%，硕士学历占比分别为11.4%、22.26%；二级专科医疗机构学士以下学历超声医师占比最高，余各类医疗机构均以学士学历占比最高（图3-20-3）。高学历超声医师集中于三级医疗机构，二级医疗机构超声医师学历偏低。

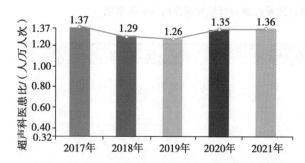

图3-20-2　2017—2021年广西壮族自治区超声科医患比变化

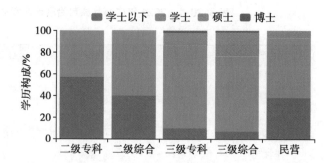

图3-20-3　2021年广西壮族自治区各类医疗机构超声科医师学历分布情况

3. 各类医疗机构超声科医师职称分布情况

2021年广西壮族自治区各类型医疗机构超声科医师职称构成：二级专科医疗机构主任医师缺失，二级综合、三级专科、三级综合及民营医疗机构主任医师占比分别为0.81%、3.40%、6.68%、6.25%；三级医疗机构（三级综合及三级专科）高级职称医师占比最高，分别为29.96%、26.34%，二级专科医疗机构高级职称占比最低，为14.43%；二级专科医疗机构住院医师占比最高，为50.25%，余各级医疗机构均为主治医师占比最高，其中民营、二级综合、三级专科及三级综合医疗机构占比分别为52.08%、47.48%、44.68%、40.45%，高级职称医师集中于三级医疗机构，二级医疗机构高级职称医师占比偏低（图3-20-4）。

4. 各类医疗机构超声科医师年龄分布情况

2021 年广西壮族自治区三级医疗机构(三级专科及综合)45 岁以上构成比较低,分别占比 12.77%、13.73%,而民营医疗机构 45 岁以上构成比最高,为 29.17%;二级医疗机构(二级专科及综合)中 >35~45 岁人员占比最高,分别为 49.25%、42.83%;三级医疗机构(三级专科及综合)和民营医疗机构则以 >25~35 岁占比最高,分别为 43.40%、47.68%、37.50%(图 3-20-5)。二级医疗机构及民营医疗机构年轻医师占比相对偏低。

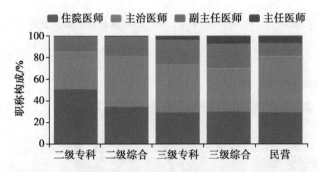

图 3-20-4　2021 年广西壮族自治区各类医疗机构超声科医师职称分布情况

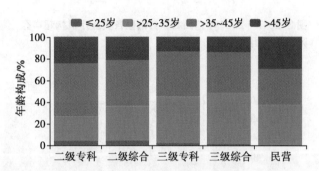

图 3-20-5　2021 年广西壮族自治区各类医疗机构超声科医师年龄分布情况

(三)超声质控指标抽样调查结果

指标 1. 超声医师日均承担工作量

2021 年广西壮族自治区医疗机构超声医师日均承担工作量平均为 29.29 人次,其中贵港市超声医师日均承担工作量最高,为 39.5 人次,防城港市最低,为 17.6 人次(图 3-20-6)。贵港市、玉林市、贺州市、河池市、梧州市、南宁市、桂林市工作量高于全区平均水平,而防城港、崇左市、来宾市、柳州市、百色市、北海市、钦州市低于全区平均水平。

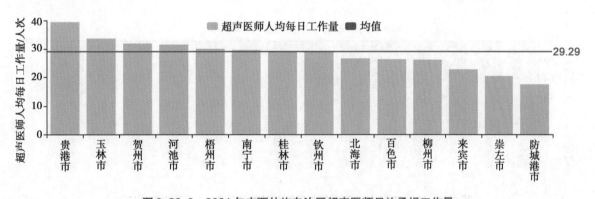

图 3-20-6　2021 年广西壮族自治区超声医师日均承担工作量

2021 年广西壮族自治区三级综合医疗机构日均承担工作量最大,民营医疗机构日均承担工作量最少(图 3-20-7),可能与群众就诊多趋向于三级综合医疗机构有关。

2017—2019 年广西壮族自治区超声医师日均承担工作量呈上升趋势,而 2019—2021 年呈下降趋势(图 3-20-8)。

指标 2. 超声仪器质检率

2021 年广西壮族自治区超声仪器质检率平均 96.37%。其中防城港市最低,仅为 90.62%,崇左市最高,为 100%;崇左市、桂林市、河池市、贺州市、梧州市高于全省平均水平,防城港市、柳州市、钦州市、玉林市低于全省平均水平(图 3-20-9)。

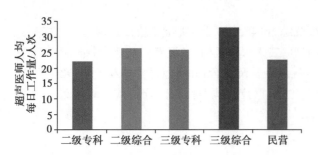

图 3-20-7　2021 年广西壮族自治区各类医疗机构超声医师日均承担工作量

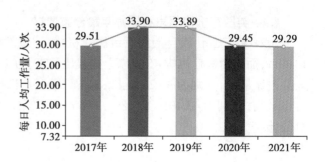

图 3-20-8　2017—2021 年广西壮族自治区超声医师日均承担工作量变化

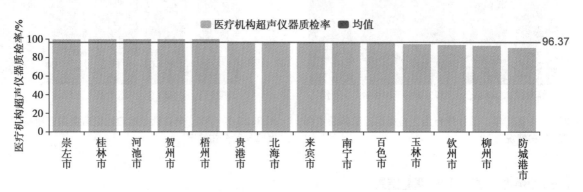

图 3-20-9　2021 年广西壮族自治区超声仪器质检率

指标 3. 住院超声检查 48 小时内完成率

2021 年广西壮族自治区住院超声检查 48 小时内完成率为 99.48%。其中来宾市、贵港市、百色市、北海市高于全省平均水平,防城港市、崇左市、贺州市低于全区平均水平(图 3-20-10)。

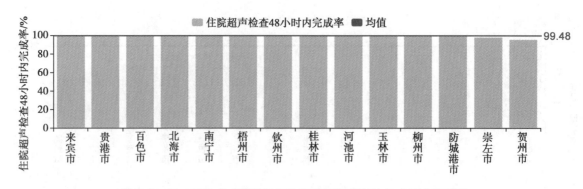

图 3-20-10　2021 年广西壮族自治区住院超声检查 48 小时内完成率

指标 4. 超声危急值 10 分钟内通报完成率

2021 年广西壮族自治区超声危急值 10 分钟内通报完成率为 96.26%。其中崇左市、贺州市、来宾市、南宁市通报完成率达 100%,崇左市、贺州市、来宾市、南宁市、柳州市、桂林市、玉林市、百色市、钦州市高于全省平均水平,梧州市、防城港市、河池市、北海市低于全区平均水平(图 3-20-11)。梧州市通报率明显低于其他地区,不排除该地区对危急值通报认识不足或通报填报情况不完善。

2021 年广西壮族自治区各类医疗机构中三级专科及民营医疗机构超声危急值 10 分钟内通报完成率均为 100%,三级综合医疗机构最低,为 93.38%(图 3-20-12)。全区各医疗机构该项指标均处于相对较高水平。

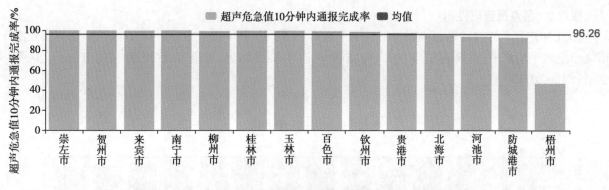

图 3-20-11 2021 年广西壮族自治区超声危急值 10 分钟内通报完成率

指标 5. 超声报告书写合格率

2021 年广西壮族自治区超声报告书写合格率平均为 99.55%。其中百色市、贺州市、南宁市、防城港市、钦州市、来宾市、北海市高于全区平均水平,而河池市、贵港市、桂林市、梧州市低于全区平均水平(图 3-20-13)。

指标 6. 乳腺病变超声报告进行乳腺影像报告和数据系统(BI-RADS)分类率

2021 年广西壮族自治区乳腺病变超声报告进行

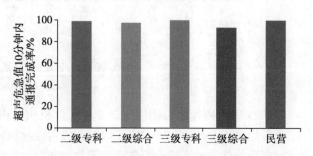

图 3-20-12 2021 年广西壮族自治区各类医疗机构超声危急值 10 分钟内通报完成率

BI-RADS 分类率平均为 91.47%。其中北海市、贵港市、钦州市、河池市、贺州市、来宾市、百色市及南宁市高于全区平均水平,而防城港市、崇左市、柳州市、梧州市、桂林市低于全区平均水平(图 3-20-14)。

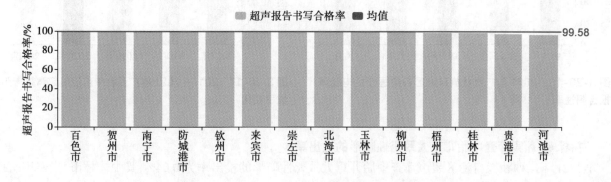

图 3-20-13 2021 年广西壮族自治区超声报告书写合格率

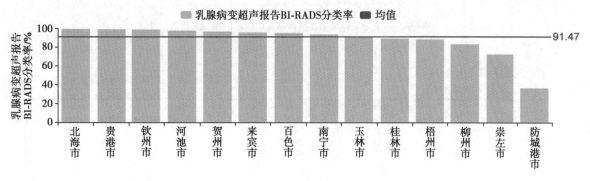

图 3-20-14 2021 年广西壮族自治区乳腺病变超声报告进行 BI-RADS 分类率

指标 7. 超声报告阳性率

2021 年广西壮族自治区超声报告阳性率平均为 75.62%。其中崇左市、梧州市、来宾市、贺州市及南宁市高于全区平均水平，而贵港市、河池市、防城港市、桂林市、北海市、百色市、钦州市、柳州市低于全区平均水平（图 3-20-15）。

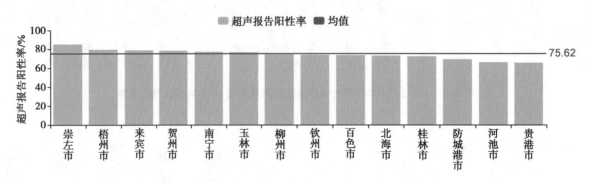

图 3-20-15 2021 年广西壮族自治区超声报告阳性率

2021 年广西壮族自治区三级专科医疗机构超声报告阳性率最高，为 81.12%，其次为二级综合及三级综合医疗机构，分别为 78.47%、74.60%，民营医疗机构最低，仅为 61.85%（图 3-20-16）。

广西壮族自治区超声报告阳性率自 2017 年的 62.92% 到 2021 年的 75.91%，逐年上升（图 3-20-17）。

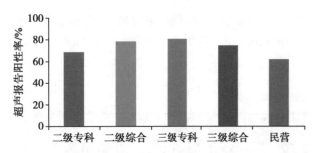

图 3-20-16 2021 年广西壮族自治区各类医疗机构超声报告阳性率

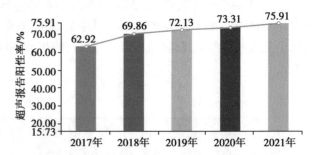

图 3-20-17 2017—2021 年广西壮族自治区超声报告阳性率变化

指标 8. 超声筛查中胎儿重大致死性畸形的检出率

2021 年广西壮族自治区超声筛查中胎儿重大致死性畸形的检出率为 0.04%，其中桂林市、崇左市、百色市、梧州市及贵港市高于全区平均水平，而柳州市、贺州市、北海市、来宾市、南宁市、玉林市、防城港市及河池市低于全区平均水平（图 3-20-18）。

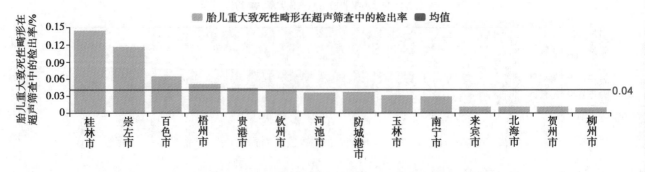

图 3-20-18 2021 年广西壮族自治区超声筛查中胎儿重大致死性畸形的检出率

2021年广西壮族自治区超声筛查胎儿重大致死性畸形中无脑儿检出率22.83%,致死性软骨发育不全检出率27.17%,严重脑膨出及严重胸腹壁缺损内脏外翻在超声检出率均为14.17%,单腔心检出率11.81%,严重的开放性脊柱裂检出率为9.84%(图3-20-19)。

指标9. 超声诊断符合率

2021年广西壮族自治区医疗机构超声诊断符合率平均为80.19%,其中贺州市最高,为91.44%,北海市最低,仅为37.32%,贺州市、来宾市、崇左市、玉林市、桂林市、百色市、河池市、防城港市、柳州市、南宁市、钦州市、贵港市高于全区平均水平,而北海市、梧州市低于全区平均水平(图3-20-20)。

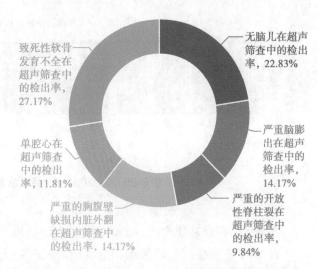

图3-20-19 2021年广西壮族自治区超声筛查中胎儿重大致死性畸形的检出率比例

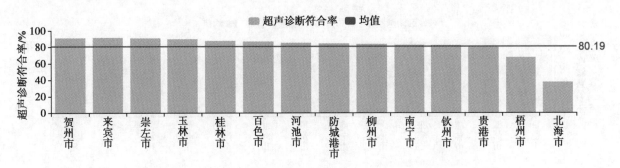

图3-20-20 2021年广西壮族自治区医疗机构超声诊断符合率

2021年广西壮族自治区各类医疗机构超声诊断符合率基本持平(图3-20-21)。

2017—2021年广西壮族自治区超声诊断符合率基本稳定,维持在80%以上(图3-20-22)。

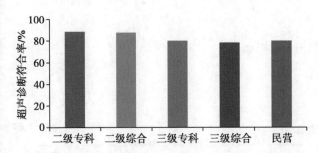

图3-20-21 2021年广西壮族自治区各类医疗机构超声诊断符合率

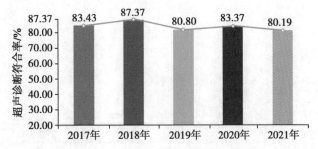

图3-20-22 2017—2021年广西壮族自治区超声诊断符合率变化

指标10. 乳腺占位超声诊断准确率

2021年广西壮族自治区乳腺占位超声诊断准确率平均为85.87%,其中柳州市最高,为95.33%,桂林市最低,仅为66.58%,柳州市、防城港市、贺州市、来宾市、南宁市、北海市、钦州市和河池市高于全区平均水平,而百色市、桂林市、崇左市、梧州市、玉林市、贵港市低于全区平均水平(图3-20-23)。

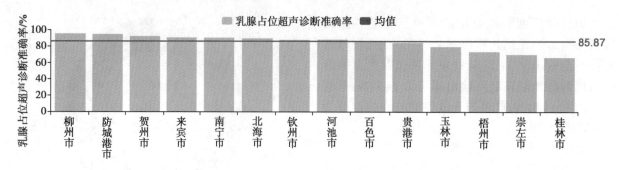

图 3-20-23　2021 年广西壮族自治区乳腺占位超声诊断准确率

指标 11. 颈动脉狭窄(≥50%)超声诊断符合率

2021 年广西壮族自治区颈动脉狭窄(≥50%)超声诊断符合率平均为 86.95%,其中百色市最高,为 98.46%,钦州市最低,仅为 55.1%,百色市、柳州市、桂林市、来宾市、玉林市、南宁市高于全区平均水平,梧州市、钦州市、崇左市、河池市、贺州市、贵港市、北海市低于全区平均水平(图 3-20-24)。

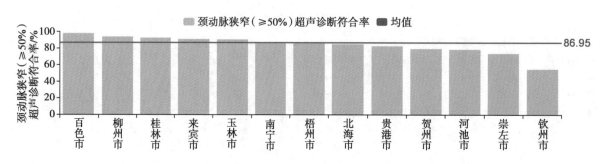

图 3-20-24　2021 年广西壮族自治区颈动脉狭窄(≥50%)超声诊断符合率

指标 12. 超声介入相关主要并发症发生率

2021 年广西壮族自治区超声介入相关主要并发症发生率平均为 1.57%,其中贺州市最低为 0.98%,北海市最高为 6.05%,北海市、防城港市、河池市、来宾市、南宁市、钦州市、梧州市高于全区平均水平,贺州市、百色市、桂林市、贵港市、玉林市、柳州市低于全区平均水平(图 3-20-25)。

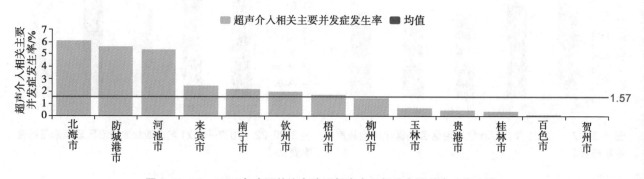

图 3-20-25　2021 年广西壮族自治区超声介入相关主要并发症发生率

2021 年广西壮族自治区超声介入各类并发症构成比例中,出血发生率占比达 93.97%,其次为介入感染、3.46%,邻近脏器损伤、神经损伤及针道种植占比分别为 1.24%、1.24%、0.09%(图 3-20-26)。

二、问题分析及改进措施

（一）存在的主要问题及原因分析

1. 超声医师人员配置参差不齐

高学历（包括博士、硕士）、高级职称医师集中于三级医疗机构，二级医疗机构医务人员学历及高级职称医师占比偏低，且二级医疗机构及民营医疗机构年轻医师占比偏低。提示目前优质超声医疗人才资源向三级医疗机构集中，且二级及民营医疗机构超声医师结构存在老化现象。

2. 各地区超声医师日均承担工作量差别较大

三级综合医疗机构超声医师日均承担工作量最大，民营医疗机构最少，提示目前群众就医仍趋向三级综合医疗机构。

3. 不同地区及不同医疗机构常用超声技术诊断标准化及准确性存在差异

大部分地区超声危急值 10 分钟内通报完成率均完成良好，但仍存在个别地区危急值通报率偏低。不同地区乳腺病变超声报告进行 BI-RADS 分类率、胎儿重大致死性畸形的检出率、乳腺占位超声诊断准确率、颈动脉狭窄超声诊断符合率及超声介入相关主要并发症发生率存在明显差异。

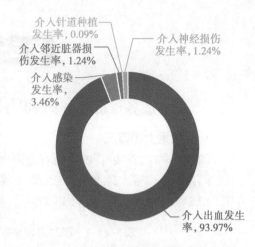

图 3-20-26　2021 年广西壮族自治区超声介入相关主要并发症构成比例

（二）改进措施

1. 加强高级超声医学人才（博士、硕士）的培养，并在国家的指导下，引导其向医学人才缺乏的地区和三级综合医院以外的其他医疗机构下沉，以提高基层及较低级别医疗机构的软实力。

2. 协助国家超声医学质控中心尽快完善超声质控规范，并向各地区推广，将质控关卡前移。为减少不同地区及不同医疗机构诊疗水平的差异，中心将通过线上及线下等多种形式，加强对胎儿重大致死性畸形超声诊断、乳腺病变超声报告进行 BI-RADS 分类、颈动脉超声及介入性超声诊疗等临床常用超声技术的规范化培训。

三、质控中心简介

（一）成立时间，目前主任委员单位

广西壮族自治区超声医学质控中心于 2006 年 10 月挂牌成立，并在自治区卫生厅的直接领导下，挂靠在广西医科大学第一附属医院。2018 年 7 月由广西壮族自治区卫生健康委医政处组织专家对满两届的质控中心重新进行遴选，目前挂靠单位仍为广西医科大学第一附属医院。

（二）2021 年重点工作总结

1. 召开 2021 年广西壮族自治区超声医学质控中心工作会议。

2. 确立 2021 年广西壮族自治区超声医学质控哨点医院名单并完成 2021 年广西壮族自治区超声医疗服务与质量数据网上抽样调查工作任务。

3. 完成《2021 年国家医疗服务与质量安全报告　超声医学分册》中广西壮族自治区部分的撰写。

4. 组织全体质控委员参加全国超声质控大会线上会议。

5. 线上线下相结合加强超声新技术规范化培训，包括 2021 年 4 月 24 日召开的超声造影规范培训、6 月 4—6 日召开的超声新技术的临床应用与规范培训学习班。

6. 强化住院医师、研究生及进修医师等不同层次医师队伍规范化培训。2021 年 7 月 20—22 日，以广西医科大学第一附属医院为主的广西多地区青年医师组成的团队参加了全国超声医师住院规范化培训比赛并获得了优异的成绩。

第二十一节 海 南 省

一、医疗服务与质量安全情况分析

(一)数据上报概况

2021年,海南省共有49家设有超声医学专业的医疗机构参与数据上报。其中,公立医院40家,包括三级综合医院12家(24.49%),二级综合医院19家(38.78%),三级专科医院3家(6.12%),二级专科医院6家(12.24%);民营医院9家(18.37%)。各地级市及各类别医院分布情况见表3-21-1。

表3-21-1 2021年海南省超声专业医疗质量控制指标抽样医疗机构分布情况

单位:家

地市	二级专科	二级综合	三级专科	三级综合	民营	合计
海口市	2	12	3	5	3	25
乐东黎族自治县	0	2	0	0	0	2
琼海市	1	0	0	2	4	7
三亚市	2	3	0	3	2	10
屯昌县	0	1	0	0	0	1
万宁市	0	1	0	0	0	1
儋州市	1	0	0	2	0	3
全省	6	19	3	12	9	49

(二)超声医师人员配置情况

1. 超声科医患比

2021年海南省超声科医患比均值为1.40:10 000。全省各地超声科医患比差异较大,其中万宁市比值最高,为9.11:10 000,三亚市最低,为1.18:10 000;5个市县医患比值在均值以上,低于全省平均水平的有2个市县(图3-21-1)。2017—2021年海南省超声科医患比在前两年小幅下降后,近三年趋于平稳(图3-21-2),说明近几年超声医疗需求增加,超声医师处于紧缺状态。

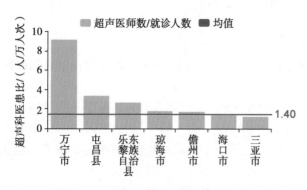

图3-21-1 2021年海南省超声科医患比

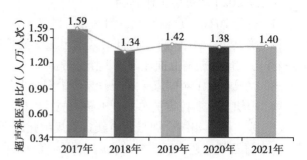

图3-21-2 2017—2021年海南省超声科医患比变化

2. 各类医疗机构超声科医师学历分布情况

2021年海南省二级综合医院超声科医师学士学历以下占比最高;三级综合医院超声科学士、硕士学历占比均最高;仅三级综合医院超声科有博士学历医师,占比1.06%(图3-21-3)。说明海南省各类型医院医师学历差异较大。

3. 各类医疗机构超声科医师职称分布情况

2021年海南省二级专科医院超声科中住院医师占比最高；民营医院超声科中主治医师占比最高；在三级综合医院超声科中副主任医师、主任医师占比最高；二级专科医院超声科目前无主任医师（图3-21-4）。在海南省各类医疗机构中，初级和中级职称医师占比较高，高级职称医师占比较低，职称分布相对均衡。

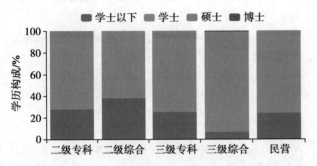

图3-21-3 2021年海南省各类医疗机构超声科医师学历分布情况

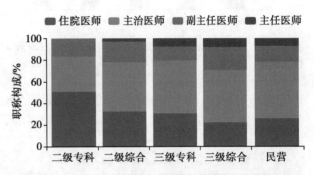

图3-21-4 2021年海南省各类医疗机构超声科医师职称分布情况

4. 各类医疗机构超声科医师年龄分布情况

2021年海南省各类医疗机构≤25岁超声医师占比最小；三级综合医院>25~35岁占比最高，民营医院>35~45岁占比最高，民营医院>45岁占比最高（图3-21-5）。其中公立医院医师年龄相对年轻化，说明公立医院承担了更多青年医师的培养工作。

（三）超声质控指标抽样调查结果

指标1. 超声医师日均承担工作量

2021年海南省超声医师日均承担工作量均值为28.40人次；三亚市最高，为33.82人次，2个市县高于均值；万宁市最低，为4.37人次（图3-21-6）。不同类型医疗机构中三级专科医院最高，为36.33人次；民营医院最低，为19.73人次（图3-21-7）。2017—2021全省日均承担工作量在前两年波动后近三年趋于平稳（图3-21-8）。各市县超声医师工作量存在巨大差异，部分地区超声医师紧缺。

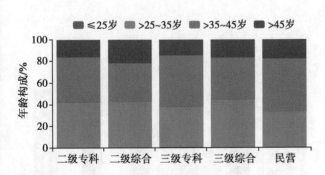

图3-21-5 2021年海南省各类医疗机构超声科医师年龄分布情况

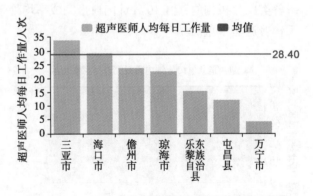

图3-21-6 2021年海南省超声医师日均承担工作量

指标2. 超声仪器质检率

2021年海南省超声仪器质检率均值为98.03%，5个市县高于均值，其中2个市县达100%，2个市县低于均值，乐东黎族自治县最低，为88.89%（图3-21-9）。

指标3. 住院超声检查48小时内完成率

2021年海南省住院超声检查48小时内完成率均值为99.14%，4个市县高于均值，其中琼海市、万宁

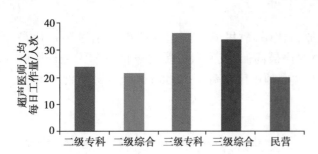

图 3-21-7 2021 年海南省各类医疗机构超声医师日均承担工作量

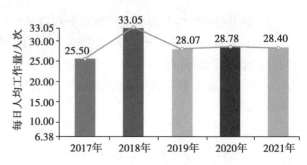

图 3-21-8 2017—2021 年海南省超声医师日均承担工作量变化

市完成率达 100%；2 个市县低于均值,乐东黎族自治县最低,为 91.64%（图 3-21-10）。全省各级各类医疗机构住院超声检查 48 小时内完成率均处于较高水平。

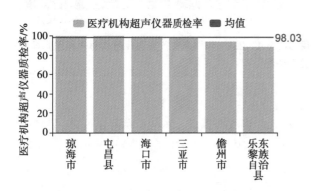

图 3-21-9 2021 年海南省超声仪器质检率

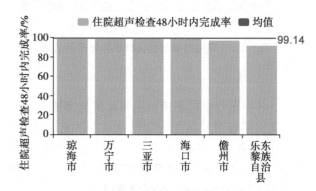

图 3-21-10 2021 年海南省住院超声检查 48 小时内完成率

指标 4. 超声危急值 10 分钟内通报完成率

2021 年,海南省危急值 10 分钟内通报完成率均值为 98.70%,3 个市县高于均值,2 个市县危急值通报率达 100%。三亚市最低,为 91.44%（图 3-21-11）。不同类型医疗机构危急值通报率均在 97% 以上,其中二级专科医院、三级专科医院及民营医院危急值 10 分钟内通报完成率达 100%（图 3-21-12）。海南省各级各类医疗机构危急值 10 分钟内通报完成率均处于较高水平,反映省内超声从业人员对超声危急值通报工作普遍非常重视。

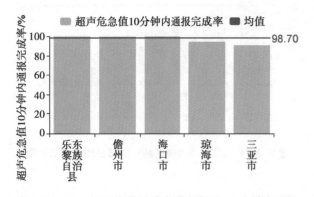

图 3-21-11 2021 年海南省超声危急值 10 分钟内通报完成率

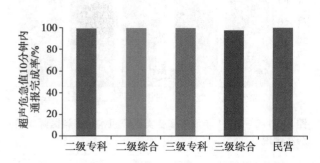

图 3-21-12 2021 年海南省各类医疗机构超声危急值 10 分钟内通报完成率

指标 5. 超声报告书写合格率

2021 年海南省报告书写合格率均值为 99.84%,海口市高于平均水平；4 个市县低于平均水平,乐东黎族自治县最低,为 91.35%（图 3-21-13）,各市县超声报告书写合格率存在一定差异。

指标 6. 乳腺病变超声报告进行乳腺影像报告和数据系统(BI-RADS)分类率

2021 年海南省乳腺病变超声报告进行 BI-RADS 分类率均值为 41.71%;5 个市县高于均值;海口市最低,为 35.87%(图 3-21-14)。不同类型医疗机构中三级专科医院乳腺病变超声报告进行 BI-RADS 分类率达 99.81%;二级综合医院最低,为 14.28%(图 3-21-15)。各级各类医疗机构间乳腺病变超声报告进行 BI-RADS 分类率的应用存在显著差异,二级综合医院亟待普及推广规范化乳腺超声报告。

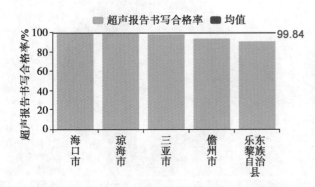

图 3-21-13　2021 年海南省超声报告书写合格率

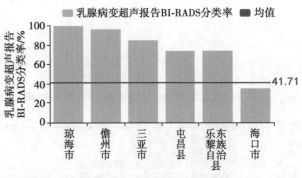

图 3-21-14　2021 年海南省乳腺病变超声报告进行 BI-RADS 分类率

指标 7. 超声报告阳性率

2021 年海南省超声报告阳性率均值为 73.03%;3 个市县高于均值,最高为琼海市,为 74.60%;4 个市县低于均值,屯昌县最低,为 47.60%(图 3-21-16)。除儋州市和屯昌县,总体阳性率无明显差异。不同类型医疗机构中,三级专科医院超声报告阳性率最高,二级专科医院最低,分别为 78.55% 和 45.70%(图 3-21-17),可能与二级专科医院承担了较多正常产检及妇科检查有关。2017—2021 年海南省超声报告阳性率呈逐年上升趋势(图 3-21-18)。

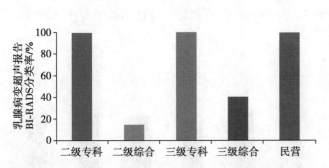

图 3-21-15　2021 年海南省各类医疗机构乳腺病变超声报告进行 BI-RADS 分类率

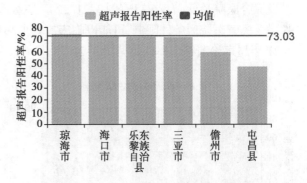

图 3-21-16　2021 年海南省门急诊超声报告阳性率

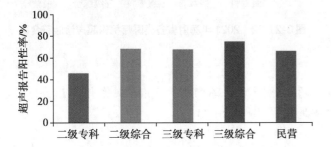

图 3-21-17　2021 年海南省各类医疗机构门急诊超声报告阳性率

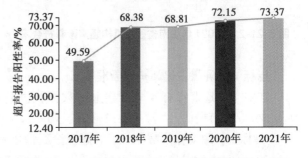

图 3-21-18　2017—2021 年全省超声报告阳性率变化

指标 8. 超声筛查中胎儿重大致死性畸形的检出率

2021 年海南省超声筛查中胎儿重大致死性畸形的检出率均值为 0.04%;海口市高于均值,为 0.05%;3 个市县低于均值,三亚市最低,为 0.02%(图 3-21-19)。超声筛查中,致死性软骨发育不全在胎儿各种重大致死性畸形中检出率最高,为 53.49%(图 3-21-20)。

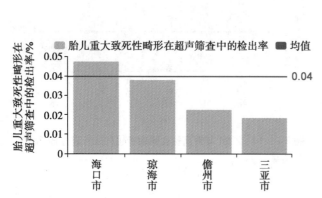

图 3-21-19　2021 年海南省超声筛查中胎儿重大致死性畸形的检出率

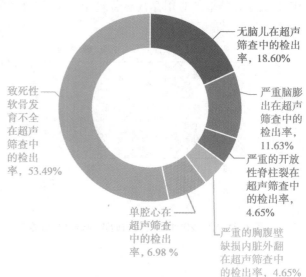

图 3-21-20　2021 年海南省超声筛查中胎儿重大致死性畸形的检出率比例

指标 9. 超声诊断符合率

2021 年海南省超声诊断符合率均值为 90.09%;儋州市最高,为 93.06%,海口市最低,为 89.56%;3 个市县高于全省平均水平(图 3-21-21)。不同类型医疗机构中,民营医院超声诊断符合率最高,为 92.00%;二级综合医院最低,为 86.33%(图 3-21-22)。三级医院以手术病理诊断结果为主要统计依据,数据较可靠。基层及民营医院因条件限制,可能以临床或其他影像结果为统计依据,可能影响统计结果准确性。2017—2021 年超声诊断符合率变化见图 3-21-23。

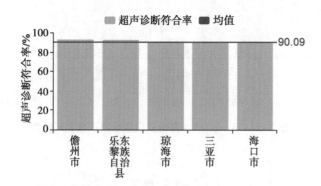

图 3-21-21　2021 年海南省医疗机构超声诊断符合率

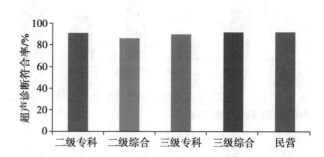

图 3-21-22　2021 年海南省各类医疗机构超声诊断符合率

指标 10. 乳腺占位超声诊断准确率

2021 年,海南省有 4 个市县上报数据,乳腺占位超声诊断准确率均值为 86.06%;儋州市最高,为 94.92%;琼海市最低,为 77.69%;2 个市县均高于全省平均水平(图 3-21-24)。

指标 11. 颈动脉狭窄(≥50%)超声诊断符合率

2021 年,海南省有 3 个市上报数据,均值为 85.71%,2 个市高于均值。三亚市最高,为 90.41%;海口市最低,为 84.50%(图 3-21-25)。部分市县未上报此项数据,原因可能与随访率较低,无法获得相关数据有关。

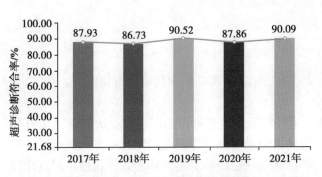

图 3-21-23　2017—2021 年海南省超声诊断符合率变化

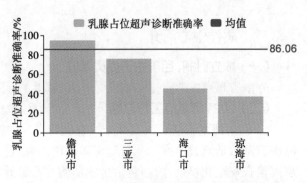

图 3-21-24　2021 年海南省乳腺占位超声诊断准确率

指标 12. 超声介入相关主要并发症发生率

2021 年,海南省有 4 个市上报数据,全省超声介入相关主要并发症发生率均值为 0.71%,三亚市最高,为 24.24%;儋州市最低,为 0.28%(图 3-21-26);部分市县未开展超声介入工作,未上报此项数据。超声介入相关主要并发症中,介入出血发生率最高,为 77.50%,2021 年上报数据中无介入神经损伤发生(图 3-21-27)。

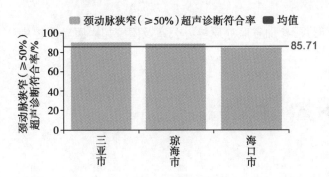

图 3-21-25　2021 年海南省颈动脉狭窄(≥50%)超声诊断符合率

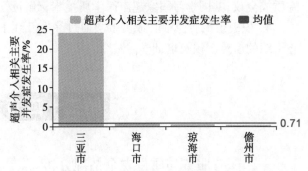

图 3-21-26　2021 年海南省超声介入相关主要并发症发生率

二、问题分析及改进措施

(一)存在的主要问题及原因分析

海南省各医疗机构超声从业人员学历结构普遍偏低,高学历医师严重不足;全省超声介入开展普及率低。

分析原因:海南省为偏远省份,医学教育不发达,医疗发展落后于全国平均水平。海南省经济不发达,超声医师待遇有待提高,对外来高学历人才吸引力不够,造成人才引进困难。

(二)改进措施

1. 加大人才队伍建设,培养青年医师成长,提高整体超声队伍水平。

2. 完善质控管理体系,加强基层医院超声质控培训。每年定期组织针对基层医院各亚专业的规范化培训,提高基层医院超声医师操作标准化水平。

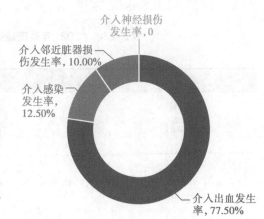

图 3-21-27　2021 年海南省超声介入相关主要并发症构成比例

3. 鼓励各三级医院尤其是三甲医院积极开展省级继续教育项目,每年全省超声专业开展 3~5 项继续教育项目,提高基层超声医师的专业水平和业务能力。

4. 培训指导基层医院填报人员正确理解上报指标、准确填报数据,以减少统计误差。

三、质控中心简介

（一）成立时间，目前主任委员单位

海南省超声医学质控中心成立于 2018 年 11 月，主任委员单位为海南医学院第一附属医院。

（二）2021 年重点工作总结

1. 针对海南省基层医院部分检查项目存在的技术水平偏低及检查操作不规范的现状，依托"第九届海南省基层适宜技术推广项目"，深入基层医院，通过理论授课及现场操作示范相结合的方式进行了 7 期超声检查规范化培训，内容包括孕中期胎儿心脏异常产前规范化超声筛查培训和小儿胃肠超声规范化检查培训。

2. 2021 年 8 月进行了全省范围内二级及以上公立综合医院、乐城医疗先行区医疗单位、全省公立专科医院和社会办医院超声医学质量督导和质控数据的收集工作，并将督查结果及时反馈给受检单位，指出存在问题并给出改进建议。督查完成后撰写了督导总结报告、质控数据分析报告，将督导评分进行排名，并针对各医院存在的医疗质量问题和专业能力不足的问题，分析原因，提出整改建议。

3. 2021 年 12 月召开海南省超声医学质控中心全体委员会议，全面分析质控督导数据，结合本省实际讨论并修订了海南省超声医学专业质控标准，通报超声医学质控中心委员履职情况。同时召开了哨点医院质控会议，共同学习国家超声医学质控指标解读。

4. 积极组织质控中心成员多次通过线上及线下形式，参加省医疗质控办公室及国家超声医学质控中心组织的质控会议及培训学习。

第二十二节 重 庆 市

一、医疗服务与质量安全情况分析

（一）数据上报概况

2021 年，重庆市共有 226 家设有超声医学专业的医疗机构参与数据上报。其中，公立医院 152 家，包括三级综合医院 36 家（15.93%），二级综合医院 80 家（35.4%），三级专科医院 6 家（2.65%），二级专科医院 30 家（13.27%），民营医院 74 家（32.74%）。各地级市及各类别医院分布情况见表 3-22-1。

表 3-22-1 2021 年重庆超声专业医疗质量控制指标抽样医疗机构分布情况

单位：家

地市	二级专科	三级专科	二级综合	三级综合	民营	合计
巴南区	2	0	5	1	1	9
北碚区	1	0	2	2	2	7
长寿区	1	0	3	0	0	4
城口县	0	0	1	0	0	1
大渡口区	0	0	2	0	3	5
大足区	1	0	3	1	1	6
垫江县	1	0	0	0	1	2
丰都县	1	0	3	0	1	5
奉节县	1	0	2	1	3	7
涪陵区	0	0	1	2	3	1	7
合川区	1	0	1	1	3	6

续表

地市	二级专科	三级专科	二级综合	三级综合	民营	合计
江北区	0	0	1	1	7	9
江津区	1	0	1	2	6	10
九龙坡区	1	0	9	1	7	18
开州区	1	0	1	1	1	4
梁平区	0	0	1	1	0	2
南岸区	0	0	2	2	2	6
南川区	1	0	1	1	2	5
彭水苗族土家族自治县	1	0	2	0	0	3
黔江区	2	0	2	1	5	10
荣昌区	1	0	3	0	3	7
沙坪坝区	1	2	2	1	3	9
石柱土家族自治县	0	0	3	0	0	3
铜梁区	1	0	1	1	2	5
万州区	0	1	4	1	1	7
巫溪县	1	0	3	0	0	4
武隆区	1	0	1	0	0	2
秀山土家族苗族自治县	1	0	3	0	2	6
永川区	1	0	1	2	2	6
酉阳土家族苗族自治县	0	0	1	0	0	1
渝北区	1	1	4	2	12	20
渝中区	1	1	1	4	0	7
云阳县	1	0	2	1	0	4
忠县	1	0	2	0	0	3
潼南区	1	0	1	1	0	3
璧山区	1	0	2	1	2	6
綦江区	1	0	3	1	2	7
全市	30	6	80	36	74	226

（二）超声医师人员配置情况

1. 超声科医患比

重庆市 2021 年各区县超声科医患比平均为 1.32：10 000。不同区县超声科医患比不平衡，部分地区超声医师短缺，其中丰都县超声科医患比最高，为 2.31：10 000；渝北区超声科医患比最低，仅为 0.99：10 000（图 3-22-1）。2017—2021 年重庆市超声科医患比变化见图 3-22-2。

2. 各类医疗机构超声科医师学历分布情况

2021 年重庆市各类型医疗机构超声科医师博士学历占 1.86%，硕士学历占 10.86%，学士学历占 57.26%，学士以下学历占 30.02%。各医疗机构以学士学历占比例较大，其次为学士以下学历，硕士及以上学历医师较少（图 3-22-3）。不同类型医疗机构超声医师学历参差不齐，硕士及以上学历主要集中在三级医院（图 3-22-4）。

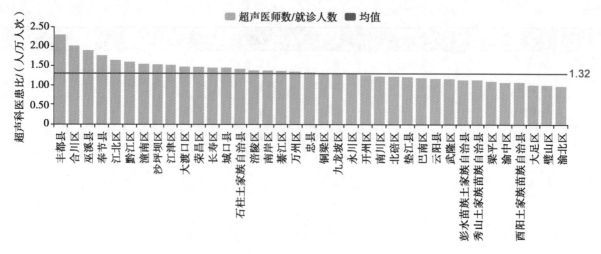

图 3-22-1　2021 年重庆市超声科医患比

3. 各类医疗机构超声科医师职称分布情况

2021 年重庆市超声科医师职称分布,主任医师占 3.41%,副主任医师占 17.31%,主治医师占 43.92%,住院医师占 35.36%。各机构以主治医师占的比例较大,其次为住院医师(图 3-22-5)。

4. 各类医疗机构超声科医师年龄分布情况

2021 年重庆市超声科医师年龄分布,>45 岁占 17.25%,>35~45 岁占 33.93%,>25~35 岁占 46.46%,≤25 岁占 2.36%。各医疗机构青年医师占的比例最大,为超声诊断的主力军(图 3-22-6)。

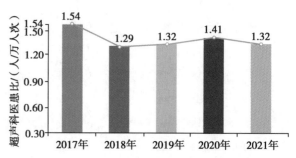

图 3-22-2　2017—2021 年重庆市超声科医患比变化

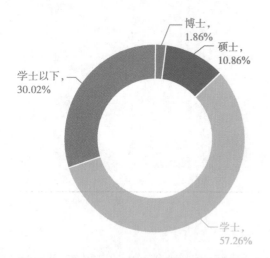

图 3-22-3　2021 年重庆市超声科医师学历构成情况

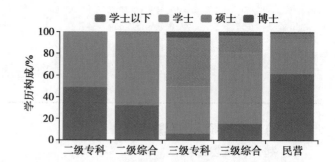

图 3-22-4　2021 年不同类型医疗机构超声科医师学历分布情况

(三)超声质控指标抽样调查结果

指标 1. 超声医师日均承担工作量

2021 年重庆市各区县超声医师日均承担工作量为 30.30 人次,渝北区最高,为 40.12 人次,丰都县最低,为 17.23 人次(图 3-22-7)。三级医院日均承担工作量明显高于二级医院、民营医院(图 3-22-8)。2017—2021 年重庆市超声医师日均承担工作量变化见图 3-22-9。

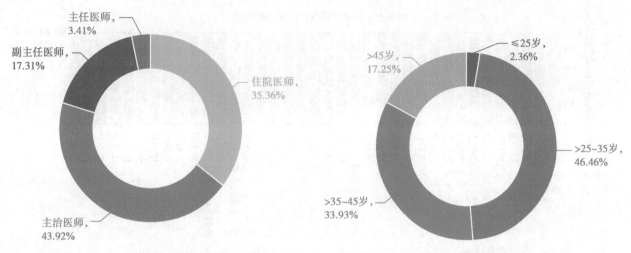

图 3-22-5　2021 年重庆市超声科医师职称构成比　　　　图 3-22-6　2021 年重庆市超声科医师年龄构成比

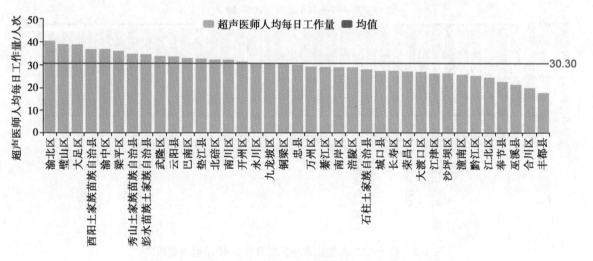

图 3-22-7　2021 年重庆市各地市超声医师日均承担工作量

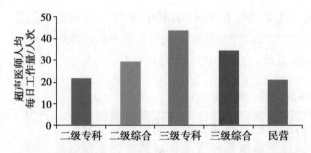

图 3-22-8　2021 年重庆市各类医疗机构超声医师日均承担工作量

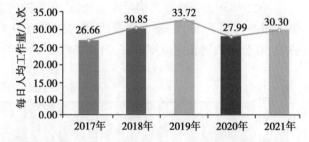

图 3-22-9　2017—2021 年重庆市超声医师日均承担工作量变化

指标 2. 超声仪器质检率

2021 年重庆市医疗机构超声仪器质检率均值为 98.79%，其中有 32 个区县的质检率达到了 100%，涪陵区最低，为 90.91%（图 3-22-10）。

指标 3. 住院超声检查 48 小时内完成率

2021 年重庆市医疗机构住院超声检查 48 小时内完成率均值为 98.73%。其中有 14 个区县住院超声检查 48 小时内完成率达到了 100%，除璧山区最低为 86.87% 外，其余区县住院超声检查 48 小时内完成率均达到了 91.14% 以上（图 3-22-11）。

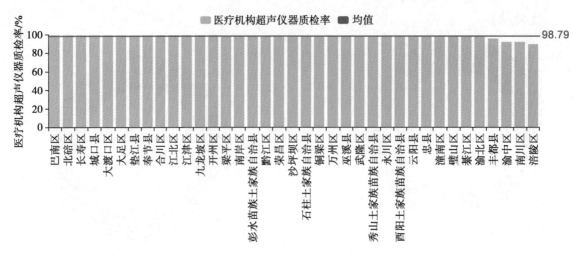

图 3-22-10　2021 年重庆市超声仪器质检率

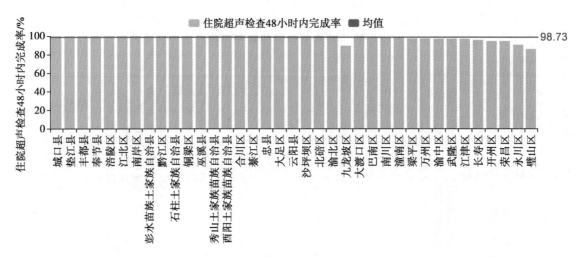

图 3-22-11　2021 年重庆市住院超声检查 48 小时内完成率

指标 4. 超声危急值 10 分钟内通报完成率

2021 年重庆市医疗机构超声危急值 10 分钟内通报完成率均值为 99.47%,其中有 32 个区县超声危急值通报率达到了 100%,渝北区最低,为 96.81%(图 3-22-12)。各类型医疗机构中,二级专科医院超声科危急值 10 分钟内通报完成率最高,为 99.88%;三级专科医院最低,为 97.51%(图 3-22-13)。

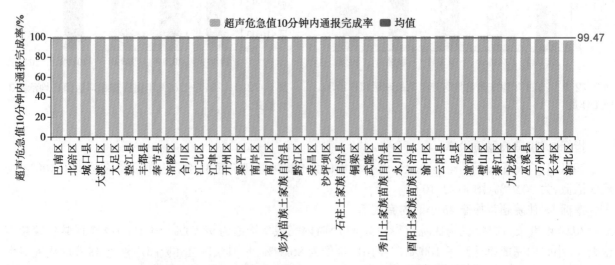

图 3-22-12　2021 年重庆市超声危急值 10 分钟内通报完成率

指标 5. 超声报告书写合格率

2021 年重庆市超声报告书写合格率均值为 99.19%，其中秀山土家族苗族自治县最高，达到了 99.99%，彭水苗族土家族自治县合格率最低，为 91.5%（图 3-22-14）。

指标 6. 乳腺病变超声报告进行乳腺影像报告和数据系统（BI-RADS）分类率

2021 年重庆市医疗机构乳腺病变超声报告进行 BI-RADS 分类率均值为 93.77%，其中 6 个区县乳腺病变超声报告进行 BI-RADS 分类率达到了 100%，27 个区县均达到 90% 以上。所有区县中长寿区分类率最低，为 32.48%（图 3-22-15）。

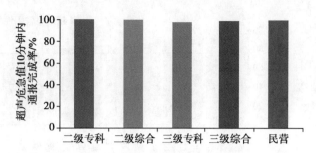

图 3-22-13　2021 年重庆市各类医疗机构超声危急值 10 分钟内通报完成率

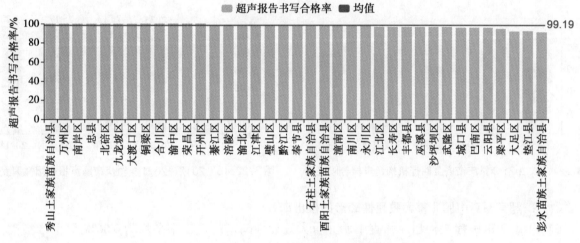

图 3-22-14　2021 年重庆市超声报告书写合格率

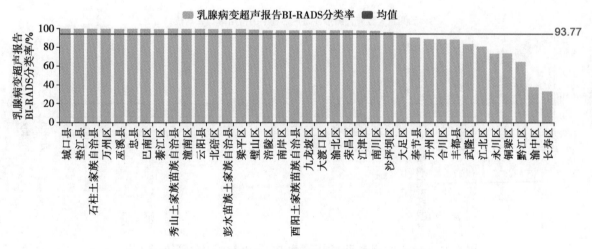

图 3-22-15　2021 年重庆市乳腺病变超声报告进行 BI-RADS 分类率

指标 7. 超声报告阳性率

2021 年重庆市各区县医疗机构超声报告阳性率平均为 75.20%（图 3-22-16）。重庆市专科医院超声报告阳性率均明显低于综合医院（图 3-22-17）。2017—2021 年重庆市超声报告阳性率分别为 58.07%、73.33%、75.13%、75.17% 和 75.20%，近 4 年超声报告阳性率基本持平（图 3-22-18）。

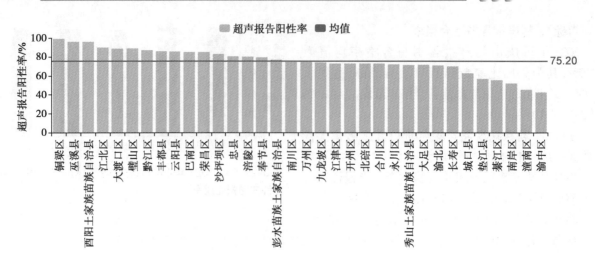

图 3-22-16　2021 年重庆市超声报告阳性率

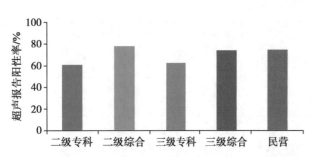

图 3-22-17　2021 年重庆市各类医疗机构超声报告阳性率

图 3-22-18　2017—2021 年重庆市超声报告阳性率变化

指标 8. 超声筛查中胎儿重大致死性畸形的检出率

2021 年重庆市医疗机构超声筛查中胎儿重大致死性畸形的检出率平均为 0.06%,潼南区最高,为 0.37%,江津区最低,为 0.01%(图 3-22-19)。在超声筛查中胎儿重大致死性畸形的检出率比例中,致死性软骨发育不全最高,为 23.40%,严重的开放性脊柱裂最低,为 10.64%(图 3-22-20)。

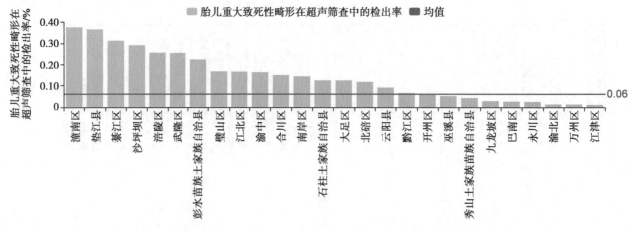

图 3-22-19　2021 年重庆市超声筛查中胎儿重大致死性畸形的检出率

指标 9. 超声诊断符合率

2021 年重庆市各区县医疗机构超声诊断符合率为 88.96%,大足区超声诊断符合率最高,为 98.51%,璧山区超声诊断符合率最低,为 50.51%(图 3-22-21)。三级专科医院超声诊断符合率最高,为 96.17%,民营医院超声诊断符合率最低,为 85.89%(图 3-22-22)。2021 年超声诊断符合率(88.96%)较 2020 年(86.57%)和 2019 年(84.73%)略上升(图 3-22-23)。

指标 10. 乳腺占位超声诊断准确率

2021 年重庆市乳腺占位超声诊断准确率平均为 84.17%，垫江县最高，为 98%，荣昌区最低，为 53.13%（图 3-22-24）。

指标 11. 颈动脉狭窄（≥50%）超声诊断符合率

2021 年重庆市颈动脉狭窄（≥50%）超声诊断符合率平均为 90.32%，其中有 4 个区县颈动脉狭窄（≥50%）超声诊断符合率为 100%，18 个区县超过全市平均值，长寿区最低，为 51.20%（图 3-22-25）。

指标 12. 超声介入相关主要并发症发生率

2021 年重庆市超声介入相关主要并发症发生率平均为 0.95%；大渡口区最高，为 12.5%，万州区最低，为 0.09%（图 3-22-26）。2021 年重庆市超声介入各类并发症构成比例中介入出血发生率最高，为 85.75%，其次是介入感染，发生率为 9.21%，介入针道种植发生率最低，为 0.44%（图 3-22-27）。2021 年超声介入相关主要并发症发生率较 2020 年（0.46%）略有上升。

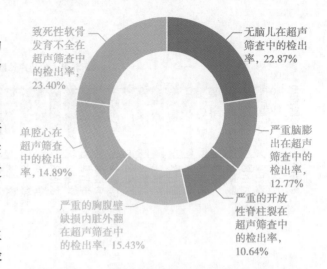

图 3-22-20　2021 年重庆市超声筛查中胎儿重大致死性畸形的检出率比例

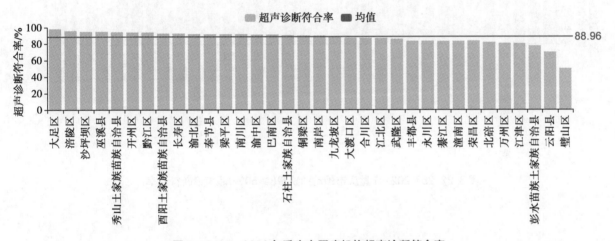

图 3-22-21　2021 年重庆市医疗机构超声诊断符合率

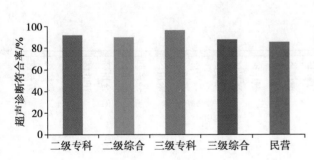

图 3-22-22　2021 年重庆市各类医疗机构超声诊断符合率

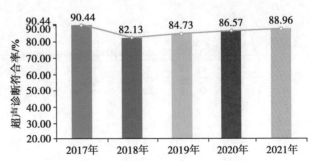

图 3-22-23　2017—2021 年重庆市超声诊断符合率变化

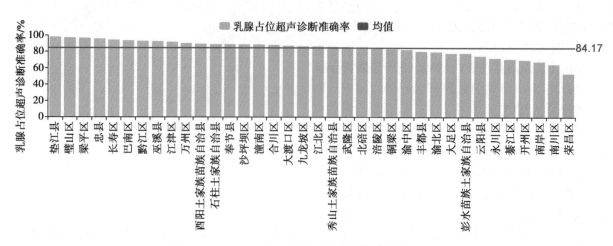

图 3-22-24 2021 年重庆市乳腺占位超声诊断准确率

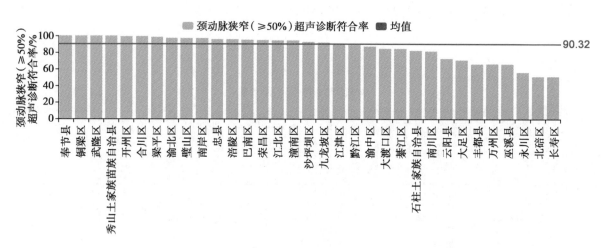

图 3-22-25 2021 年重庆市颈动脉狭窄(≥50%)超声诊断符合率

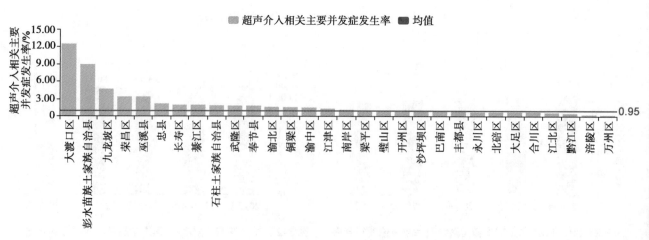

图 3-22-26 2021 年重庆市超声介入相关主要并发症发生率

二、问题分析及改进措施

(一)存在的主要问题及原因分析

1. 重庆市超声医师数量总体仍不足,不同区县及不同类型医院超声医师配置仍不平衡。

2. 2021年全市超声诊断符合率较前进一步提高,但仍有个别区县诊断符合率仍明显低于平均水平。

3. 重庆市乳腺占位超声诊断准确率较上一年有大幅升高,但仍有个别区县医院乳腺病变超声报告进行BI-RADS分类率、乳腺占位超声诊断准确率较低,有待进一步提高。

4. 重庆市超声介入相关主要并发症发生率略有上升,与超声介入在基层医疗机构的推广应用有关,亦反映了超声介入的适应证、操作规范等质控有待进一步加强。

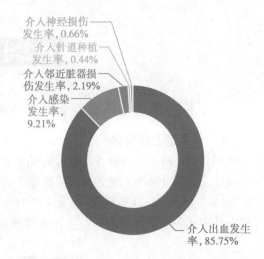

图3-22-27　2021年重庆市超声介入相关主要并发症构成比例

(二)改进措施

1. 继续加大超声专业人员培养力度。

2. 加大对民营和基层医疗机构超声专业质控的指导和培训,规范质控数据的填报;进一步发挥各级超声医学质控中心的作用,扩大超声质控在社区医疗机构的辐射范围。

3. 针对超声质控指标明显低于平均水平的个别区县,由质控专家深入基层进行点对点针对性规范化培训,促进相关单病种质控,如乳腺病变超声报告进行BI-RADS分类率、乳腺占位超声诊断准确率等进一步提高。

三、质控中心简介

(一)成立时间,目前主任委员单位

重庆市卫生局于2011年9月19日正式批复成立重庆市医学影像(X线诊断专业、CT诊断专业、磁共振成像诊断专业、超声诊断专业)医疗质控中心,重庆医科大学附属第二医院为主任委员单位。

(二)2021年重点工作总结

2021年重庆市医学影像(超声专业)质控中心获得“2020年优秀市级质控中心”称号。质控中心积极推动并协助区县组建相应超声医学质控分中心,已有24个区县建立了医学影像(包括超声)或超声诊断质控中心。2021年度共上报哨点医院94家;积极组织和带动重庆市各医疗单位参加全国超声医学质控大会,参加质控管理和数据填报相关培训;组织重庆市各哨点医院完成超声专业医疗质量管理与控制信息的网上填报工作,并按时完成、上报《2020国家医疗服务与质量安全报告 超声医学分册》所涉及的省级报告。2021年度质控中心召开了6次全市质控学术会议,开展超声医疗技术规范化培训和推广,促进全市超声诊疗水平不断提高。质控中心组织市级质控专家先后到石柱、梁平、奉节、巫溪等区县积极开展超声诊断标准、指南与规范的宣讲和质控督查工作。同时利用网络平台、微信公众号和质控微信群向区县基层医疗机构进行质控培训活动宣传,通过质控中心建立的远程会诊平台向基层医疗单位进行超声检查规范的培训、超声会诊和质控管理。

第二十三节 四川省

一、医疗服务与质量安全情况分析

（一）数据上报概况

2021年,四川省共有553家设有超声医学专业的医疗机构参与数据上报,其中公立医院454家,包括三级综合医院156家(28.21%),二级综合医院182家(32.91%),三级专科医院28家(5.06%),二级专科医院88家(15.91%);民营医院99家(17.91%),各地级市及各类别医院分布情况见表3-23-1。较2021年抽样医疗机构民营三级综合医院占比有所增加,三级专科和三级综合医院占比有所减少(图3-23-1)。

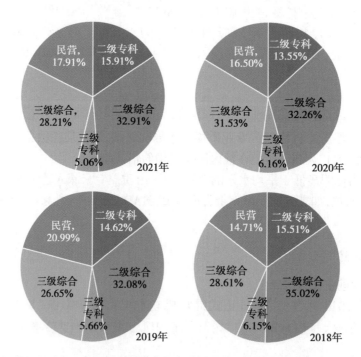

图3-23-1　2018—2021年四川省超声专业医疗质量控制指标抽样各类医疗机构占比情况

表3-23-1　2021年四川省超声专业医疗质量控制指标抽样医疗机构分布情况

单位:家

地市	二级专科	二级综合	三级专科	三级综合	民营	合计
阿坝藏族羌族自治州	2	7	0	2	1	12
巴中市	2	2	0	6	1	11
成都市	4	31	15	35	38	123
达州市	4	9	1	6	8	28
德阳市	3	4	2	7	5	21
甘孜藏族自治州	8	18	0	1	0	27
广安市	3	5	0	6	3	17
广元市	4	8	1	6	2	21
乐山市	4	9	2	4	3	22
凉山彝族自治州	5	10	1	9	1	26

续表

地市	二级专科	二级综合	三级专科	三级综合	民营	合计
眉山市	6	6	1	2	7	22
绵阳市	9	8	1	16	2	36
南充市	8	11	0	9	5	33
内江市	2	5	2	7	2	18
攀枝花市	1	6	1	3	0	11
遂宁市	4	8	0	5	4	21
雅安市	0	7	0	4	4	15
宜宾市	9	11	0	9	1	30
资阳市	2	4	0	6	1	13
自贡市	3	7	1	5	4	20
泸州市	5	6	0	8	7	26
全省	88	182	28	156	99	553

（二）超声医师人员配置情况

1. 超声科医患比

超声科医患比反映超声医师负荷量和医师配置情况。2021年四川省各市州平均医患比为1.33人/万人次，与全国平均水平持平，攀枝花市等6个市州小于均值；阿坝藏族羌族自治州等12个市州大于均值（图3-23-2）。纵观近5年，受新冠病毒感染疫情影响近两年人均检查量较前三年降低，但2021年较2020年有所增加（图3-23-3）。

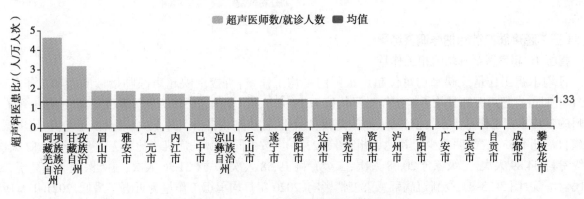

图 3-23-2　2021年四川省超声科医患比

2. 各类医疗机构超声科医师学历分布情况

2021年四川省超声医师在三级综合、三级专科医院中学士学历占比分别约为62.46%、49.85%，硕士、博士学历占比分别为14.5%、29.49%，学士及以下学历人数占比分别为22.94%、20.65%；在二级综合、二级专科及民营医院学士学历占比分别约为31.59%、24.63%、26.77%，学士以下学历人数占比分别为67.86%、75.07%、71.38%，硕士、博士学历占比分别约为0.55%、0.29%、1.86%。对比发现医院等级越高，超声医师总体学历越高，硕士、博士学历超声医师主要集中在三级医院，学士及学士以上学位在三级医院中占比超过

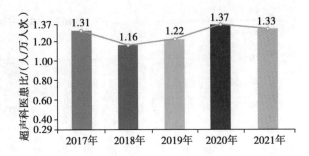

图 3-23-3　2017—2021年四川省超声科医患比变化

77%,占主导地位,在二级和民营医疗机构中学士以下学历超声医师占比超过 68%,占主导地位(图 3-23-4)。

3. 各类医疗机构超声科医师职称分布情况

2021 年四川省医疗机构超声科中住院医师和主治医师占主导地位,除三级医院外占比均超过 80%,三级综合医院高级职称占比最高,约 26.51%,超声医师队伍职称总体比例分布合理,属于成长性队伍(图 3-23-5)。

4. 各类医疗机构超声科医师年龄分布情况

2020 年四川省抽样医疗机构中 >25~45 岁超声医师人数占比超 70%,占主导地位,三级医院 >25~45 岁医师占比高于二级医院和民营医院。>45 岁超声医师占比民营医院最高,约 29.37%;三级专科医院最低,占比约 13.57%(图 3-23-6)。

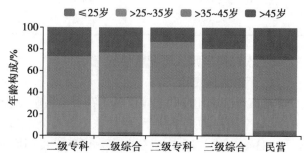

图 3-23-4　2021 年四川省各类医疗机构超声科医师学历分布情况

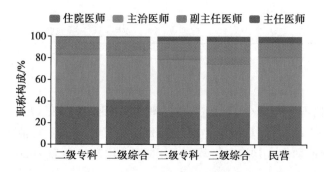

图 3-23-5　2021 年四川省各类医疗机构超声科医师职称分布情况

图 3-23-6　2021 年四川省各类医疗机构超声科医师年龄分布情况

(三)超声质控指标抽样调查结果

指标 1. 超声医师日均承担工作量

日均承担工作量反映平均每位超声医师的平均工作量,直接反映超声医师接诊能力和工作负荷。2021 年四川省超声医师日均承担工作量平均值为 29.91 人次(全国,29.91 人次),攀枝花市、成都市等 6 个市州的日均承担工作量大于均值,阿坝藏族羌族自治州、甘孜藏族自治州等 15 个市州小于均值,阿坝藏族羌族自治州 8.53 人次,明显少于其他市州(图 3-23-7)。按不同类型医疗机构比较,三级综合 34.12 人次,三级专科 34.89 人次,二级综合 20.08 人次,二级专科 19.58 人次,民营 21.36 人次,三级医院明显高于二级和民营医院(图 3-23-8),受新冠病毒感染疫情影响,2020 年日均承担工作量为近五年最低,2021 年有所恢复,但仍低于疫情前(图 3-23-9)。

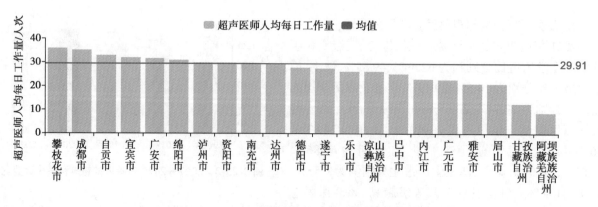

图 3-23-7　2021 年四川省超声医师日均承担工作量

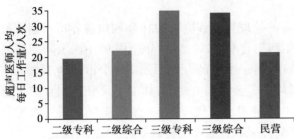

图 3-23-8 2021 年四川省各类医疗机构超声医师日均承担工作量

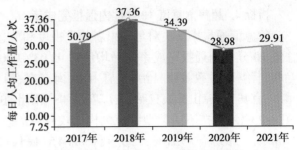

图 3-23-9 2017—2021 年四川省超声医师日均承担工作量变化

指标 2. 超声仪器质检率

超声仪器的质量是超声图像质量的重要影响因素,所以定期对超声设备进行质量检测是保障超声诊断质量的重要措施。2021 年四川省医疗机构超声仪器质检率平均为 97.38%(2020 年四川省为 96.82%,2021 年全国为 97.71%),阿坝藏族羌族自治州、巴中市、广元市、乐山市、南充市、内江市、攀枝花市、雅安市、泸州市 9 个市州的质检率为 100%,绵阳市最低,约 84.56%(图 3-23-10),四川省超声仪器质检率较 2020 年有所增加,但目前尚低于全国平均水平。

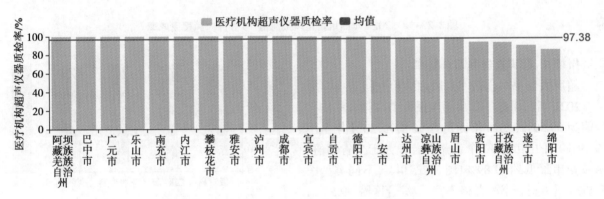

图 3-23-10 2021 年四川省超声仪器质检率

指标 3. 住院超声检查 48 小时内完成率

住院超声检查 48 小时内完成率反映了住院超声检查预约等待时间,完成率越高,检查及时性越好。2021 年,四川省住院超声检查 48 小时内完成率平均值为 96.61%(2020 年四川省为 95.35%,2021 年全国为 94.58%),广元市、眉山市等 18 个市州高于全省均值,乐山市、成都市、阿坝藏族羌族自治州三个市州低于均值,其中乐山市最低为 81.1%(图 3-23-11)。

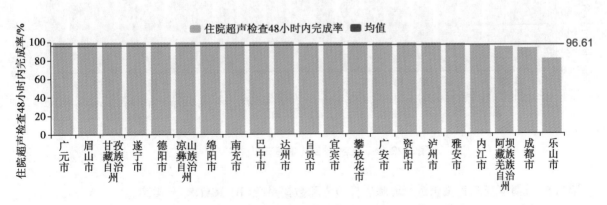

图 3-23-11 2021 年四川省住院超声检查 48 小时内完成率

指标 4. 超声危急值 10 分钟内通报完成率

危急值通报率反映对危急患者的重视度和危急患者的处理规范程度。2021 年四川省各市州超声危急值 10 分钟内通报完成率的平均值约 98.03%（2020 年四川省 97.57%，2021 年全国 98.10%），阿坝藏族羌族自治州、甘孜藏族自治州、眉山市、南充市、攀枝花市、遂宁市、资阳市、泸州市 8 个市州为 100%，广元市、宜宾市、凉山彝族自治州、广安市 4 个市州通报率均小于全省均值 99%，其中广元市最大为 73.17%（图 3-23-12）。按不同类型医疗机构比较超声危急值 10 分钟内通报完成率，三级综合 96.9%，三级专科 99.82%，二级综合 99.26%，二级专科 98.64%，民营 99.45%，三级综合医疗机构最低（图 3-23-13 ）。

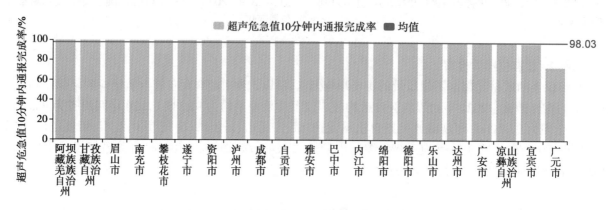

图 3-23-12　2021 年四川省超声危急值 10 分钟内通报完成率

指标 5. 超声报告书写合格率

超声报告书写合格率反映超声检查报告书写质量。2021 年四川省各市州超声报告书写符合率的平均值为 99.39%（2020 年四川省 96.87%，2021 年全国 99.19%），乐山市等 17 个市州符合率大于全省均值，攀枝花市最低约 97.89%（图 3-23-14）。不同类型医疗机构超声报告书写合格率，三级综合医院 99.53%，三级专科医院 99.54%，二级综合医院 98.82%，二级专科医院 99.65%，民营医院 99.53%，各医疗机构报告书写合格率差异不大，专科医院稍高于综合性医院，二级综合医疗机构最低（图 3-23-15 ）。

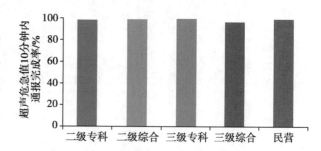

图 3-23-13　2021 年四川省各类医疗机构超声危急值 10 分钟内通报完成率

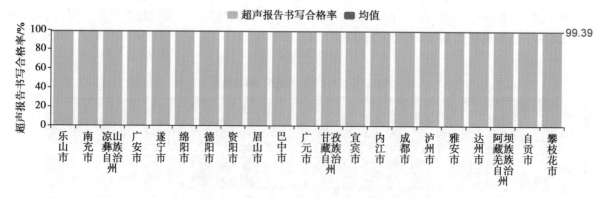

图 3-23-14　2021 年四川省超声报告书写合格率

指标 6. 乳腺病变超声报告进行乳腺影像报告和数据系统（BI-RADS）分类率

乳腺病变超声报告进行 BI-RADS 分类率反映乳腺超声报告的规范性。2021 年四川省乳腺病变超声报告进行 BI-RADS 分类率均值为 69.01%(2020 年四川省 84.30%,2021 年全国 81.37%),广安市、眉山市、广元市、达州市 4 个市州符合率大于 90%,甘孜藏族自治州、宜宾市、内江市 3 个市州低于 60%(图 3-23-16);按不同类型医疗机构比较乳腺病变超声报告进行 BI-RADS 分类率,三级综合 64.13%,三级专科 73.11%,二级综合 76.85%,二级专科 90.87%,民营 64.05%,乳腺病变超声报告进行 BI-RADS 分类率二级专科医疗机构最高,民营医疗机构最低(图 3-23-17)。

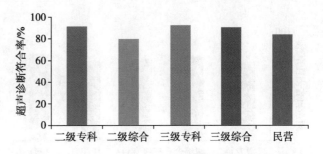

图 3-23-15　2021 年四川省各类医疗机构超声报告书写合格率

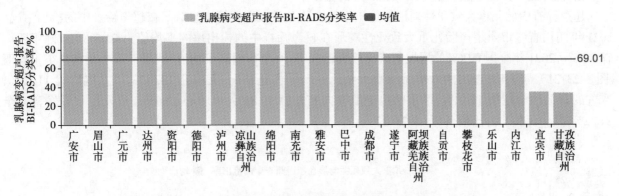

图 3-23-16　2021 年四川省乳腺病变超声报告进行 BI-RADS 分类率

指标 7. 超声报告阳性率

超声报告阳性率反映超声检查的质量和合理性,受超声医师诊断水平、开单医师对疾病和超声检查指征的把握、受检人群患病率等因素影响。2021 年四川省各市州超声报告阳性率的平均值为 75.20%(全国 74.09%),攀枝花市等 15 个市州大于均值,宜宾市等 6 个市州小于均值(图 3-23-18)。按不同类型医疗机构比较住院超声报告阳性率,三级综合 73.93%,三级专科 75.59%,二级综合 77.82%,二级专科 72.78%,民营 80.16%。民营医院最高,二级专科医院最低(图 3-23-19)。2021 年超声报告阳性率略低于前三年,稍高于全国平均水平(图 3-23-20)。

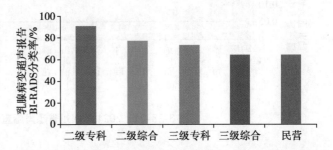

图 3-23-17　2021 年四川省各类医疗机构乳腺病变超声报告进行 BI-RADS 分类率

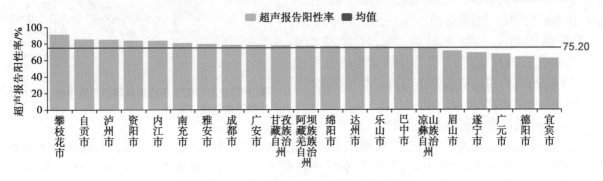

图 3-23-18　2021 年四川省超声报告阳性率

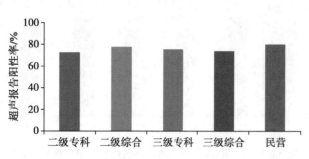

图 3-23-19　2021 年四川省各类医疗机构超声报告阳性率

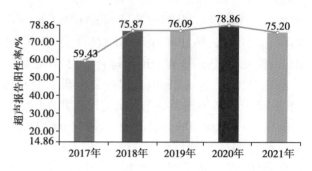

图 3-23-20　2017—2021 年四川省超声报告阳性率变化

指标 8. 超声筛查中胎儿重大致死性畸形的检出率

超声筛查中胎儿重大致死性畸形的检出率反映胎儿重大致死性出生缺陷在超声筛查中的检出情况。2021 年四川省各市州超声胎儿重大致死性畸形在超声筛查中的检出率的平均值为 0.05%（2020 年四川省 0.06%，2021 年全国 0.06%），阿坝藏族羌族自治州等 10 个市州高于均值；泸州市等 7 个市州小于均值（图 3-23-21）。超声筛查出的六类胎儿重大致死性畸形占比情况：无脑儿 18.61%、严重脑膨出 11.66%、严重的开放性脊柱裂 11.91%、严重的腹壁缺损内脏外翻 19.85%、单腔心 13.65%、致死性软骨发育不全 24.32%，其中无脑儿占比最高（图 3-23-22）。

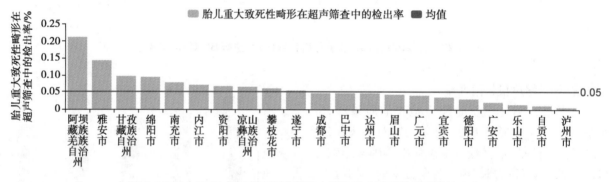

图 3-23-21　2021 年四川省超声筛查中胎儿重大致死性畸形的检出率

指标 9. 超声诊断符合率

超声诊断符合率反映超声诊断质量和超声医师诊断水平。2021 年四川省超声诊断符合率的平均值为 89.06%（2020 年四川省 82.60%，2021 年全国 87.15%），德阳市等 6 个市州大于均值，甘孜藏族自治州等 15 个市州小于均值（图 3-23-23）。按不同类型医疗机构比较超声诊断符合率，三级综合 90.21%，三级专科 90.25%，二级综合 79.44%，二级专科 91.17%，民营 83.73%，二级专科医疗机构最高，二级综合医疗机构最低（图 3-23-24）。2021 年四川省各市州超声诊断符合率的平均值较 2020 年明显提高（图 3-23-25）。

指标 10. 乳腺占位超声诊断准确率

乳腺占位超声诊断准确率反映乳腺超声诊断质量。2021 年四川省各市州乳腺占位超声诊断准确率的平均值为 77.92%（全国 79.98%），眉山市等 15 个市州大于均值，达州市等 6 个市州小于均值，达州市最低为 30.39%（图 3-23-26）。按不同类型医疗机构比较占位超声诊断准确率，三级综合 79.77%，三级专

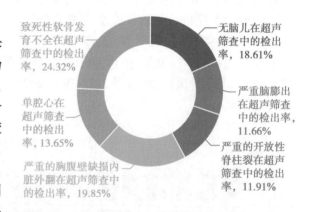

图 3-23-22　2021 年四川省超声筛查中胎儿重大致死性畸形的检出率比例

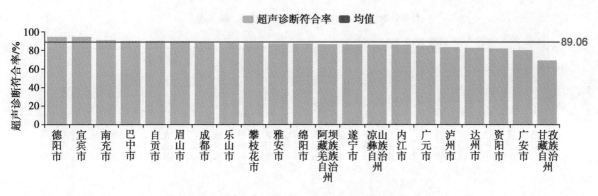

图 3-23-23　2021 年四川省医疗机构超声诊断符合率

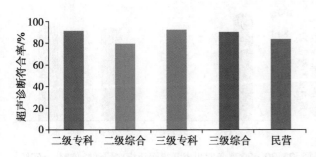

图 3-23-24　2021 年四川省各类医疗机构超声诊断符合率

图 3-23-25　2017—2021 年四川省超声诊断符合率变化

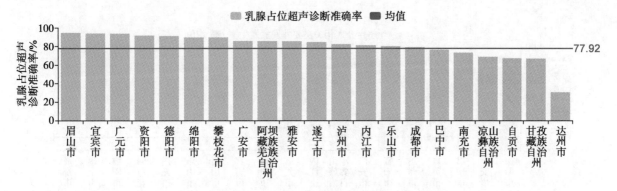

图 3-23-26　2021 年四川省乳腺占位超声诊断准确率

科 84.64%，二级综合 67.92%，二级专科 79.12%，民营 72.53%，专科医疗机构明显高于综合性医疗机构（图 3-23-27）。

指标 11. 颈动脉狭窄（≥50%）超声诊断符合率

颈动脉狭窄（≥50%）超声诊断符合率反映颈动脉超声诊断质量。2021 年四川省各市州颈动脉狭窄（≥50%）超声诊断符合率的平均值约 81.74%（全国 84.84%），德阳市等 13 个市州大于均值，眉山市等 8 个市州小于均值。德阳市等 11 个市州大于全国均值，眉山市、甘孜藏族自治州、乐山市 3 个市州低

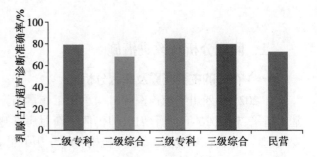

图 3-23-27　2021 年四川省各类医疗机构乳腺癌超声诊断准确率

于 60%（图 3-23-28）。按不同类型医疗机构比较颈动脉狭窄（≥50%）超声诊断符合率，三级综合 85.72%，三级专科数据缺失，二级综合 73.89%，二级专科 98.51%，民营 87.11%，二级专科最高，二级综合最低（图 3-23-29）。

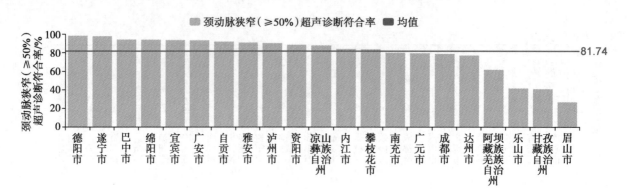

图 3-23-28　2021 年四川省颈动脉狭窄（≥50%）超声诊断符合率

指标 12. 超声介入相关主要并发症发生率

超声介入相关主要并发症发生率是反映医疗机构开展超声介入安全性的指标。由图 3-23-30 可以看出 2021 年四川省各市州超声介入相关主要并发症发生率的平均值为 0.38%（2020 年四川省 0.46%，2021 年全国 0.63%）。常见超声介入相关主要并发症占比情况：出血 77.00%、感染 10.40%、邻近脏器损伤 6.20%、针道种植 1.40%，神经损伤 5.00%，其中出血占比最高（图 3-23-31）。

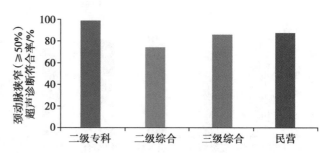

图 3-23-29　2021 年四川省各类医疗机构颈动脉狭窄（≥50%）超声诊断符合率

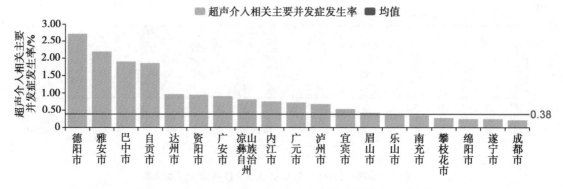

图 3-23-30　2021 年四川省超声介入相关主要并发症发生率

二、问题分析及改进措施

（一）存在的主要问题及原因分析

1. 2021 年四川省超声医师日均承担工作量与全国基本持平，较 2020 年有所增长，但仍低于新冠病毒感染疫情前。四川省二级及民营医疗机构整体学历偏低，明显低于三级医疗机构，但较前四年有所改善。

2. 超声诊断符合率、超声报告书写合格率、超声仪器质检率、超声危急值 10 分钟内通报完成率较 2020 年有所提高，其中超声诊断符合率、超声报告书写合格率、超声仪器质检率高于全国平均水平。超声介入相关主要并发症发生率较 2020 年明显降低，低于全国水平。

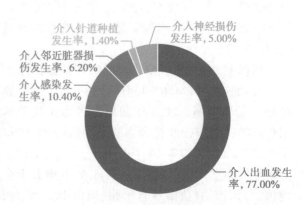

图 3-23-31　2021 年四川省超声介入相关主要并发症构成比例

3. 2021年乳腺占位超声诊断准确率、颈动脉狭窄（≥50%）超声诊断符合率低于全国水平,达州市乳腺占位超声诊断准确率仅30.39%,明显低于其他市州,可能是数据填报偏差。颈动脉狭窄（≥50%）超声诊断符合率三级专科医院数据缺失,眉山市、甘孜藏族自治州、乐山市分别为26.43%、40.91%、41.67%,明显低于其他市州。

（二）改进措施

1. 按病种逐步建立超声诊疗流程,规范超声图像存储和测量,统一报告书写模板,同时加强乳腺超声、颈部血管超声等专业培训,全面提升全省超声诊疗规范化程度。

2. 充分利用5G技术,积极推进远程超声医学诊断中心建设,远程对口帮扶基层医疗单位,提升基层超声诊疗水平。

3. 继续推进网络培训的普及和各类规范化培训班的开展,拓宽基层医师超声水平提升渠道,建立四川省超声医学继续教育平台（目前挂靠在四川省超声医学质控中心网站）,为超声医师提供更多学习机会,助力基层超声医师的能力提升。加快质控制度的制定和推广,定期开展督导检查,降低违规设备使用率,提升人员管理效能。

三、质控中心简介

（一）成立时间,目前主任委员单位

四川省超声医学质控中心成立于2013年7月,目前主任委员单位为四川省医学科学院四川省人民医院。

（二）2021年重点工作总结

1. 根据四川省超声医学质控现状,按基础、晋级、专业不同层次水平制订内容有针对性、实用性强的培训课程,完成基础培训2期,晋级培训2期,专业培训9期。

2. 修订《四川省超声医学质量控制手册(第二版)》,印刷1 000册,发送至各级市州质控中心和部分三级医院,积极组织学习和落实。

3. 撰写"超声医学报告规范化书写模板",已完成排版,等待印刷。

4. 积极争取四川省超声医学质控平台网络建设经费19万,进一步完善四川省超声医学质控中心网络平台建设。

5. 积极组织哨点医院质控数据的填报工作,参加第三届全国超声医学质控大会线上会议,发动大家积极投稿,完成了四川省超声医学医疗服务与质量安全报告。

6. 在全省21个市州间开展交叉指导检查工作,组织各市州间的相互交流学习,定期收集分析汇总材料,整理成文上报至省级医疗质控中心管理办公室,同时反馈给受指导医疗单位,并督促、指导各市州质控中心积极开展质控工作,做好回访工作。

7. 组织召开四川省质控工作总结会议,更新市州质控中心工作制度及考核指标,并于12月中旬对四川省21个市州进行考评工作,有16个市州质控中心考评结果为优秀。

8. 积极完成省卫生健康委和国家超声医学质控中心交办的各项工作任务,按季度上报质控简报和工作总结。

第二十四节 贵 州 省

一、医疗服务与质量安全情况分析

（一）数据上报概况

2021年,贵州省共有163家设有超声医学专业的医疗机构参与数据上报,其中,公立医院126家,包括三级综合医院30家(18.4%),二级综合医院63家(38.6%),三级专科医院6家(3.7%),二级专科医院

27 家(16.6%);民营医院 37 家(22.7%)。各地级市及各类别医院分布情况见表 3-24-1。

表 3-24-1　2021 年贵州省超声专业医疗质量控制指标抽样医疗机构分布情况

单位:家

地市	二级专科	三级专科	二级综合	三级综合	民营	合计
贵阳市	3	2	11	9	14	39
安顺市	3	1	4	2	3	13
毕节市	0	0	0	1	0	1
六盘水市	2	1	6	4	3	16
黔东南苗族侗族自治州	7	0	15	2	2	26
黔南布依族苗族自治州	3	0	11	2	5	21
黔西南布依族苗族自治州	4	1	4	2	2	13
遵义市	5	1	12	8	8	34
全省	27	6	63	30	37	163

1. 超声科医患比

2021 年贵州省医疗机构超声科医患比均值为 1.51 人/万人次,其中黔西南布依族苗族自治州超声科医患比最高,为 1.92 人/万人次;毕节市最低,为 0.94 人/万人次;黔东南苗族侗族自治州、安顺市、黔南布依族苗族自治州、六盘水市、遵义市、毕节市低于全省平均水平(图 3-24-1),说明这些地区的医疗需求量大,超声医师数量相对短缺,需要加强超声科医师队伍建设。近三年来贵州省超声科医患比呈逐年上升,2019 年超声科医患比均值为 1.43 人/万人次,2020 年均值为 1.47 人/万人次,2021 均值为 1.51 人/万人次(图 3-24-2)。

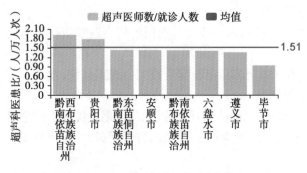

图 3-24-1　2021 年贵州省超声科医患比

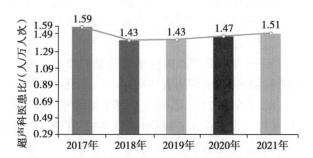

图 3-24-2　2017—2021 年贵州省超声科医患比变化

2. 各类医疗机构超声科医师学历分布情况

2021 年贵州省各类医疗机构超声医师学历分布情况:学士以下学历占 29.11%,学士学历占 62.52%,硕士学历占 7.87%,博士学历占 0.50%(图 3-24-3),说明高学历超声科医师比较缺乏,需加强培养及引进高学历和高素质人才。

3. 各类医疗机构超声科医师职称分布情况

2021 年贵州省各类医疗机构中超声科医师职称分布情况:主要以住院医师居多,占 47.42%,主治医师占 35.91%,副主任医师占 13.95%,主任医师占

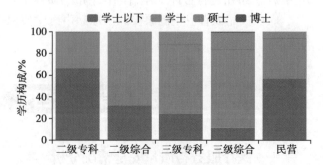

图 3-24-3　2021 年贵州省各类医疗机构超声科医师学历分布情况

2.72%,各类型医疗机构中超声科医师职称由低到高呈由多到少排列,职称分布基本平衡(图 3-24-4)。

4. 各类医疗机构超声科医师年龄分布情况

2021年贵州省各类医疗机构超声科医师年龄分布情况:>25~35岁居多,占47.14%,其次为>35~45岁,占31.47%,>45岁占18.38%(图3-24-5),说明中青年医师为各医疗机构超声科的骨干,承担大部分工作量。

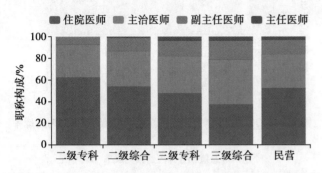

图3-24-4　2021年贵州省各类医疗机构超声科医师职称分布情况

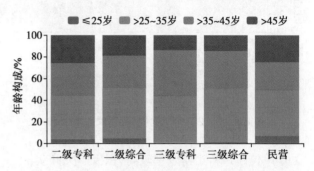

图3-24-5　2021年贵州省各类医疗机构超声科医师年龄分布情况

(二)超声质控指标抽样调查结果

指标1. 超声医师日均承担工作量

2021年贵州省医疗机构超声医师日均承担工作量均值为26.31人次,毕节市最高,为42.39人次,最低和次低的分别是黔西南布依族苗族自治州和贵阳市,为20.73人次、22.32人次(图3-24-6)。贵州省各类型医疗机构中超声医师日均承担工作量,三级医疗机构最高,二级专科医院最低(图3-24-7),可能是因为三级医疗机构的患者多、患者对超声检查的需求相对更多。2017—2021年贵州省超声医师日均承担工作量变化见图3-24-8,2021年较2020年变化不大。

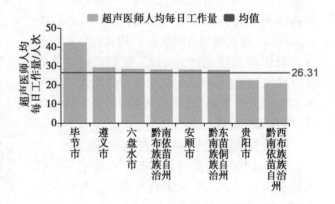

图3-24-6　2021年贵州省超声医师日均承担工作量

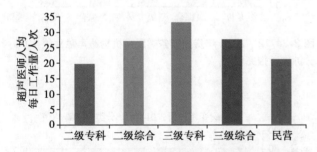

图3-24-7　2021年贵州省各类医疗机构超声医师日均承担工作量

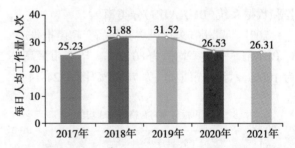

图3-24-8　2017—2021年贵州省超声医师日均承担工作量变化

指标2. 超声仪器质检率

2021年贵州省医疗机构超声仪器质检率均值为95.53%(图3-24-9),质检率高说明全省超声仪器质量安全很有保障。

指标3. 住院超声检查48小时内完成率

2021年贵州省医疗机构住院超声检查48小时内完成率均值为94.45%,大部分医院住院超声检查48小时内完成率较高,而黔东南苗族侗族自治州(87.61%)、贵阳市(89.44%)稍低(图3-24-10)。各级

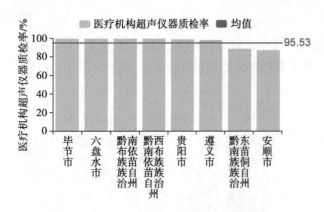

图 3-24-9 2021 年贵州省超声仪器质检率

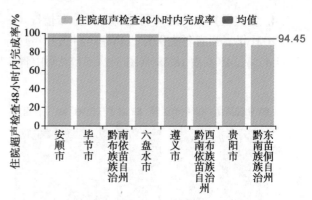

图 3-24-10 2021 年贵州省住院超声检查 48 小时内完成率

医疗单位超声科工作效率较高,积极解决群众看病难、排队时间长的问题,让住院患者在最短的时间内做完检查,为临床提供更及时有效的影像信息。

指标 4. 超声危急值 10 分钟内通报完成率

2021 年贵州省医疗机构超声危急值 10 分钟内通报完成率均值为 97.55%,完成率较高(图 3-24-11)。随着省内各级医疗机构对危急值的重视及意识的增强(图 3-24-12),对危重疾病能够及时检出和通报,有助于临床医师作出快速有效的诊断和及时处理,改善患者预后,减少医疗纠纷,提升医疗质量。

指标 5. 超声报告书写合格率

2021 年贵州省医疗机构超声报告书写合格率均值为 99.33%(图 3-24-13),反映全省超声检查报告书写质量较好。

指标 6. 乳腺病变超声报告进行乳腺影像报告和数据系统(BI-RADS)分类率

2021 年贵州省医疗机构乳腺病变超声报告进行 BI-RADS 分类率均值为 80.22%。毕节市最高,为 100%,六盘水市最低,为 70.24%(图 3-24-14)。

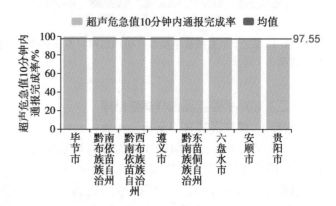

图 3-24-11 2021 年贵州省超声危急值 10 分钟内通报完成率

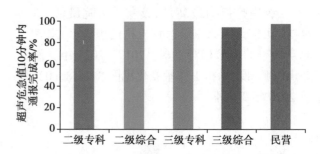

图 3-24-12 2021 年贵州省各类医疗机构超声危急值 10 分钟内通报完成率

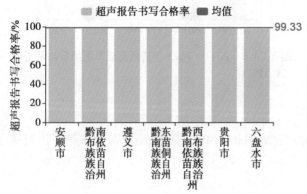

图 3-24-13 2021 年贵州省超声报告书写合格率

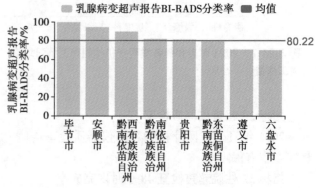

图 3-24-14 2021 年贵州省乳腺病变超声报告进行 BI-RADS 分类率

随着超声医师意识增强,逐步对越来越多的乳腺病变超声报告进行 BI-RADS 分类,使乳腺病变的检查报告更规范统一,有利于与患者及临床医师的沟通。

指标 7. 超声报告阳性率

2021 年贵州省医疗机构超声报告阳性率均值为 70.73%,黔南布依族苗族自治州最高,达 79.11%,遵义市最低,为 60.02%(图 3-24-15)。民营医院超声报告阳性率最高,为 78.22%,而二级专科医院阳性率最低,为 52.51%(图 3-24-16)。2018—2021 年贵州省超声报告阳性率均值稳定,约 70%(图 3-24-17)。

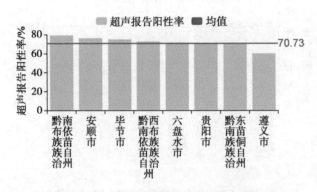

图 3-24-15　2021 年贵州省超声报告阳性率

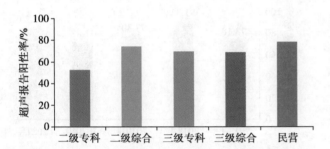

图 3-24-16　2021 年贵州省各类医疗机构超声报告阳性率

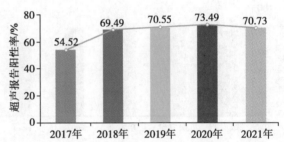

图 3-24-17　2017—2021 年贵州省超声报告阳性率变化

指标 8. 超声筛查中胎儿重大致死性畸形的检出率

2021 年贵州省医疗机构超声筛查中胎儿重大致死性畸形检出率均值为 0.05%,黔南布依族苗族自治州最高,为 0.09%,遵义市最低,为 0.03%(图 3-24-18)。胎儿重大致死性畸形在超声筛查检出率比例中占比最多的是致死性软骨发育不全,为 64.18%,最少的是严重脑膨出,为 4.90%(图 3-24-19)。

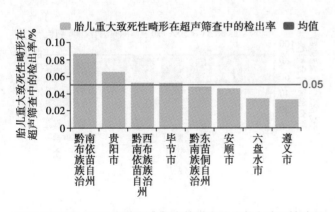

图 3-24-18　2021 年贵州省超声筛查中胎儿重大致死性畸形的检出率

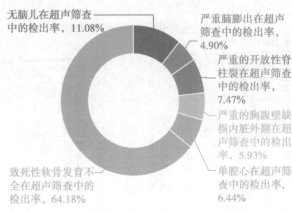

图 3-24-19　2021 年贵州省超声筛查中胎儿重大致死性畸形的检出率比例

指标 9. 超声诊断符合率

2021 年贵州省各地州市及各类型医疗机构超声诊断符合率见图 3-24-20、图 3-24-21，全省均值为 85.23%。各地州市医疗机构超声诊断符合率中黔南布依族苗族自治州最高，为 89.95%，贵阳市最低，为 73.69%（图 3-24-20），各医疗机构超声诊断符合率最高的是二级专科医院，为 88.46%，最低的是民营医院，为 68.31%（图 3-24-21）。2017—2021 年贵州省超声诊断符合率变化见图 3-24-22。

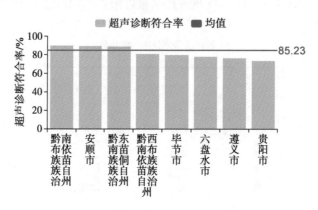

图 3-24-20 2021 年贵州省医疗机构超声诊断符合率

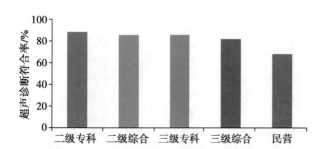

图 3-24-21 2021 年贵州省各类医疗机构超声诊断符合率

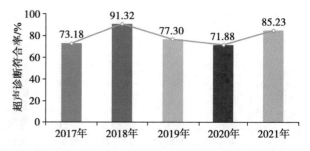

图 3-24-22 2017—2021 年贵州省超声诊断符合率变化

指标 10. 乳腺占位超声诊断准确率

2021 年贵州省医疗机构乳腺占位超声诊断准确率均值为 80.94%，其中黔西南布依族苗族自治州最高，为 86.14%，安顺市最低，为 75.26%（图 3-24-23）。

指标 11. 颈动脉狭窄（≥50%）超声诊断符合率

2021 年贵州省医疗机构颈动脉狭窄（≥50%）超声诊断符合率均值为 87.64%。其中，毕节市最高，为 100%，遵义市最低，为 78.41%（图 3-24-24）。

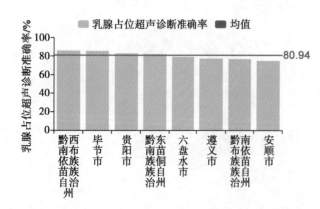

图 3-24-23 2021 年贵州省乳腺占位超声诊断准确率

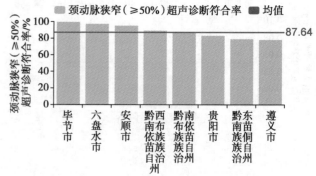

图 3-24-24 2021 年贵州省颈动脉狭窄（≥50%）超声诊断符合率

指标 12. 超声介入相关主要并发症发生率

2021 年贵州省医疗机构超声介入相关主要并发症发生率均值为 0.50%,毕节市最高,为 9.37%(图 3-24-25)。各类型超声介入相关主要并发症中,最常见的是介入出血,占 84.38%(图 3-24-26)。

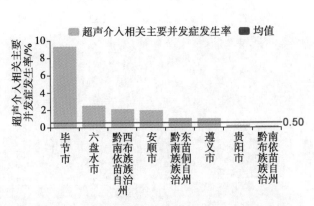

图 3-24-25　2021 年贵州省超声介入相关主要并发症发生率

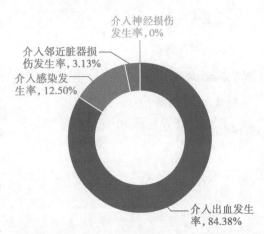

图 3-24-26　2021 年贵州省超声介入相关主要并发症构成比例

二、问题分析及改进措施

(一)存在的主要问题及原因分析

1. 贵州省各医疗机构超声科医患比差异明显,超声医师数量总体不足,超声医师高学历医师严重不足,并且高学历主要集中在三级医疗机构,二级及民营医疗机构的医师学历普遍偏低。

2. 贵州省各医疗机构乳腺病变超声报告进行 BI-RADS 分类率偏低,乳腺占位超声诊断准确率低,甚至部分医疗机构没有进行分类,只进行病变描述。部分医疗机构超声报告阳性率和诊断符合率偏低,低于 80%,有待进一步提高。

(二)改进措施

1. 加强超声医学人才队伍建设,鼓励各医疗机构增加超声医师就业岗位及超声医师进一步深造学习,加强对硕士、博士的培养,同时通过医院政策引进高学历、高素质人才。

2. 组织超声医学线上线下学习,加强各医疗机构超声医师继续教育及规范化培训,特别是乳腺病变超声检查规范及 BI-RADS 解读,严格遵循超声扫查操作和报告书写规范,加强病例随访,提高超声诊断符合率。

3. 建立贵州省超声医学质控体系,开展远程会诊管理,提高基层医疗机构的诊疗水平。

第二十五节　云　南　省

一、医疗服务与质量安全情况分析

(一)数据上报概况

2021 年,云南省共有 478 家设有超声医学专业的医疗机构参与数据上报。其中,公立医院 354 家,包括三级综合医院 47 家(9.8%),二级综合医院 197 家(41.2%),三级专科医院 19 家(4.1%),二级专科医院 91 家(19.0%);民营医院 124 家(25.9%)。各地级市及各类别医院分布情况见表 3-25-1。

表 3-25-1　2021 年云南省超声专业医疗质量控制指标抽样医疗机构分布情况

单位:家

地市	二级专科	三级专科	二级综合	三级综合	民营	合计
保山市	5	1	5	3	4	18
楚雄彝族自治州	9	1	17	2	11	40
大理白族自治州	10	1	23	5	13	52
德宏傣族景颇族自治州	4	1	8	2	5	20
迪庆藏族自治州	1	0	3	1	2	7
红河哈尼族彝族自治州	10	4	14	4	7	39
昆明市	7	6	23	10	38	84
丽江市	5	0	8	1	4	18
临沧市	7	1	14	2	3	27
怒江傈僳族自治州	2	0	6	1	0	9
普洱市	3	1	13	1	3	21
曲靖市	8	0	14	6	11	39
文山壮族苗族自治州	6	1	12	2	6	27
西双版纳傣族自治州	1	0	6	3	0	9
玉溪市	6	2	16	2	7	33
昭通市	7	0	16	2	10	35
全省	91	197	19	47	124	478

(二)超声医师人员配置情况

1. 超声科医患比

2021 年,云南省 16 个地州平均超声科医患比 1.34 人/万人次,9 个地州高于全省平均水平,其中迪庆藏族自治州最高,为 2.97 人/万人次,文山壮族苗族自治州最低,为 1.12 人/万人次(图 3-25-1)。2017 年和 2021 年超声科医患比均为 1.34 人/万人次,高于其余三年,2018 年超声科医患比最低,为 1.17 人/万人次,2018—2021 年有逐年增加的趋势,反映了超声科的需求仍较高(图 3-25-2)。

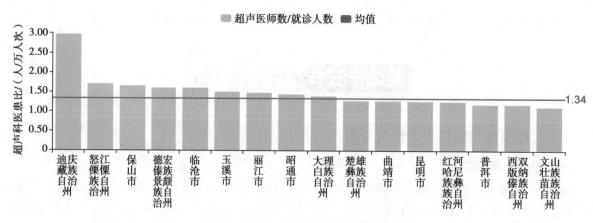

图 3-25-1　2021 年云南省超声科医患比

2. 各类医疗机构超声科医师学历分布情况

2021 年云南省医疗机构超声科医师的学历占比差异较大,二级综合、二级专科和民营医院主要是学士和学士以下学历,其中又以学士以下学历为主。三级综合医院以学士学历为主,硕士和博士学历共占约20%,反映了云南省超声医师学历以学士和学士以下学历为主,硕士、博士学历占比较少(图 3-25-3)。

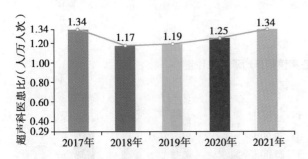

图 3-25-2　2017—2021 年云南省超声科医患比变化

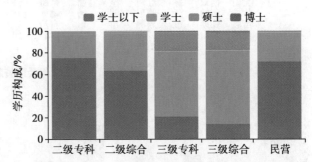

图 3-25-3　2021 年云南省各类医疗机构超声科医师学历分布情况

3. 各类医疗机构超声科医师职称分布情况

2021 年云南省各类型医疗机构超声科医师的职称分布相近,以住院医师和主治医师为主,副主任医师和主任医师占少部分(图 3-25-4),反映了云南省超声科医师职称分布中高级职称占比较少。

4. 各类医疗机构超声科医师年龄分布情况

2021 年云南省各类医疗机构超声医师年龄以 >25~35 岁、>35~45 岁占比较高(图 3-25-5),反映了云南省超声科医师以中青年为主。

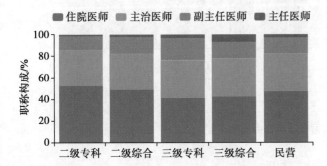

图 3-25-4　2021 年云南省各类医疗机构超声科医师职称分布情况

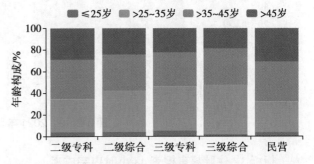

图 3-25-5　2021 年云南省各类医疗机构超声科医师年龄分布情况

(三)超声质控指标抽样调查结果

指标 1. 超声医师日均承担工作量

2021 年云南省超声医师日均承担工作量均值为 29.8 人次,其中有 7 个地区(文山壮族苗族自治州、西双版纳傣族自治州、普洱市、红河哈尼族彝族自治州、昆明市、曲靖市、楚雄彝族自治州)高于平均水平,迪庆藏族自治州最低(图 3-25-6)。在不同类型医疗机构中,三级综合医院超声医师日均承担工作量(37.15人次)明显高于其余类型医院(图 3-25-7)。自 2018 年起云南省超声医师日均承担工作量逐年降低,从37.58 人次降低到 29.80 人次(图 3-25-8)。

指标 2. 超声仪器质检率

2021 年云南省超声仪器质检率平均水平 96.87%,11 个地州达到平均水平以上,而丽江市超声仪器质检率(80.26%)明显低于其他地州(图 3-25-9)。

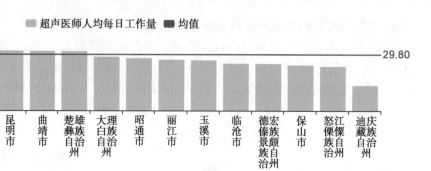

图 3-25-6　2021 年云南省超声医师日均承担工作量

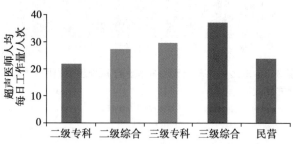

图 3-25-7　2021 年云南省各类医疗机构超声医师日均承担工作量

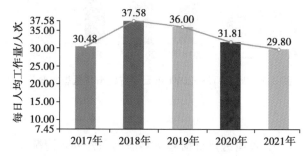

图 3-25-8　2017—2021 年云南省超声医师日均承担工作量变化

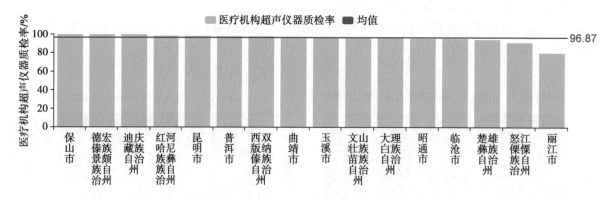

图 3-25-9　2021 年云南省超声仪器质检率

指标 3. 住院超声检查 48 小时内完成率

云南省超声科住院超声检查 48 小时内完成率平均值为 92.95%，12 个地州市高于平均水平，昭通市、楚雄彝族自治州、普洱市、大理白族自治州住院超声检查 48 小时内完成率低于平均水平（图 3-25-10）。

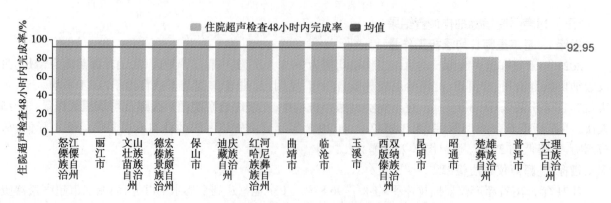

图 3-25-10　2021 年云南省住院超声检查 48 小时内完成率

指标 4. 超声危急值 10 分钟内通报完成率

2021 年云南省超声危急值 10 分钟内通报完成率较高,平均为 97.61%,其中 10 个地州市达到了平均水平以上,楚雄彝族自治州、文山壮族苗族自治州、大理白族自治州、曲靖市完成率略低于其他地州(图 3-25-11)。云南省各类医疗机构超声科危急值 10 分钟内通报完成率水平相似,都能达到 90% 以上(图 3-25-12)。

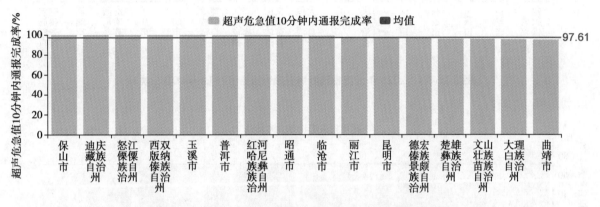

图 3-25-11　2021 年云南省超声危急值 10 分钟内通报完成率

指标 5. 超声报告书写合格率

2021 年云南省超声报告书写合格率平均水平 98.96%,13 个地州都达到了平均水平以上,普洱市、怒江傈僳族自治州、西双版纳傣族自治州的超声报告书写合格率低于平均水平,其中西双版纳傣族自治州最低,为 86.72%(图 3-25-13)。

指标 6. 乳腺病变超声报告进行乳腺影像报告和数据系统(BI-RADS)分类率

2021 年云南省乳腺病变超声报告进行 BI-RADS

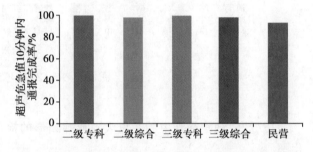

图 3-25-12　2021 年云南省各类医疗机构超声危急值 10 分钟内通报完成率

分类率平均水平为 72.04%,低于全国水平,10 个地州达到云南省平均水平以上,6 个低于平均水平的地州分别是昆明市、丽江市、红河哈尼族彝族自治州、昭通市、德宏傣族景颇族自治州、楚雄黎族自治州,而德宏傣族景颇族自治州的分类率最低,只达到 21.78%(图 3-25-14)。

指标 7. 超声报告阳性率

2021 年云南省超声报告阳性率平均为 72.42%,11 个地州达到平均水平以上,昭通市超声报告阳性率最低,为 55.63%(图 3-25-15)。云南省各类医疗机构超声报告阳性率以民营医院较高(81.81%),二级专科医院最低(53.52%)(图 3-25-16)。

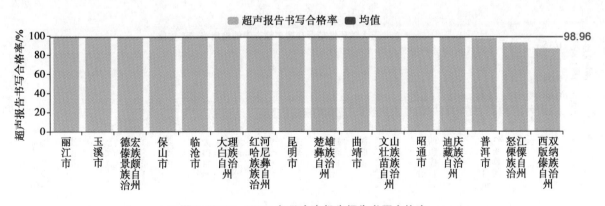

图 3-25-13　2021 年云南省超声报告书写合格率

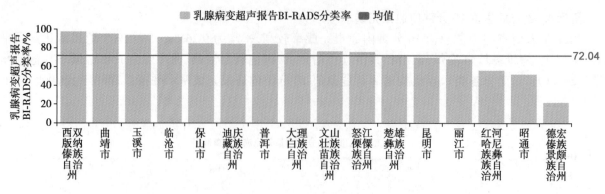

图 3-25-14　2021 年云南省乳腺病变超声报告进行 BI-RADS 分类率

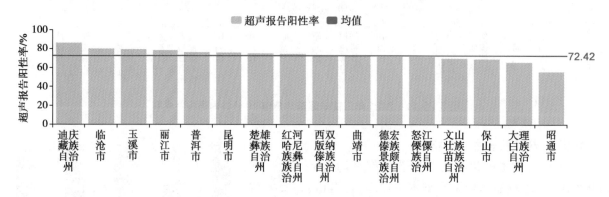

图 3-25-15　2021 年云南省超声报告阳性率

指标 8. 超声筛查中胎儿重大致死性畸形的检出率

2021 年云南省超声筛查中胎儿肿大致死性畸形的检出率平均为 0.04%,各地州差异较大,7 个地州达到平均水平以上(丽江市、红河哈尼族彝族自治州、普洱市、西双版纳傣族自治州、临沧市、昆明市、迪庆藏族自治州),其中丽江市的检出率最高,达 0.13%,德宏傣族景颇族自治州检出率最低,为 0.01%(图 3-25-17)。致死性软骨发育不全在超声

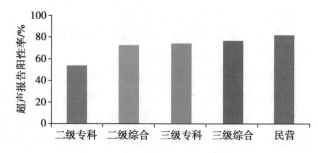

图 3-25-16　2021 年云南省各类医疗机构超声报告阳性率

筛查中的检出率较其他胎儿重大致死性畸形的检出率高,为 25.47%,严重的开放性脊柱裂在超声筛查中的检出率和严重的胸腹壁缺损内脏外翻在超声筛查中的检测率最低,为 13.98%(图 3-25-18)。

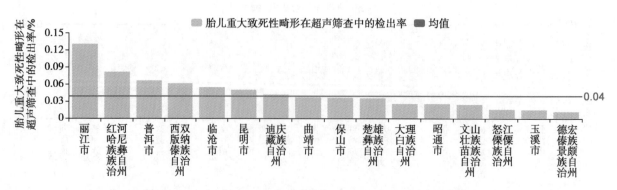

图 3-25-17　2021 年云南省超声筛查中胎儿重大致死性畸形的检出率

指标 9. 超声诊断符合率

2021 年云南省超声诊断符合率平均水平为 85.00%（图 3-25-19），11 个地州均达到平均水平以上，3 个地州（红河哈尼族彝族自治州、玉溪市、德宏傣族景颇族自治州）接近均值，两个地州偏低（楚雄彝族自治州、昭通市）。云南省各类医疗机构中，三级专科和三级综合医院超声诊断符合率偏高，二级专科医院较低（图 3-25-20）。2017—2021 年云南省超声诊断符合率基本维持在 85% 左右，2018 年最低 71.22%，2020 年达最高 86.35%（图 3-25-21）。

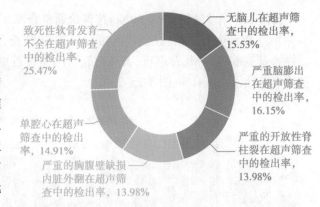

图 3-25-18　2021 年云南省超声筛查中胎儿重大致死性畸形的检出率比例

指标 10. 乳腺占位超声诊断准确率

2021 年云南省乳腺占位超声诊断准确率平均值为 75.5%，10 个地州超声诊断准确率达到平均值以上，玉溪市、怒江傈僳族自治州、昭通市、文山壮族苗族自治州接近均值，普洱市诊断准确率最低，为 29.40%（图 3-25-22）。

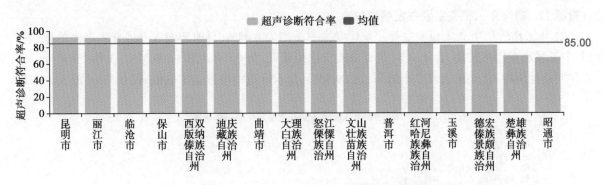

图 3-25-19　2021 年云南省医疗机构超声诊断符合率

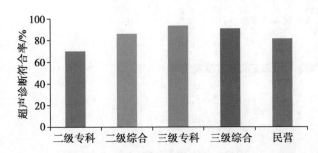

图 3-25-20　2021 年云南省各类医疗机构超声诊断符合率

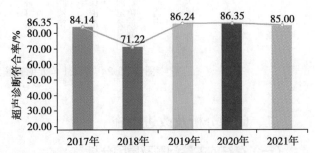

图 3-25-21　2017—2021 年云南省超声诊断符合率变化

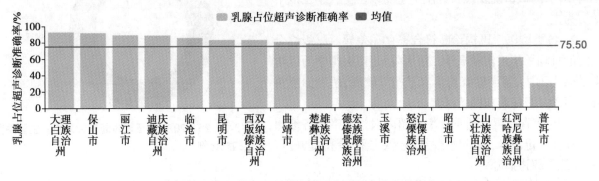

图 3-25-22　2021 年云南省乳腺占位超声诊断准确率

指标 11. 颈动脉狭窄(≥50%)超声诊断符合率

2021 年云南省颈动脉狭窄(≥50%)超声诊断符合率平均值 78.15%,10 个地州达到平均水平以上,德宏傣族景颇族自治州、普洱市、大理白族自治州接近平均水平,临沧市、怒江傈僳族自治州略低,楚雄彝族自治州最低,为 31.41%(图 3-25-23)。

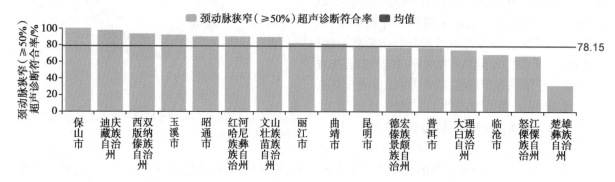

图 3-25-23 2021 年云南省颈动脉狭窄(≥50%)超声诊断符合率

指标 12. 超声介入相关主要并发症发生率

2021 年云南省超声介入相关主要并发症发生率平均为 0.44%,目前云南省开展介入超声的地州有 13 个,其中玉溪市发生率最高,为 4.84%,楚雄彝族自治州最低,为 0.03%(图 3-25-24)。在各类超声介入相关主要并发症比例中,介入出血发生率最高,达 89.55%,介入针道种植发生率最低,仅 0.37%(图 3-25-25)。

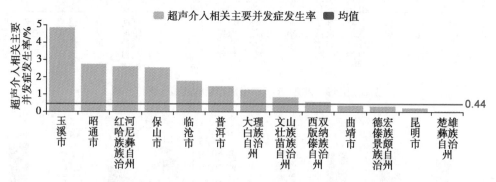

图 3-25-24 2021 年云南省超声介入相关主要并发症发生率

二、问题分析及改进措施

(一)存在的主要问题及原因分析

1. 超声人才队伍短缺。云南省高学历的超声科医师相对不足,二级医院及民营医院中主要以学士及学士以下学历为主。

2. 各类型医疗机构诊断符合率存在差异。三级综合医院的日均承担工作量高于二级医院,超声医师学历以学士及硕士为主,超声检查技术水平相对较高,超声诊断符合率高于二级医院和民营医院。

3. 云南省超声诊断符合率和超声报告合格率各地州间仍存在一定差异,部分地区处于较低水平,有待提升。

(二)改进措施

1. 加强云南省人才队伍建设培养。注重年轻医师的培养,制订相关人才培养计划,加强对基层医院超

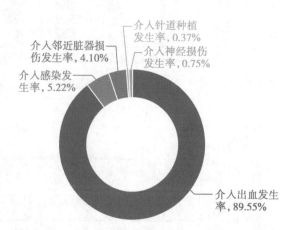

图 3-25-25 2021 年云南省超声介入相关主要并发症构成比例

声医师的规范化培训和管理,分级别传帮带,实现三级医院引领示范二级医院,二级医院提升二级以下医院。

2. 以国家超声医学质控中心制定的标准为指导,建立云南省标准化的质量管理控制规范,制定超声医学质控评价标准,严格遵循超声检查操作规范。

3. 积极完善云南省超声质控网络体系,建立国家—省级—地州—县级四级质控网络,建立各县级质控中心的哨点医院,共同协作,提升云南省超声医学诊疗质量。

三、质控中心简介

(一)成立时间,目前主任委员单位

云南省超声医学质控中心成立于2014年9月,目前主任委员单位为昆明医科大学第一附属医院。目前已成立10个地州市级质控中心,地州市级超声质控哨点医院57个。

(二)2021年重点工作总结

2021年,主要加强四级质控网络建立,建立稳定的质控联系网络,指导各地州超声诊断质控分中心成立,指导地州超声诊断规范及新技术开展,加强超声医师培训。多次组织专家赴地州市进行质控及专业技术相关课程的讲授,指导超声新技术开展,为提升当地医院的超声诊疗水平提供帮助。

2021年8月,云南省超声医学质控中心于线上召开第八届云南省超声诊断质控大会,邀请国内知名专家线上开展超声质控管理工作及超声专业专题培训,提高云南省超声诊断质量。传达国家超声医学质控中心工作精神,完成云南省哨点医院的筛查工作,参与《2021年国家医疗服务与质量安全报告 超声医学分册》中云南省质控调查报告的编写。

高效民主搭建了四级质控网络,并持续完善。从国家级质控中心到省级质控中心,从省级到地州市级,再到县级医院的超声质控网络的形成,有利于全省超声诊断质量的提高,并能够以四级网络的形式对超声诊断质量进行监督。

第二十六节 西藏自治区

一、医疗服务与质量安全情况分析

(一)数据上报概况

2021年西藏自治区共有62家设有超声医学专业的医疗机构参与数据上报,其中,公立医院57家,包括三级综合医院9家(14.52%),二级综合医院44家(70.97%),三级专科医院1家(1.61%),二级专科医院3家(4.84%);民营医院5家(8.06%)。各地级市及各类别医院分布情况见表3-26-1。

表3-26-1　2021年西藏自治区超声专业医疗质量控制指标抽样医疗机构分布情况

单位:家

地市	二级专科	二级综合	三级专科	三级综合	民营	合计
阿里地区	0	7	0	1	0	8
昌都市	0	5	0	2	0	7
拉萨市	1	4	1	0	4	10
林芝市	0	3	0	1	0	4
那曲市	1	8	0	1	1	11
日喀则市	0	9	0	2	0	11
山南市	1	8	0	2	0	11
全自治区	3	44	1	9	5	62

(二)超声医师人员配置情况

1. 超声科医患比

2021 年西藏自治区超声科医患比均值为 2.08 人/万人次,其中那曲市最高,拉萨市最低(图 3-26-1)。2018—2021 年西藏自治区超声科医患比逐年递增,说明超声医师工作负荷减轻(图 3-26-2)。

2. 各类医疗机构超声科医师学历分布情况

2021 年西藏自治区超声医师以学士及学士以下学历为主,硕士学历数量较少且均在三级综合医院,目前并无硕士以上学历超声医师(图 3-26-3)。

3. 各类医疗机构超声科医师职称分布情况

2021 年西藏自治区各类医疗机构中,超声科医师职称主要为住院医师,主任及副主任医师占比较少。主治医师在各医疗机构中占比比较均匀(图 3-26-4)。

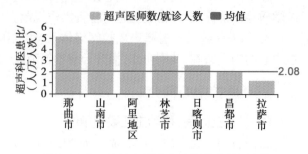

图 3-26-1　2021 年西藏自治区超声科医患比

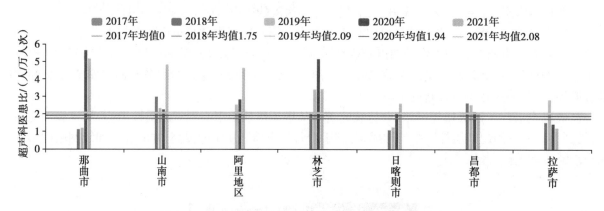

图 3-26-2　2017—2021 年西藏自治区超声科医患比变化

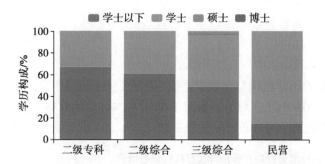

图 3-26-3　2021 年西藏自治区各类医疗机构超声科医师学历分布情况

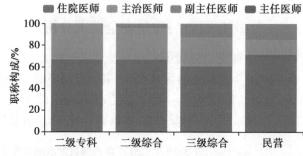

图 3-26-4　2021 年西藏自治区各类医疗机构超声科医师职称分布情况

4. 各类医疗机构超声科医师年龄分布情况

2021 年西藏自治区各类医疗机构中超声医师年龄大部分为 >25~45 岁,年龄分布较均匀,>45 岁及 ≤25 岁的医师较少(图 3-26-5)。

(三)超声质控指标抽样调查结果

指标 1. 超声医师日均承担工作量

2021 年西藏自治区超声医师日均承担工作量均值为 19.13 人次,其中拉萨市最高,为 32.53 人次(图 3-26-6),反映了拉萨市超声医师的工作负荷最

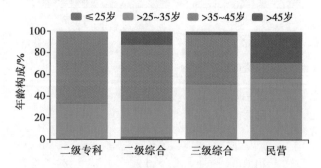

图 3-26-5　2021 年西藏自治区各类医疗机构超声科医师年龄分布情况

重,由于西藏自治区地广人稀、交通不便等原因,其他地区医疗机构就诊人数相对较少。在各类型医疗机构中,民营医院与三级综合医院超声医师日均承担工作量较高(图3-26-7)。

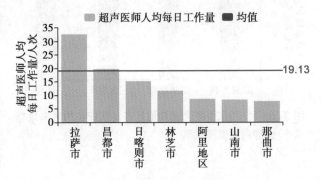

图3-26-6 2021年西藏自治区各地市超声医师日均承担工作量

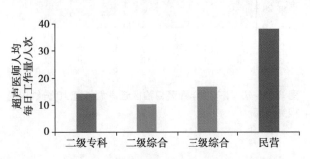

图3-26-7 2021年西藏自治区各类医疗机构超声医师日均承担工作量

指标2. 超声仪器质检率

2021年西藏自治区超声仪器质检率较高(图3-26-8)。高原地区仪器故障率较高,须定期完成超声仪器质检,才能保障声仪器质量安全使用。

指标3. 住院超声检查48小时内完成率

2021年西藏自治区住院超声检查48小时内完成率各地市均较高,其中拉萨市最低(图3-26-9),可能与就诊患者较多相关。

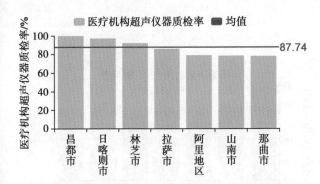

图3-26-8 2021年西藏自治区超声仪器质检率

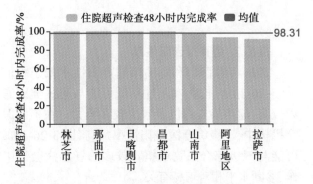

图3-26-9 2021年西藏自治区住院超声检查48小时内完成率

指标4. 超声危急值10分钟内通报完成率

2021年西藏自治区超声危急值10分钟内通报率均值为96.46%,除拉萨市、山南市、阿里地区外其余地区均在均值以上,上述两个地区需要加强对超声危急值的认识(图3-26-10)。西藏自治区各类型医院中二级综合医院超声危急值10分钟内通报率较低(图3-26-11)。

指标5. 超声报告书写合格率

2021年西藏自治区超声报告书写率均值为92.82%,大部分地市报告书写合格率在均值以上(图3-26-12),但那曲市超声报告书写合格率较低,可能与有资质的医师超声医师较少相关。

指标6. 乳腺病变超声报告进行乳腺影像报告和数据系统(BI-RADS)分类率

2021年西藏自治区乳腺病变超声报告进行BI-RADS分类率均值较低,为49.73%(图3-26-13),反映了乳腺超声报告规范性较差的问题。

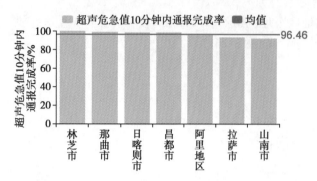

图 3-26-10 2021 年西藏自治区超声危急值 10 分钟内通报完成率

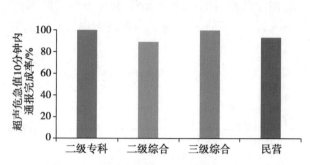

图 3-26-11 2021 年西藏自治区各类医疗机构超声危急值 10 分钟内通报完成率

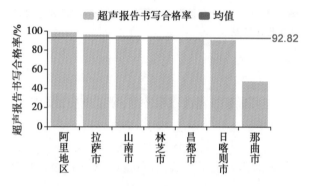

图 3-26-12 2021 年西藏自治区超声报告书写合格率

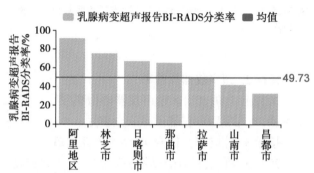

图 3-26-13 2021 年西藏自治区乳腺病变超声报告进行 BI-RADS 分类率

指标 7. 超声报告阳性率

2021 年拉萨市和那曲市超声阳性率低于均值（图 3-26-14）。拉萨市阳性率低可能与居民健康意识较高、超声检查部位及频次较多相关。在不同医疗机构中，三级综合医院阳性率最高（图 3-26-15），可能与三级综合医院承担着较多的疑难病会诊工作、诊断水平相对较高有关。

指标 8. 超声筛查中胎儿重大致死性畸形的检出率

2021 年西藏自治区超声筛查中胎儿重大致死性畸形的检出率均值为 0.13%，其中阿里地区最高，林芝市最低（图 3-26-16），这可能与高海拔地区孕早期叶酸普及率不高相关。无脑儿、严重的开放性脊柱裂等严重的脑膨出等神经系统畸形检出率最高（图 3-26-17）。

指标 9. 超声诊断符合率

2021 年西藏自治区超声诊断符合率均值为 83.67%，其中拉萨市、林芝市和阿里地区诊断符合率较低（图 3-26-18）。在各类型医疗机构中，二级综合医院超声诊断符合率较低（图 3-26-19）。

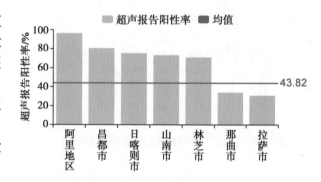

图 3-26-14 2021 年西藏自治区超声报告阳性率

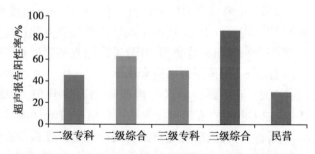

图 3-26-15 2021 年西藏自治区各类医疗机构超声报告阳性率

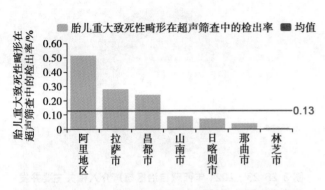

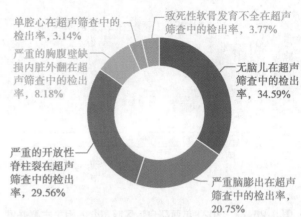

图 3-26-16　2021 年西藏自治区超声筛查中胎儿重大致死性畸形的检出率

图 3-26-17　2021 年西藏自治区超声筛查中胎儿重大致死性畸形的检出率比例

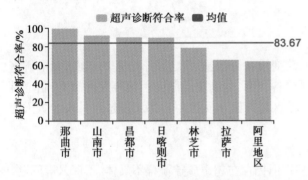

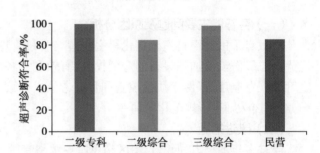

图 3-26-18　2021 年西藏自治区医疗机构超声诊断符合率

图 3-26-19　2021 年西藏自治区各类医疗机构超声诊断符合率

指标 10. 乳腺占位超声诊断准确率

2021 年西藏自治区乳腺占位准确率均值为 87.33%,其中拉萨市最高,昌都市最低(图 3-26-20)。全自治区均值较低可能与昌都市数值低相关。

指标 11. 颈动脉狭窄(≥50%)超声诊断符合率

2021 年西藏自治区颈动脉狭窄(≥50%)超声诊断符合率均值仅为 70.06%(图 3-26-21),可能与超声医师血管狭窄率诊断经验不足有关,部分超声医师仅通过直径评估血管狭窄率,而未结合面积狭窄率及流速改变。

指标 12. 超声介入相关主要并发症发生率

2021 年西藏自治区超声介入相关并发症发生率均值为 4.10%(图 3-26-22)。在各类并发症中感染发生率最高(图 3-26-23),可能与基层医院无菌条件不严格、无菌操作不规范相关。

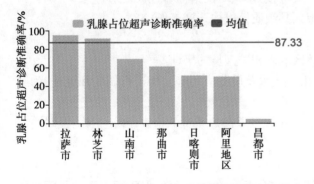

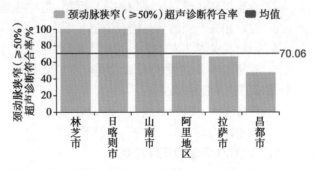

图 3-26-20　2021 年西藏自治区乳腺占位超声诊断准确率

图 3-26-21　2021 年西藏自治区颈动脉狭窄(≥50%)超声诊断符合率

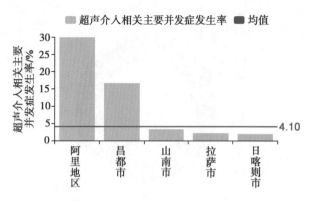

图 3-26-22 2021 年西藏自治区超声介入相关主要并发症发生率

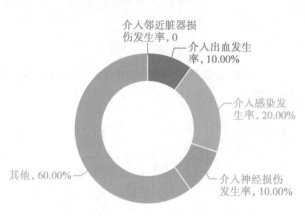

图 3-26-23 2021 年西藏自治区超声介入相关主要并发症构成比例

二、问题分析及改进措施

（一）存在的主要问题及原因分析

西藏自治区超声科室要强化科室设置与学科管理,改变设备分散、科室建设不合理的局面,集中科室优势。二级医院要加强设备的合理投入,有效利用各项设备资源,从制度层面完善学科发展需要,制定科室管理规章制度,以便于质量控制和管理考核。西藏自治区超声医学质控中心将加强超声科人才队伍建设,对超声医师进行规范化培训。

（二）改进措施

经过多年的努力,西藏自治区超声质控水平有所提升,但仍存在超声质控流程不具体、不深入等问题。针对上述问题,西藏自治区超声医学质控中心需制定出各系统超声检查的规范要求和标准切面、使超声检查内容标准化;规范书写超声报告,存留标准图像;对于疑难病例请上级医师会诊,并进行追踪随访;科内设立质控小组,质控人员每个月抽查超声报告,针对存在问题提出整改建议,对疑难及漏误诊病例,及时组织科内讨论。通过上述措施建立并完善超声科室质量管理体系,提高全自治区的超声诊断水平,促进全自治区超声诊断的规范化及同质化。

三、质控中心简介

（一）成立时间,目前主任委员单位

西藏自治区超声医学质控中心成立时间为 2018 年,目前主任委员单位为西藏自治区人民医院。
质控中心职责及工作范围:

1. 拟定西藏自治区医学影像(超声专业)的质控程序、标准和计划。

2. 在西藏自治区卫生健康委指导下,负责质控工作的实施。

3. 经西藏自治区卫生健康委同意,定期对外发布专业考核方案、质控指标和考核结果。

4. 逐步组建西藏自治区相关质控网络,指导各地市区县级质控机构开展工作。

5. 建立相关专业的信息资料数据。

6. 拟定相关专业人才队伍的发展规划、组织对行政区域内相关人员的培训。

7. 对相关专业的设置规划、布局、基本建设标准、相关技术及设备应用等工作进行调研和论证,为卫生行政部门决策提供依据。

8. 负责实施对医疗机构进行行政管理的部分职能,承担本专业医疗质量的检查、评比工作,及时向卫生行政部门上报医疗质量检查、评比情况。

（二）2021 年重点工作总结

为规范新冠病毒感染疫情防控期间各级各类医疗机构的超声医学诊疗工作,保障超声医学医疗质量和安全,指导超声医务人员科学有效采取防护措施,降低职业暴露风险及控制医院感染,遏制疫情的扩散

和蔓延。西藏自治区人民医院作为省级质控中心召集各哨点医院负责人积极学习《超声医学科新型冠状病毒感染防控专家共识(第一版)》。

1. 要求所有诊室环境彻底清理按时消毒,严格划分清洁区、缓冲区、就诊区(污染区),分区分级科学防护。

2. 要求所有哨点医院超声工作人员参加紧急防控培训。科室认真组织戴口罩、手卫生、穿脱防护服培训及考核,积极学习防护知识。

3. 门急诊及住院患者就诊流程管理。做好诊区入口管控,登记信息测量体温。门诊、住院患者预约后分区域就诊,降低院感风险。提醒就诊的每一位患者戴好口罩、及时手消、隔位就座。

4. 严把患者就诊防控细节。诊室通风消毒严格做到位;诊室内做到"一医一患一诊室";超声探头"一患一消";床单等一次性物品"一患一换"。

5. 要求各哨点医院制订超声科新冠病毒暴露应急预案。

第二十七节　陕 西 省

一、医疗服务与质量安全情况分析

(一)数据上报概况

2021年,陕西省共有211家设有超声医学专业的医疗机构参与数据上报。其中,公立医院180家,包括三级综合医院44家(20.85%),二级综合医院9家(4.27%),三级专科医院101家(47.87%),二级专科医院26家(12.32%);民营医院31家(14.69%)。各地级市及各类别医院分布情况见表3-27-1。

表3-27-1　2021年陕西省超声专业医疗质量控制指标抽样医疗机构分布情况

单位:家

地市	二级专科	三级专科	二级综合	三级综合	民营	合计
安康市	3	18	1	2	0	24
宝鸡市	2	3	1	5	1	12
汉中市	6	14	0	2	7	29
商洛市	3	7	1	2	0	13
铜川市	0	4	0	3	0	7
渭南市	7	12	1	1	2	23
西安市	2	25	3	18	18	66
咸阳市	2	12	1	5	2	22
延安市	1	1	0	2	1	5
榆林市	0	5	0	5	0	10
全省	26	101	9	44	31	211

(二)超声医师人员配置情况

1. 超声科医患比

2021年陕西省医疗机构超声科医患比为1.30∶10 000。铜川市超声科医患比最高,为1.87∶10 000,宝鸡市最低,为1.25∶10 000;铜川市、商洛市、延安市、安康市、渭南市、咸阳市均高于全省平均水平;而西安市、汉中市、榆林市、宝鸡市低于全省平均水平(图3-27-1),与这些地区的人口数量增加较多有关,同时反映该地区超声医师处于相对短缺状态。2017—2021年陕西省超声科医患比变化不大(图3-27-2)。

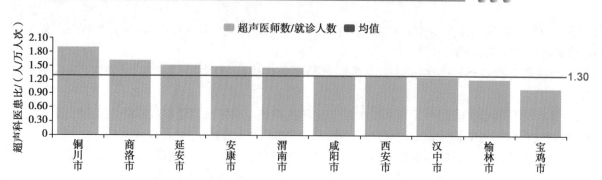

图 3-27-1 2021年陕西省超声科医患比

2. 各类医疗机构超声科医师学历分布情况

2021年陕西省内三级专科、三级综合医院超声医师学历主要以学士为主,占比分别为64.06%、71.92%,硕士学历人数居其次(图3-27-3)。拥有博士学历的超声医师主要就职于三级综合、三级专科医院。二级医院超声医师学历主要是学士及学士以下,无博士学历。三级医院具有地域及医疗资源优势,拥有较好的职业发展前景,吸引了多数高学历人才,因此硕士、博士学历占比较高,形成了较为完善的专业人才梯队,有利于学科发展及专业技术的开展与实施。民营医院运营方式灵活,具备引进硕士、博士等优秀学科带头人及专业人才的优势,与公立医院共同守护人民健康。

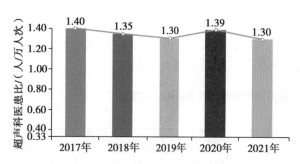

图 3-27-2 2017—2021年陕西省超声科医患比变化

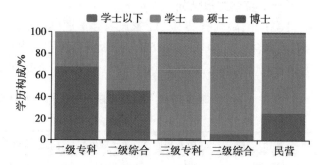

图 3-27-3 2021年陕西省各类医疗机构超声科医师学历分布情况

3. 各类医疗机构超声科医师职称分布情况

2021年陕西省各类医疗机构超声科医师职称分布均以初级和中级职称人数较多,其次为副主任医师(图3-27-4)。三级专科及三级综合医院副主任医师及主任医师的占比相对较高,可能由于三级医院集中了高学历人才,在专业技术及科研提升方面占据优势,能够更快达到市级和省级职称晋升的标准。

4. 各类医疗机构超声科医师年龄分布情况

2021年陕西省各类型医疗机构超声医师年龄分布,>25~35岁人数较多,构成比16.36%~49.22%,>35~45岁医师占比34.12%~40.00%(图3-27-5),说明中青年仍然是超声医师队伍的中坚力量。各级医院超声医师队伍年轻化,提示陕西省需要承担更多的青年医师培养任务。

(三)超声质控指标抽样调查结果

指标1. 超声医师日均承担工作量

2021年陕西省医疗机构超声医师日均承担工作量为30.68人次(图3-27-6)。其中,宝鸡市最高,为34.49人次,铜川市最低,为21.01人次;榆林市、西安市及汉中市均高于全省平均水平,表明这些地区的超声医师日均承担工作量较大,分析其原因,可能与这些城市人口多有关。三级医院超声医师日均承担工作量最高(图3-27-7),可能与三级医院的门诊患者人数多、床位多,患者病情更为严重、复杂相关。2021年超声医师日均承担工作量较2018年、2019年相比有所下降,较2020年有所上升,与全国趋势相同,分析可能与新冠病毒感染疫情引起就医人数减少相关(图3-27-8)。

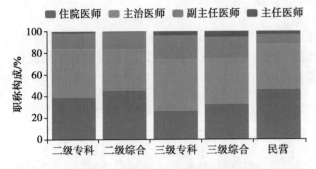

图 3-27-4 2021 年陕西省各类医疗机构超声科医师职称分布情况

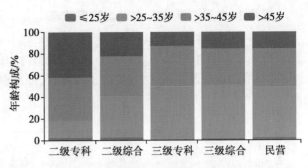

图 3-27-5 2021 年陕西省各类医疗机构超声科医师年龄分布情况

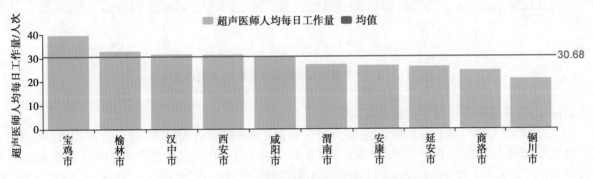

图 3-27-6 2021 年陕西省超声医师日均承担工作量

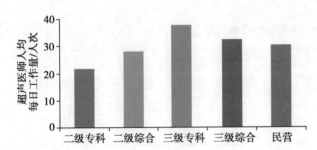

图 3-27-7 2021 年陕西省各类医疗机构超声医师日均承担工作量

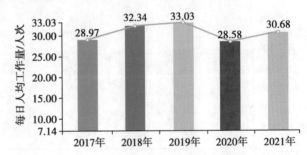

图 3-27-8 2017—2021 年陕西省超声医师日均承担工作量变化

指标 2. 超声仪器质检率

2021 年陕西省医疗机构超声仪器质检率均值为 96.32%，稍低于全国均值（97.71%），仅有西安市、安康市低于全省平均水平，质检率分别为 94.47%、91.51%，可能与两市仪器高负荷运行有关，提示两市质检工作需改善，以保障仪器质量的安全工作。相对于三级医院，二级医院超声仪器设备更新较慢，质检率低于三级医院（图 3-27-9）。

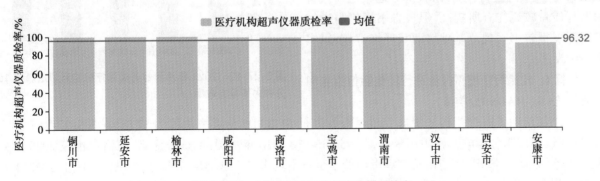

图 3-27-9 2021 年陕西省超声仪器质检率

指标 3. 住院超声检查 48 小时内完成率

2021 年陕西省住院超声检查 48 小时内完成率均值达 98.30%,高于全国均值(94.58%),其中宝鸡市、西安市低于全省平均水平(图 3-27-10)。表明两市住院患者超声检查需求量大,医师及仪器数量相对短缺,需要增加人员及设备,优化检查预约流程,降低患者等待时间。

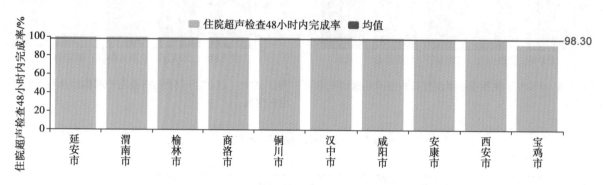

图 3-27-10　2021 年陕西省住院超声检查 48 小时内完成率

指标 4. 超声危急值 10 分钟内通报完成率

2021 年,陕西省医疗机构超声危急值 10 分钟内通报完成率均值为 96.12%,低于全国均值(98.10%)。其中榆林市、延安市及铜川市低于全省平均水平(图 3-27-11),提示应加强危急值指标细则培训,规范完善上报流程,应用 PACS 上报等信息化设备,医院层面有效监督。在各类医疗机构中,二级综合医院危急值通报率低于其他医疗机构(图 3-27-12),有待于通过危急值指标细则培训及完善上报流程等措施实现进一步提升。

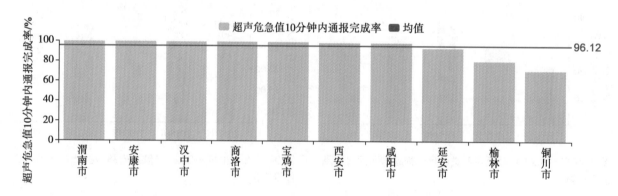

图 3-27-11　2021 年陕西省超声危急值 10 分钟内通报完成率

指标 5. 超声报告书写合格率

2021 年陕西省医疗机构超声报告书写合格率均值为 99.53%(图 3-27-13),高于全国平均水平(99.19%),反映经过有效管理,大部分地市超声报告的书写质量较以往有所提高,但报告书写仍需通过定期开展报告书写规范基础培训及严格审核,以实现持续改进。

指标 6. 乳腺病变超声报告进行乳腺影像报告和数据系统(BI-RADS)分类率

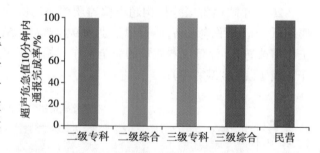

图 3-27-12　2021 年陕西省各类医疗机构超声危急值 10 分钟内通报完成率

2021 年陕西省医疗机构乳腺病变超声报告进行 BI-RADS 分类率均值为 87.85%(图 3-27-14),高于全国均值(81.37%)。其中,铜川市最高,为 95.99%,较 2020 年 76.01% 显著提高,商洛市也较 2020 年显著提高;延安市、咸阳市、渭南市及宝鸡市均低于全省平均水平。各类医疗机构中,民营医院由 2020 年的 83.26% 提高至 2021 年的 92.63%,反映各级医院对于乳腺疾病的诊断流程逐步规范。乳腺病变超声报告

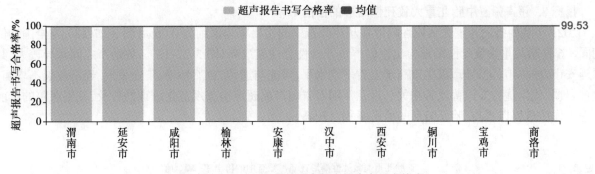

图 3-27-13　2021 年陕西省超声报告书写合格率

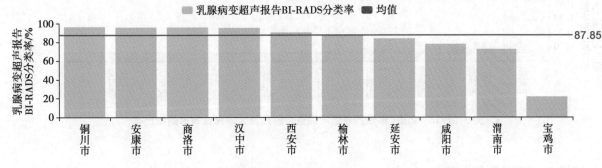

图 3-27-14　2021 年陕西省乳腺病变超声报告进行 BI-RADS 分类率

进行 BI-RADS 分类率能够为临床提供更为规范的诊疗依据。今后,陕西省仍需继续加强乳腺 BI-RADS 分类知识的巩固与学习,促进各地市乳腺超声报告进行 BI-RADS 分类率的进一步提高。

指标 7. 超声报告阳性率

2021 年陕西省超声报告阳性率均值约为 73.13%。各地市医疗机构超声报告阳性率差距较大,其中延安市最高,为 87.06%,商洛市、汉中市、宝鸡市、渭南市及榆林市低于全省平均水平,榆林市最低,为 57.26%(图 3-27-15)。在各类医疗机构中,三级综合医院超声报告阳性率最高(图 3-27-16),与三级医院门急诊患者就诊量大、疑难病情多相关。2021 年超声报告阳性率较前明显提高(图 3-27-17)。

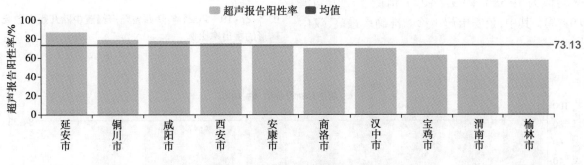

图 3-27-15　2021 年陕西省超声报告阳性率

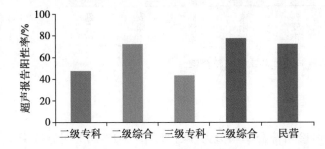

图 3-27-16　2021 年陕西省各类医疗机构超声报告阳性率

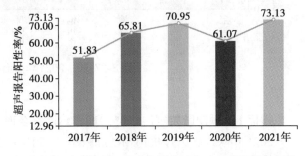

图 3-27-17　2017—2021 年陕西省超声报告阳性率变化

指标8. 超声筛查中胎儿重大致死性畸形的检出率

2021年陕西省胎儿重大致死性畸形在超声筛查中的检出率均值约为0.06%(图3-27-18),与全国均值相同。6种胎儿重大致死性畸形检出率以严重开放性脊柱裂最高(图3-27-19)。各地市之间差异较大,其中延安市、榆林市、宝鸡市、汉中市高于全省平均水平,可能与遗传、自然环境、工业发展、经济发展不均衡、饮食习惯、优生优育知识普及等相关。近几年随着省内产前超声检查规范化培训的普及,基层医院的产前筛查工作质量得以提高,胎儿畸形的检出率相对较高。

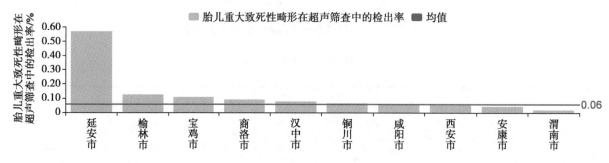

图3-27-18 2021年陕西省超声筛查中胎儿重大致死性畸形的检出率

指标9. 超声诊断符合率

2021年陕西省医疗机构超声诊断符合率均值为84.23%,低于全国均值87.15%。大部分地市医疗机构超声诊断符合率高于全省平均水平,其中,延安市最低(图3-27-20)。三级综合医院超声诊断符合率最高(图3-27-21)。2017—2021年,陕西省超声诊断符合率有波动(图3-27-22)。

指标10. 乳腺占位超声诊断准确率

2021年陕西省医疗机构乳腺占位超声诊断准确率均值为79.58%(图3-27-23),稍低于全国均值(79.98%)。其中,延安市超声诊断准确率最高,汉中市最低。

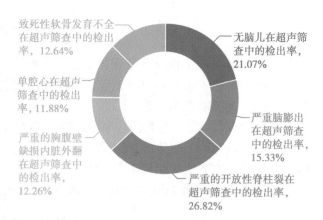

图3-27-19 2021年陕西省超声筛查中胎儿重大致死性畸形的检出率比例

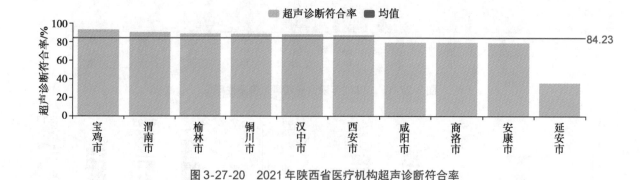

图3-27-20 2021年陕西省医疗机构超声诊断符合率

指标11. 颈动脉狭窄(≥50%)超声诊断符合率

2021年陕西省医疗机构颈动脉狭窄(≥50%)超声诊断符合率均值为54.12%(图3-27-24),明显低于全国均值(84.84%)。其中,延安市超声诊断符合率最低。

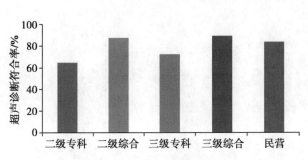

图 3-27-21　2021年陕西省各类医疗机构超声诊断符合率

图 3-27-22　2017—2021年陕西省超声诊断符合率变化

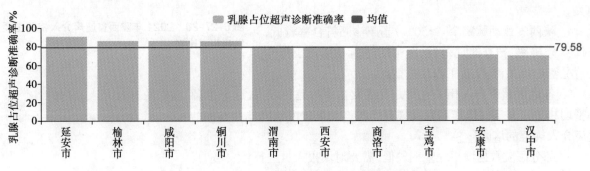

图 3-27-23　2021年陕西省乳腺占位超声诊断准确率

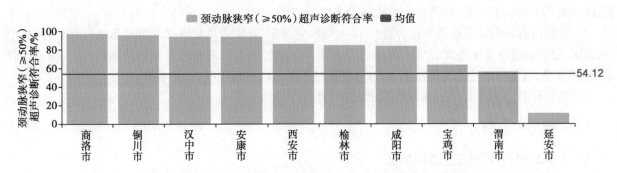

图 3-27-24　2021年陕西省颈动脉狭窄(≥50%)超声诊断符合率

指标 12. 超声介入相关主要并发症发生率

　　2021年陕西省医疗机构超声介入相关主要并发症发生率均值为0.45%(图3-27-25),低于全国均值(0.63%)。各地市统计结果差异较大,其中,渭南市最高,为4.13%,商洛市最低,为0.17%。在超声介入的各类并发症中,出血的发病率最高,为84.86%(图3-27-26)。

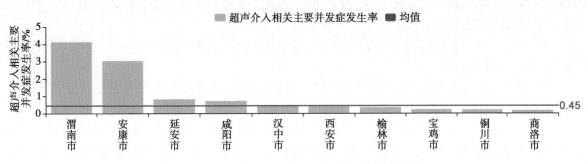

图 3-27-25　2021年陕西省超声介入相关主要并发症发生率

二、问题分析及改进措施

（一）存在的主要问题及原因分析

1. 超声从业人员短缺，超声人才分布不均衡。

2. 部分医疗机构住院超声检查 48 小时内完成率较低，与超声医师相对短缺，超声仪器不足有关。

3. 陕西省乳腺病变超声报告进行 BI-RADS 分类率不高，乳腺占位超声诊断准确率差异较大，与仪器精度、扫查的规范性、医师的经验及随访工作开展情况密切相关。

4. 陕西省颈动脉狭窄（≥50%）超声诊断符合率较低，与仪器分辨率、扫查的规范性、医师的经验及随访工作开展情况密切相关，是今后工作改进重点。

5. 各地区超声介入相关主要并发症发生率的差异较大，这与患者、操作医师及介入治疗的各个环节都密切相关。坚实的操作基础及规范化的诊治流程能够降低并发症的发生，陕西省需继续加强各地市的超声介入规范的培训。

6. 部分医院数据填报完整率较低，需要对填报人员进行相关培训。

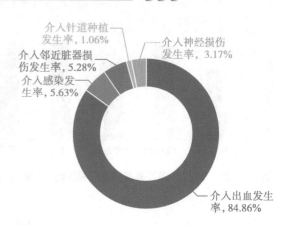

图 3-27-26　2021 年陕西省超声介入相关主要并发症构成比例

（二）改进措施

1. 应结合医疗机构超声检查需求量的实际情况，增加医师、诊室及仪器数量，优化超声检查预约流程，降低患者等待时间，切实改善患者就医体验。

2. 对陕西省特别是乳腺超声报告进行 BI-RADS 分类率、乳腺占位超声诊断准确率较低、颈动脉狭窄（≥50%）超声诊断符合率较低、介入并发症发生率较高的地市医疗机构进行针对性的培训，可采用视频教学、案例分享、现场操作指导及答疑等方式，分享其临床经验以及随访模式，互相学习。

3. 定期开展学术活动，进行相关指南和超声诊疗规范化学习。

三、质控中心简介

（一）成立时间，目前主任委员单位

陕西省超声医学质控中心于 2005 年成立，主任委员单位为西安交通大学第二附属医院。

（二）2021 年重点工作总结

1. 陕西省超声医学质控中心分别于 1 月、6 月、11 月指导商洛市超声诊疗中心、汉中市及安康市超声诊断质控中心的成立，分别于 4 月、5 月、6 月、11 月到安康市紫阳县和白河县、宝鸡市太白县、咸阳兴平市、汉中市、商洛市督导培训。

2. 7 月 3—4 日，陕西省超声医学质控中心承办超声医学质控培训项目"超声质管圈·质善中国行"西安站，该项目由国家卫生健康委国际交流与合作中心主办，国家超声医学质控中心学术指导，来自西北五省的超声学科质控管理者参会培训。7 月 17—18 日，组织全省超声学科质控管理者、市级质控中心在线参加第四届全国超声质控大会。

3. 举办"陕西省区域性超声诊疗规范化培训暨浅表超声造影培训提高班"，提高全省超声造影开展率和超声造影技术规范化应用。

4. 联合陕西省住院医师规范化培训基地共同录制视频课程，包含超声基础、各系统规范化扫查等，累计在线培训基层人员 2 万人次。

5. 7 月 9 日—11 日，陕西省超声医学质控中心在红色革命圣地延安主办 2021 年陕西省超声医学质控大会，会议内容涵盖超声质控指南专家解读、管理经验交流、发展趋势探讨、各市级超声医学质控中心汇报等。

第二十八节 甘 肃 省

一、医疗服务与质量安全情况分析

(一)数据上报概况

2021 年,甘肃省共有 112 家设有超声医学专业的医疗机构参与数据上报。其中,公立医院 106 家,包括三级综合医院 32 家(30.2%),二级综合医院 60 家(56.6%),三级专科医院 5 家(4.7%),二级专科医院 9 家(8.5%);民营医院 6 家(5.4%)。各地级市及各类别医院分布情况见表 3-28-1。

表 3-28-1　2021 年甘肃省超声专业医疗质量控制指标抽样医疗机构分布情况

单位:家

地市	二级专科	二级综合	三级专科	三级综合	民营	合计
白银市	1	0	0	5	0	6
定西市	0	8	0	3	0	11
甘南藏族自治州	0	2	0	0	0	2
嘉峪关市	0	0	0	2	0	2
金昌市	0	0	0	1	0	1
酒泉市	0	7	0	3	0	10
兰州市	1	5	2	7	1	16
临夏回族自治州	0	7	0	1	0	8
陇南市	1	1	0	1	0	3
平凉市	1	6	1	3	1	12
庆阳市	0	8	0	1	0	9
天水市	2	7	1	2	0	12
武威市	1	3	0	1	0	6
张掖市	2	6	0	2	4	14
全省	9	60	5	32	6	112

(二)超声医师人员配置情况

1. 超声科医患比

2021 年甘肃省平均超声科医患比为 1.41∶10 000。同往年一样,除甘南藏族自治州与省级水平相差较大以外,其余州市相对较均衡(图 3-28-1)。甘南藏族自治州共 2 家医疗机构填报数据,超声科医患比达 4 人/万人次以上,相较省内甚至国内其他地区,医疗人员充沛。但从省内实际情况了解到,甘南藏族自治州属少数民族聚集区,医疗资源与省内其他地市相较缺乏严重,尤其辅助科室。因此,仍存在部分单位超声工作人员 <5 人,且兼其他辅助科室(放射科、心电图、脑电图等)任务,学科规划不完善,亚专业细化不充分的情况。而填报数据时,所报人员为科室所有成员,但工作量仅包含超声专业,因此,数据结果显示人员相对较充分。针对上述问题,自甘南州超声医学质控中心成立以来,一直以促进超声学科发展,加强超声专业人员的规范化培训、精准化培养,以提高省内超声科医患比不均衡的局面为主要任务。而且,临夏回族自治州、嘉峪关市及定西市存在同样的问题,也在逐渐改善过程中。

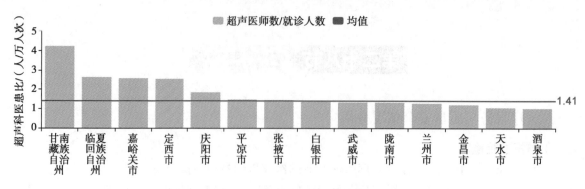

图 3-28-1　2021 年甘肃省超声科医患比

2017—2021 年甘肃省超声科医患比呈波动趋势(图 3-28-2)。2017 年,省内 12 个地州市 85 家医疗单位完成数据填报,甘南藏族自治州及酒泉市未填报;2018 年,省内 13 个地州市 98 家医疗单位完成数据填报,甘南藏族自治州未填报;2019 年,省内 12 个地州市 63 家医疗单位完成数据填报,甘南藏族自治州及庆阳市未填报。2020 年开始,省内 14 个州市均完成填报数据,相对完善。其中 2020 年 98 家医疗单位填报数据,2021 年 112 家医疗单位填报。出现波动趋势的可能原因:①部分单位对数据要求解读不同;②每年填报数据的医疗单位数量不同,所包含的医疗机构类型不同;③数据分析系统的逐渐完善化、精细化及填报指标不断更新。

2. 各类医疗机构超声科医师学历分布情况

2021 年甘肃三级医疗机构超声医师学历以学士为主。二级医疗机构超声医师主要学历在学士以下(图 3-28-3)。从整体学历分布来看,省内硕士、博士学历超声科医师短缺,甘肃地区医疗水平相对落后,人员学历分布参差不齐。近年来,甘肃省超声医学质控中心已重点关注此问题,鼓励各级医疗单位加强学科建设,培养科室人员学习兴趣,提升学历。

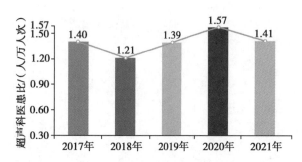

图 3-28-2　2017—2021 年甘肃省超声科医患比变化

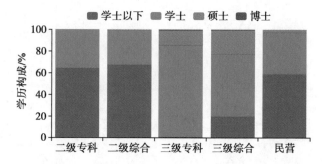

图 3-28-3　2021 年甘肃省各类医疗机构超声科医师学历分布情况

3. 各类医疗机构超声科医师职称分布情况

2021 年甘肃省各级医疗机构职称分布情况,整体以住院医师为主,主治医师次之,各级医师人数阶梯分布,符合人才梯队建设基本要求。但具体来说,民营医疗机构中级职称及高级职称人员显著缺少;二级专科医疗机构主任医师严重短缺(图 3-28-4)。因此,在医务人员加强业务技能提升的同时,也应该提升职称。

4. 各类医疗机构超声科医师年龄分布情况

2021 年甘肃省除二级专科医院人员年龄以 >35~45 岁为主,余各类型医疗机构超声科医师年龄主要集中在 >25~35 岁,根据职称分布情况,此年龄阶段以住院医师、主治医师为主,尤其三级综合、三级专科医疗机构最为明显(图 3-28-5)。

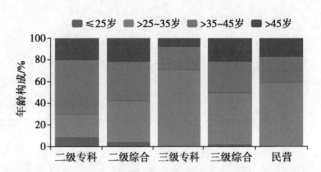

图 3-28-4　2021 年甘肃省各类医疗机构超声科医师职称分布情况

图 3-28-5　2021 年甘肃省各类医疗机构超声科医师年龄分布情况

（三）超声质控指标抽样调查结果

指标 1. 超声医师日均承担工作量

2021 年甘肃省超声医师日均承担工作量均值为 28.24 人次,与全国平均水平(29.91 人次)相近。省内不同地州市超声医师日均承担工作量差异较大,酒泉市明显较其他州市大,甘南地区临床业务发展缓慢,病源较少,因此辅助科室工作也相对较轻(图 3-28-6)。

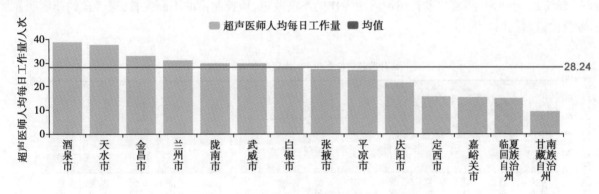

图 3-28-6　2021 年甘肃省超声医师日均承担工作量

2021 年甘肃省三级医疗机构超声医师日均承担工作量明显大于其他医疗机构,尤以三级专科医疗机构为主,而其他类型医疗机构基本相近(图 3-28-7)。三级医院病源量基数大,承担工作量明显大于其他机构。而三级医疗机构中,三级专科工作量更大,可能与医疗单位亚学科针对性不同有关。

2017—2021 年甘肃省超声医师日均承担工作量均 <40 人次,2018—2020 年超声医师日均承担工作量呈逐年递减趋势,2021 年有略微上升的趋势(图 3-28-8),可能主要原因是受新冠病毒感染疫情影响,医疗单位整体就诊率下降。

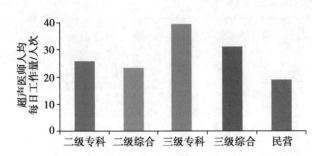

图 3-28-7　2021 年甘肃省各类医疗机构超声医师日均承担工作量

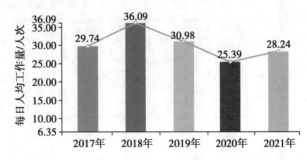

图 3-28-8　2017—2021 年甘肃省超声医师日均承担工作量变化

指标2. 超声仪器质检率

2021年甘肃省超声仪器质检率平均值为97.71%。除金昌市、武威市明显低于平均水平外,其他地州市超声仪器质检完成相对较好(图3-28-9)。

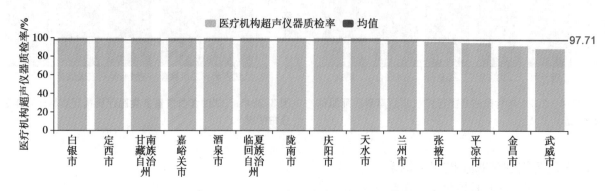

图3-28-9　2021年甘肃省超声仪器质检率

指标3. 住院超声检查48小时内完成率

2021年甘肃省住院患者超声检查48小时内完成率达99.02%(图3-28-10),明显较国内整体平均水平高(94.58%)。近年来,随着甘肃省超声质控工作的不断改进,质控制度的不断完善,患者预约速度明显加快,等待检查时间明显缩短。

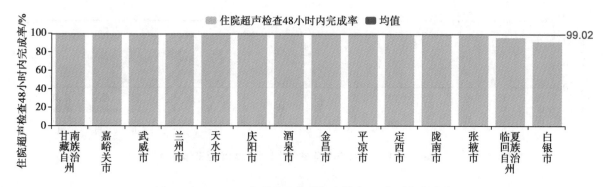

图3-28-10　2021年甘肃省住院超声检查48小时内完成率

指标4. 超声危急值10分钟内通报完成率

2021年甘肃省14个地州市危急值通报完成率均值达98.86%,各地州市通报完成率相近。其中8个地州市通报完成率均为100%,而定西市最低,为94.95%(图3-28-11)。由此可见,国家超声医学质控中心对危急值通报标准的规范和指标的完善对省内超声危急值的通报提供了重要指导。

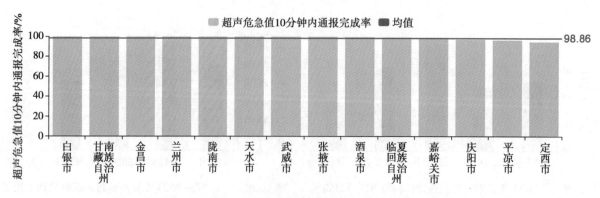

图3-28-11　2021年甘肃省超声危急值10分钟内通报完成率

二级专科、三级专科与民营医院危急值通报完成率达 100%，二级综合医疗单位为 99.65%，而三级综合医疗为 97.99%，明显低于其他类型医疗单位（图 3-28-12）。因此，三级综合医院上报危急值流程有待进一步规范，加强与临床的合作沟通。

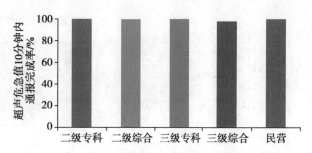

图 3-28-12　2021 年甘肃省各类医疗机构超声危急值 10 分钟内通报完成率

指标 5. 超声报告书写合格率

在国家超声医学质控中心的带领下，针对性帮扶地市州超声医疗事业，提升业务能力及诊断水平，甘肃省超声医学质控中心联合省内专家编写了"甘肃省超声报告模板"，省内超声报告书写按照统一模板进行描述，报告书写合格率达 99.57%（图 3-28-13）。同时，省内各地州市质控中心将持续在国家及甘肃省超声医学质控中心带领下，学习规范诊疗模式。

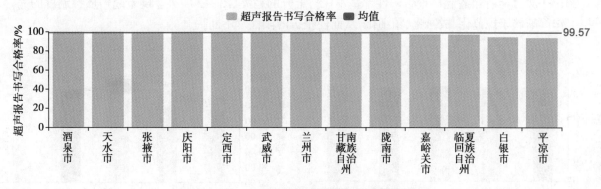

图 3-28-13　2021 年甘肃省超声报告书写合格率

指标 6. 乳腺病变超声报告进行乳腺影像报告和数据系统（BI-RADS）分类率

2021 年甘肃省乳腺病变超声报告进行 BI-RADS 分类率平均值为 90.59%（图 3-28-14），整体水平明显较往年升高。归功于省内开展质控工作以来，对乳腺病变根据 BI-RADS 分类进行规范指导，以及"甘肃省超声报告模板"的发布，全省医疗机构在报告书写中对乳腺结节可完全按照分类规范书写。

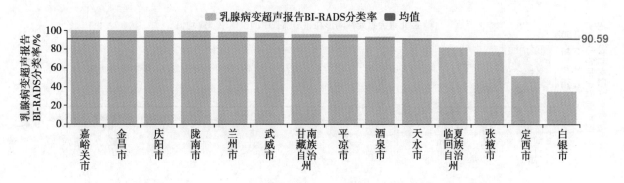

图 3-28-14　2021 年甘肃省乳腺病变超声报告进行 BI-RADS 分类率

指标 7. 超声报告阳性率

2021 年甘肃省超声报告阳性率均值为 86.61%，平凉市、张掖市仍与其他地州市存在差异，超声报告阳性率均值≤80%（图 3-28-15）。因此，加强省内报告互认，进一步规范超声诊断及报告书写对提高报告阳性率有重要意义。

2021 年甘肃省各类医疗机构超声报告阳性率相近，基本保持在 85%~90%。其中，二级专科，85.55%；

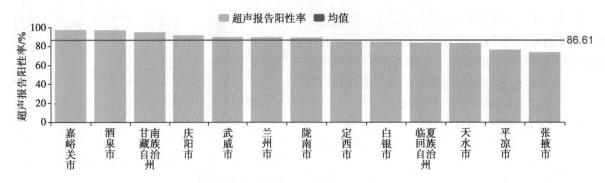

图 3-28-15　2021 年甘肃省超声报告阳性率

二级综合，86.30%；三级专科，87.86%；三级综合，86.32%；民营，89.69%（图 3-28-16）。能客观显示省内各类医疗机构的整体水平。

2017—2021 年甘肃省超声报告阳性率基本保持上升的趋势（图 3-28-17）。随着超声质控制度的完善，质控工作逐渐趋于规范化、成熟化、精细化，从而使报告的阳性率不断提升。

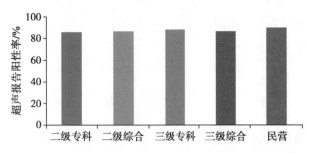

图 3-28-16　2021 年甘肃省各类医疗机构超声报告阳性率

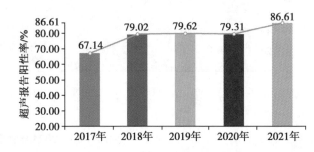

图 3-28-17　2017—2021 年甘肃省超声报告阳性率变化

指标 8. 超声筛查中胎儿重大致死性畸形的检出率

2021 年甘肃省胎儿重大致死性畸形在超声筛查中的检出率平均值为 0.08%。各地州市差异较大，其中临夏回族自治州所报检出率最高，为 0.44%；定西市所报检出率最低，为 0.02%（图 3-28-18）。

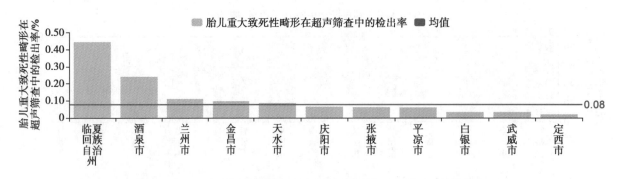

图 3-28-18　2021 年甘肃省超声筛查中胎儿重大致死性畸形的检出率

2021 年甘肃省超声筛查中胎儿 6 项重大致死性畸形的检出率比例中，无脑儿检出率占比最高，可达 30.67%，单腔心的检出率占比最低，为 6.75%（图 3-28-19）。

指标 9. 超声诊断符合率

2021 年甘肃省超声诊断总体符合率平均值达 83.83%，其中 11 个地州市平均诊断符合率 >80%，且陇南市超声诊断符合率最高，达 90%（图 3-28-20）。

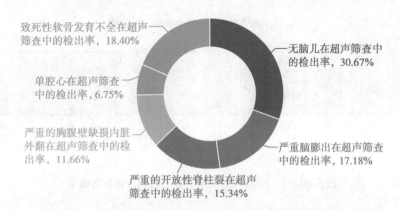

图 3-28-19　2021 年甘肃省超声筛查中胎儿重大致死性畸形的检出率比例

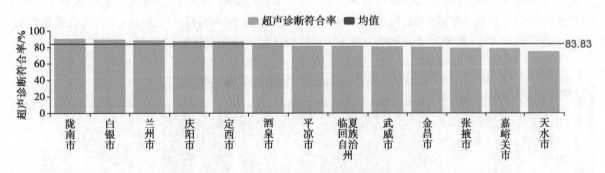

图 3-28-20　2021 年甘肃省医疗机构超声诊断符合率

民营医疗机构诊断符合率可高达 90%,二级及三级综合医疗机构相对较高,达 86%;而二级及三级专科医疗机构的超声诊断率均低于 80%(图 3-28-21)。超声质控工作开展以来,二级及三级综合性医疗机构积极响应省超声医学质控中心工作要求,完善科室质控制度。同时,配合省卫生健康委检查结果互认工作,根据省超声医学质控中心工作安排,进行专业培训和考核,提高基层综合医院超声诊断能力。民营医疗机构诊断符合率较其他机构高的原因可能与上报机构数量少,超声检查工作量低有关,对可取之处,后续工作中将重点关注并学习。

近 5 年超声诊断符合率呈波动趋势,整体诊断符合率较低。2018 年诊断符合率最高,达 84.94%,2019 年最低,符合率为 75.39%(图 3-28-22)。

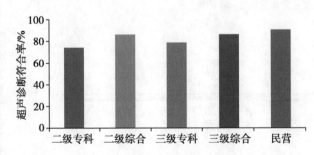

图 3-28-21　2021 年甘肃省各类医疗机构超声诊断符合率

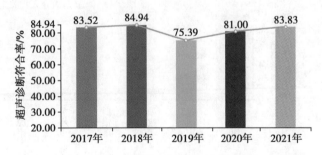

图 3-28-22　2017—2021 年甘肃省超声诊断符合率变化

指标 10. 乳腺占位超声诊断准确率

2021 年甘肃省乳腺占位超声诊断准确率平均值为 76.97%。甘南藏族自治州诊断准确率最高,为 98.4%,酒泉市诊断准确率最低,为 45.97%(图 3-28-23)。可见省内乳腺占位超声诊断水平差异较大,还需针对乳腺病变的诊断进行专业、规范化的培训,进一步提升乳腺病灶的诊断能力。

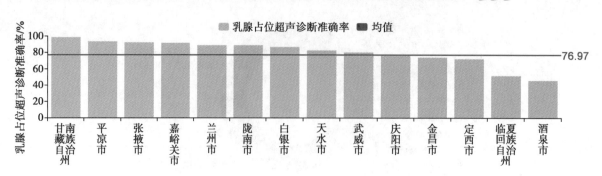

图 3-28-23 2021 年甘肃省乳腺占位超声诊断准确率

指标 11. 颈动脉狭窄(≥50%)超声诊断符合率

2021 年甘肃省颈动脉狭窄(≥50%)超声诊断符合率均值为 84.51%,但各地州市诊断水平差异较大,白银市诊断符合率最高,为 98.13%;定西市诊断符合率最低,为 24.39%(图 3-28-24)。省内各级医疗机构亚学科开展参差不齐,诊断能力差异较大。因此,对颈动脉超声诊断仍需要进行专业学习与培训。

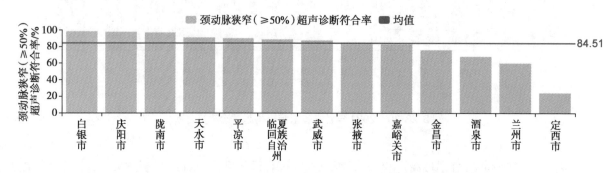

图 3-28-24 2021 年甘肃省颈动脉狭窄(≥50%)超声诊断符合率

指标 12. 超声介入相关主要并发症发生率

2021 年甘肃省超声介入相关并发症完成数据填报的地州市共 12 个。省内超声介入相关主要并发症发生率平均水平为 0.71%(图 3-28-25),较 2021 年明显降低(0.88%)。大部分地区超声介入开展已趋于成熟,简单的介入超声如穿刺活检、细针抽吸、置管引流等项目在三级医院及部分二级医院已普遍开展。金昌市 2021 年开始开展超声介入技术,相关主要并发症发生率明显高于其他地区。

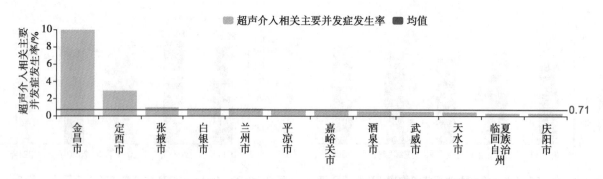

图 3-28-25 2021 年甘肃省超声介入相关主要并发症发生率

2021 年甘肃省超声介入最常见的并发症有出血、感染、邻近脏器损伤及神经损伤四类,其中出血最常见(79.33%),这也是所有介入操作项目中最常见的并发症(图 3-28-26)。近年来,甘肃省超声工作在甘肃省超声医学质控中心的带领下迅速发展,省内医疗单位相继开展介入超声等新技术,加强新技术培训,推动基层超声医疗建设,提高超声诊断水平。

二、问题分析及改进措施

（一）存在的主要问题及原因分析

1. 甘肃省超声科医师整体学历水平参差不齐，缺乏高学历、高职称人才，而且年轻医师占比较高，诊疗经验相对不足，尤其二级医疗单位，主体学历以学士以下为主。因此，加强人才培养，促进省内超声工作人员学历提升是目前的主要问题。

2. 二级医疗单位学科设置不够精细化，超声专业人员较少，同时兼负责其他辅助科室工作，超声亚学科设置较少，新技术开展不能满足临床及患者需求。

（二）改进措施

1. 持续推进甘肃省超声检查结果互认工作，加强互认项目技术培训，规范诊疗行为。对地州市质控中心进行超声报告质量控制，对各级医院的超声报告以随机时间点抽查进行质控，以报告抽查的方式进行各亚专业报告质量评分考核，从报告书写、诊断意见、报告规范等方面进行报告规范、互认标准专题讲座。

2. 为提升甘肃省超声医师诊疗规范，加强对标准化切面扫查的认识，举办甘肃省超声标准化切面绘图大赛。

3. 依托甘肃省超声医学质控专科联盟，定期组织培训活动，下基层进行帮扶活动，使优质医疗资源下沉，达到省内超声报告互认标准；定期举办新技术精品培训班，规范新技术的临床应用。

4. 加强省内人才培养，带动省内青年医师参与国内大型超声学术活动，加强与国内知名超声专家的交流，促进各级医疗单位工作人员学历提升。

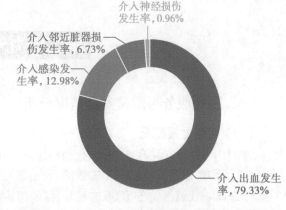

图 3-28-26　2021 年甘肃省超声介入相关主要并发症构成比例

三、质控中心简介

（一）成立时间，目前主任委员单位

甘肃省超声医学质控中心成立时间为 2013 年 5 月，目前主任委员单位为兰州大学第二医院。

（二）2021 年重点工作总结

1. 持续落实省卫生健康委检查结果互认工作、组织培训和考核，共完成 3 375 名超声医师的考核，通过考试 2 448 人，252 家医院获得超声检查结果互认资格。

2. 加强互认项目报告的质量提升，赴基层对各级医院进行超声报告质控指导。

3. 组织省内专家完成"甘肃省超声报告模板"，发放 1 500 册至基层超声工作人员。

4. 持续依托省超声医学质控专科联盟单位组织专家下基层帮扶，提升基层超声医师诊疗能力。2021 年先后赴基层 13 次进行帮扶培训和报告质控指导。

5. 积极推广普及新技术，2021 年 3 月 20 日，举行"甘-青超声造影直通车培训 影炫丝路"启动会。

6. 注重超声人才队伍建设，2021 年 5 月 9 日，举办"甘肃省超声骨干医师培训暨超声质控研讨会"。

7. 2021 年 5 月启动了"声动陇原"甘肃省超声在线系列讲座，2021 年度共完成线上讲座 14 期，由省内各地州市质控中心承办。

8. 2021 年 6 月 24 日，组织省内超声专家成立"甘肃省超声 5G 远程会诊中心"并举行了启动仪式。

9. 积极推广超声科普知识，举办甘肃省超声中青年医师科普演讲大赛。

10. 为加强甘肃省超声医师诊疗水平的提升，8 月 28—29 日，举办超声质控大会及学术年会。

第二十九节 青 海 省

一、医疗服务与质量安全情况分析

（一）数据上报概况

2021 年,青海省共有 57 家设有超声医学专业的医疗机构参与数据上报。其中,公立医院 52 家,包括三级综合医院 15 家(26.32%),二级综合医院 30 家(52.63%),三级专科医院 4 家(7.02%),二级专科医院 3 家(5.26%);民营医院 5 家(8.77%)。各地级市及各类别医院分布情况见表 3-29-1。

表 3-29-1　2021 年青海省超声专业医疗质量控制指标抽样医疗机构分布情况

单位:家

地市	二级专科	三级专科	二级综合	三级综合	民营	合计
西宁市	0	4	7	10	2	23
海东市	0	0	1	0	0	1
海西蒙古族藏族自治州	2	0	8	2	3	15
海南藏族自治州	0	0	0	1	0	1
海北藏族自治州	0	0	6	0	0	6
玉树藏族自治州	1	0	3	1	0	5
果洛藏族自治州	0	0	3	0	0	3
黄南藏族自治州	0	0	2	1	0	3
全省	3	4	30	15	5	57

（二）超声医师人员配置情况

1. 超声科医患比

2021 年青海省超声科医患比均值约 1.40 人/万人次,海北藏族自治州、玉树藏族自治州、果洛藏族自治州、黄南藏族自治州高于均值,西宁市、海东市低于平均值(图 3-29-1),西宁市、海东市为青海省经济较发达地区,医疗水平较高,人口密集程度较大,但是也面临诊疗压力相对较大的问题;反映青海省超声科医患比分布相对不均衡。

2017—2021 年青海省超声科医患比变化不大,2019 年最低,为 1.24 人/万人次,2020 年最高,为 1.61人/万人次(图 3-29-2)。

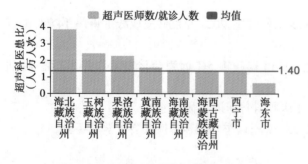

图 3-29-1　2021 年青海省超声科医患比

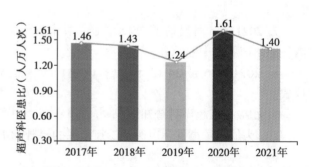

图 3-29-2　2017—2021 年青海省超声科医患比变化

2. 各类医疗机构超声科医师学历分布情况

2021 年青海省各类医疗机构中超声医师主要学历为学士及学士以下,无博士学历,硕士学历少(图 3-29-3),只集中在三级医院,说明全省超声医师学历水平较低,高端人才更少,各类医疗机构普遍缺乏高学历人才。

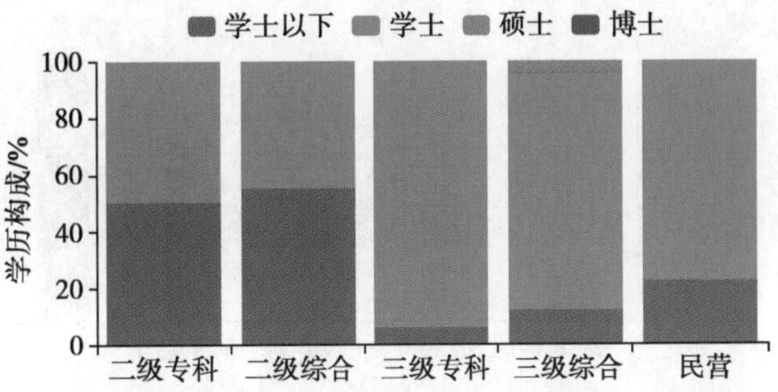

3. 各类医疗机构超声科医师职称分布情况

2021 年青海省各类医疗机构中二级医院及民营医院主要为住院医师,各类医院住院医师、主治医师、副主任医师、主任医师数量依次递减,主任医师主要分布于三级医院及民营医院(图 3-29-4)。

4. 各类医疗机构超声科医师年龄分布情况

2021 年青海省各类医疗机构中 >35~45 岁医师占比最大,>25~35 岁医师次之,≤25 岁的医师占比最小(图 3-29-5)。在不同的医疗机构中,医师年龄分布差别不大,青年医师为青海省各医疗机构超声科的主要力量,承担主要的医疗工作。

图 3-29-3　2021 年青海省各类医疗机构超声科医师学历分布情况

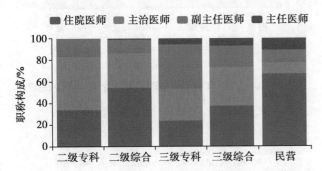

图 3-29-4　2021 年青海省各类医疗机构超声科医师职称分布情况

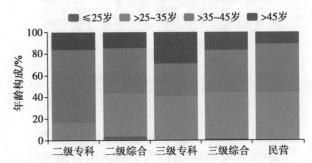

图 3-29-5　2021 年青海省各类医疗机构超声科医师年龄分布情况

(三)超声质控指标抽样调查结果

指标 1. 超声医师日均承担工作量

2021 年青海省超声医师日均承担工作量为 28.40 人次,与全国水平(29.91 人次)差别不大。最多的为海东市,其次为西宁市、海西蒙古族藏族自治州(图 3-29-6)。各级各类医疗机构相比,民营医院、三级医院工作量较大(图 3-29-7),说明这类医院超声医师工作负荷较大。2017—2021 年青海省超声医师日均承担工作量变化不大(图 3-29-8)。

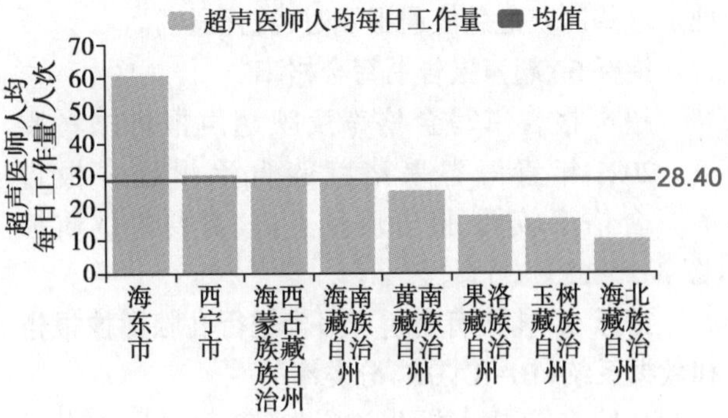

指标 2. 超声仪器质检率

2021 年青海省各类医疗机构超声仪器质检率为 99.12%(图 3-29-9),说明全省超声仪器质检完成情况较好。

指标 3. 住院超声检查 48 小时内完成率

2021 年黄南藏族自治州住院超声检查 48 小时内完成率低,不到 40%(图 3-29-10),说明黄南藏族自治州住院超声检查不及时迅速,超声科诊疗效率不高,其余各地区各类医疗机构住院超声检查 48 小时内完成率较高,能为患者及时诊疗提供保障。

图 3-29-6　2021 年青海省超声医师日均承担工作量

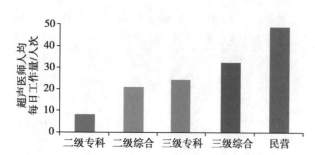

图 3-29-7 2021 年青海省各类医疗机构超声医师日均承担工作量

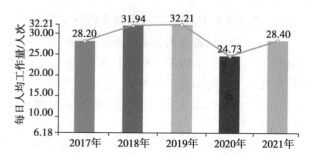

图 3-29-8 2017—2021 年青海省超声医师日均承担工作量变化

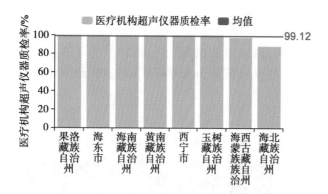

图 3-29-9 2021 年青海省超声仪器质检率

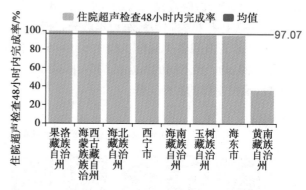

图 3-29-10 2021 年青海省住院超声检查 48 小时内完成率

指标 4. 超声危急值 10 分钟内通报完成率

2021 年青海省海东市、果洛藏族自治州超声危急值 10 分钟通报完成率约 50%（图 3-29-11），说明这两地医疗机构危急值通报不及时，也体现出两地超声与临床沟通不及时，其余各地州各医疗机构均能及时完成危急值通报。所有三级、二级医院及专科医院危急值通报完成率较高（图 3-29-12），体现了这些医院危急值通报及时，流程通畅。

指标 5. 超声报告书写合格率

超声报告书写合格率反映超声报告书写质量。2021 年青海省果洛藏族自治州超声报告书写合格率较低，报告质量不高，需要督促质控（图 3-29-13）。

指标 6. 乳腺病变超声报告进行乳腺影像报告和数据系统（BI-RADS）分类率

乳腺病变超声报告进行 BI-RADS 分类率反映乳腺超声报告的规范性，2021 年青海省海西蒙古族藏族自治州、海北藏族自治州、果洛藏族自治州、黄南藏族自治州等地乳腺病变超声报告进行 BI-RADS 分类率低（图 3-29-14），说明这些地区乳腺超声报告不规范，有待进一步进行规范化培训。

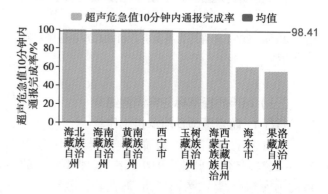

图 3-29-11 2021 年青海省超声危急值 10 分钟内通报完成率

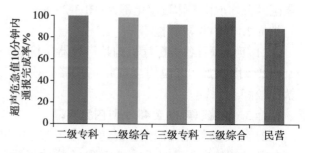

图 3-29-12 2021 年青海省各类医疗机构超声危急值 10 分钟内通报完成率

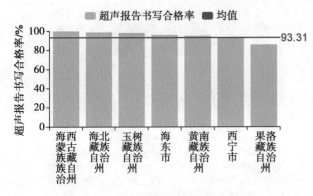

图 3-29-13　2021 年青海省超声报告书写合格率

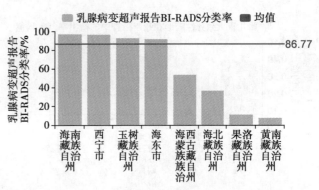

图 3-29-14　2021 年青海省乳腺病变超声报告进行 BI-RADS 分类率

指标 7. 超声报告阳性率

超声报告阳性率反映疾病检出情况。2021 年青海省 57 家医院上报数据中,西宁市、玉树藏族自治州超声报告阳性率高于平均值 74.78%(图 3-29-15),说明大部分超声检查有阳性发现,其余地区医疗机构超声报告阳性率低于均值。二级专科医院超声报告阳性率最低,与二级医院承担较多的体检任务有关(图 3-29-16)。2017—2021 年青海省超声报告阳性率逐年升高,2017 年为 53.15%,2021 年上升至 74.78%(图 3-29-17),说明超声检查在全省临床应用中愈加广泛。

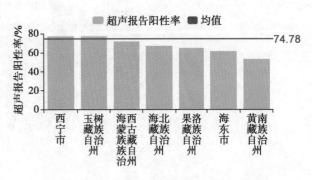

图 3-29-15　2021 年青海省超声报告阳性率

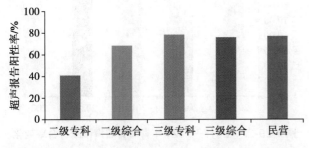

图 3-29-16　2021 年青海省各类医疗机构超声报告阳性率

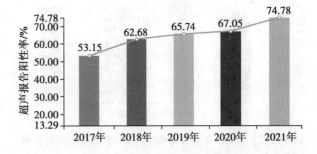

图 3-29-17　2017—2021 年青海省超声报告阳性率变化

指标 8. 超声筛查中胎儿重大致死性畸形的检出率

超声筛查中胎儿重大致死性畸形的检出率反映胎儿重大致死出生缺陷在超声筛查中的检出情况。2021 年青海省检出率均值为 0.08%(图 3-29-18),与胎儿筛查在部分医疗机构未开展相关。2021 年青海省超声筛查中严重开放性脊柱裂、致死性软骨发育不全检出率较高,其余胎儿重大致死性畸形的检出率无明显差别(图 3-29-19)。

指标 9. 超声诊断符合率

超声诊断符合率是反映超声诊断水平的重要指标。2021 年海南藏族自治州超声诊断符合率最低,远远低于青海省平均水平,其余地区差别不大(图 3-29-20)。2021 年青海省超声诊断符合率均值为 87.58%,各类医疗机构超声诊断符合率差别不大(图 3-29-21)。2017—2021 年,青海省超声诊断符合率 2018 年最低,近三年逐渐提高(图 3-29-22)。

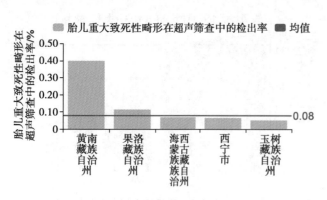

图 3-29-18　2021 年青海省超声筛查中胎儿重大致死性畸形的检出率

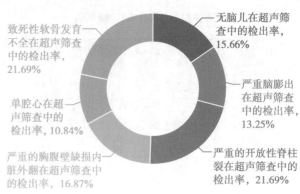

图 3-29-19　2021 年青海省超声筛查中胎儿重大致死性畸形的检出率比例

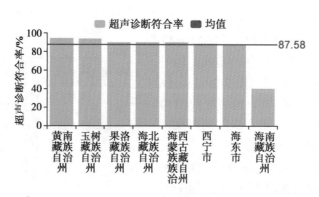

图 3-29-20　2021 年青海省医疗机构超声诊断符合率

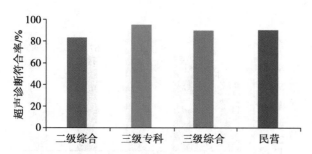

图 3-29-21　2021 年青海省各类医疗机构超声诊断符合率

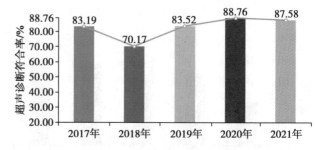

图 3-29-22　2017—2021 年青海省超声诊断符合率变化

指标 10. 乳腺占位超声诊断准确率

2021 年海北藏族自治州乳腺占位超声诊断准确率最高,海西蒙古族藏族自治州、海南藏族自治州较低,低于全省均值(图 3-29-23),说明青海省部分地区乳腺超声诊断准确率差,需要加大乳腺超声检查规范化的培训。

指标 11. 颈动脉狭窄(≥50%)超声诊断符合率

2021 年青海省颈动脉狭窄超声诊断符合率均值为 82.48%,其中海南藏族自治州最高,海东市最低,海西蒙古族藏族自治州、海东市低于全省平均水平(图 3-29-24)。

指标 12. 超声介入相关主要并发症发生率

2021 年青海省超声介入工作只在海西蒙古族藏族自治州、西宁市两地开展,海西蒙古族藏族自治州介入并发症远高于西宁市(图 3-29-25)。青海省超声介入相关主要并发症最多见为介入出血,邻近脏器损伤次之(图 3-29-26)。

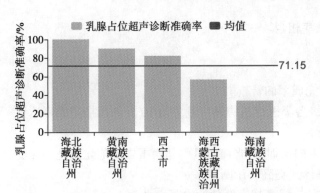

图 3-29-23　2021 年青海省乳腺占位超声诊断准确率

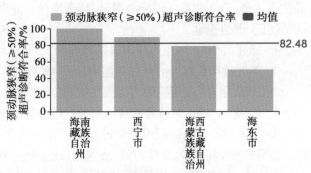

图 3-29-24　2021 年青海省颈动脉狭窄（≥50%）超声诊断符合率

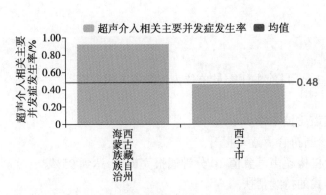

图 3-29-25　2021 年青海省超声介入相关主要并发症发生率

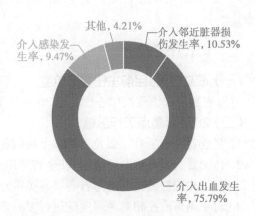

图 3-29-26　2021 年青海省超声介入相关主要并发症构成比例

二、问题分析及改进措施

（一）存在的主要问题及原因分析

1. 西宁市、海东市超声科医患比低于平均值，这些地区超声医师工作负荷重，分析认为这些地区为主要的青海省人口密集地区，病患数量较大，再者，青海省三级医院主要分布在西宁市、海东市，就诊量大。

2. 黄南藏族自治州住院超声检查 48 小时内完成率低于 50%，远远低于青海省均值，也远远低于全国均值。分析认为，黄南藏族自治州二级医院基本不开展手术，患者大多因慢性病就诊，对住院患者 48 小时内完成率不做具体要求。

3. 海东市、果洛藏族自治州超声危急值 10 分钟通报完成率低于 60%，分析认为原因是未认真贯彻落实超声医学 10 分钟危急值通报制度。

4. 海西蒙古族藏族自治州、海北藏族自治州、果洛藏族自治州、黄南藏族自治州乳腺病变超声报告进行 BI-RADS 分类率低于 60%，部分地区低于 20%，分析认为乳腺超声规范化报告在青海省基层普及不够，基层医院对其认识、使用不足。

5. 海南藏族自治州超声诊断符合率低于 40%，说明超声诊断水平低，海南藏族自治州经济条件差，医疗设备落后，超声医师学历水平普遍较低。

6. 海西蒙古族藏族自治州乳腺占位超声诊断准确率低于 60%，海南藏族自治州低于 40%，这与青海省乳腺超声诊断报告规范化基层普及不足，医师诊断水平低相关。

7. 青海省超声介入开展的地区少，在西宁地区三级医院开展较好，部分三级医院、所有二级医院未开展此项工作,介入并发症以出血多见,与全国介入并发症相当。

（二）改进措施

1. 加强西宁市、海东市超声医师培养。

2. 加大黄南藏族自治州住院超声检查48小时内完成率的督查。

3. 2022年青海省超声医学质控中心要求全省各级各类医疗机构超声危急值10分钟通报完成率达到95%以上,对海东市、果洛藏族自治州进行进一步督促。

4. 加大对乳腺病变超声报告进行BI-RADS分类率的培训,对青海省乳腺超声报告规范化做进一步要求,发挥三级医院优势,以学习班、专家会、线上学习等形式提高其诊断水平。

5. 对海南藏族自治州超声医师提出执业培训的要求,提高超声医师的诊断水平。

6. 对海西蒙古族藏族自治州、海南藏族自治州乳腺超声诊断进行再培训,提高乳腺占位超声诊断准确率。

7. 继续在全省进行超声介入培训,提高超声介入水平,对超声介入相关主要并发症进行有效督查。

三、质控中心简介

（一）成立时间, 目前主任委员单位

青海省超声医学质控中心成立于2016年12月,目前主任委员单位为青海省人民医院。

（二）2021年重点工作总结

1. 督查青海省所有二级及二级以上医院超声质控工作。

2. 持续督查超声诊断符合率,使全省超声诊断符合率逐步提升。

3. 制订相应措施提升青海省各级各类医疗机构超声危急值10分钟通报完成率,达到95%。

4. 对于超声质控相对薄弱医院进行多种形式的持续帮扶。

5. 积极完成上级安排的各项工作任务。

第三十节 宁夏回族自治区

一、医疗服务与质量安全情况分析

（一）数据上报概况

2021年,宁夏回族自治区共有61家设有超声医学专业的医疗机构参与数据上报。其中,公立医院51家,包括三级综合医院12家（20%）,二级综合医院26家（43%）,三级专科医院1家（2%）,二级专科医院12家（20%）;民营医院10家（16%）。各地级市及各类别医院分布情况见表3-30-1。

表3-30-1　2021年宁夏回族自治区超声专业医疗质量控制指标抽样医疗机构分布情况

单位:家

地市	二级专科	三级专科	二级综合	三级综合	民营	合计
固原市	2	0	7	2	0	11
石嘴山市	3	0	5	3	1	12
吴忠市	4	0	5	2	4	15
银川市	2	1	6	4	5	18
中卫市	1	0	3	1	0	5
全省	12	1	26	12	10	61

（二）超声医师人员配置情况

1. 超声科医患比

2021年宁夏回族自治区超声科医患比的均值为1.34：10 000，其中固原市最高，为1.53：10 000，中卫市、吴忠市、石嘴山市均高于均值，银川市最低且低于均值，为1.23：10 000（图3-30-1）。

2017—2021年宁夏回族自治区超声的平均医患比变化见图3-30-2。

2. 各类医疗机构超声科医师学历分布情况

宁夏回族自治区超声医师的学历主要以学士学位为主，占总人数的55.62%，其次为学士以下及硕士学历，分别占31.27%及12.55%，占比最少的为博士学位，仅占0.56%（图3-30-3）。

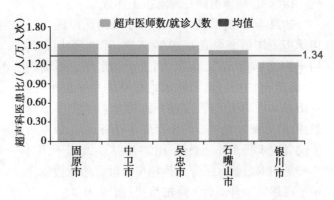

图3-30-1 2021年宁夏回族自治区超声科医患比

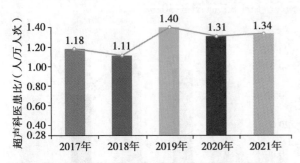

图3-30-2 2017—2021年宁夏回族自治区超声科医患比变化

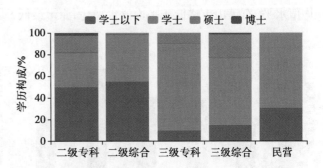

图3-30-3 2021年宁夏回族自治区各类医疗机构超声科医师学历分布情况

3. 各类医疗机构超声科医师职称分布情况

宁夏回族自治区各类医疗机构中超声科医师职称以主治医师为主，占宁夏超声科医师总人数的41.95%；其次为住院医师，占34.46%。副主任及主任医师所占比例分别为17.04%、6.55%（图3-30-4）。

4. 各类医疗机构超声科医师年龄分布情况

2021年，宁夏回族自治区超声医师年龄以>25~35岁、>35~45岁为主，分别占33.15%、39.89%，其次为>45岁以上高年资医师，占24.34%，最少的为≤25岁的年轻医师，仅占2.62%（图3-30-5），从各类医疗机构超声科年龄构成比可以看出，医师年龄梯队构成合理。

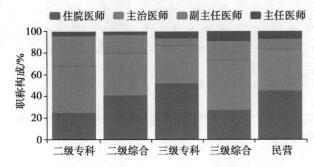

图3-30-4 2021年宁夏回族自治区各类医疗机构超声科医师职称分布情况

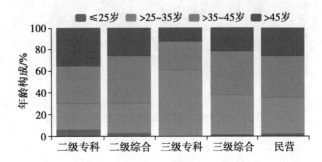

图3-30-5 2021年宁夏回族自治区各类医疗机构超声科医师年龄分布情况

（三）超声质控指标抽样调查结果

指标 1. 超声医师日均承担工作量

2021 年宁夏回族自治区医疗机构超声医师日均承担工作量平均值为 29.79 人次，其中，银川市日均承担工作量 32.22 人次，高于平均水平。石嘴山市、吴忠市、中卫市、固原市均在平均水平以下（图 3-30-6）。三级综合医院超声医师日均承担工作量最高，其余医疗机构日均承担工作量略低，二级专科医院日均承担工作量最低（图 3-30-7）。2017—2021 年宁夏回族自治区医疗机构超声医师日均承担工作量呈现逐年上升而后下降的趋势（图 3-30-8）。

指标 2. 超声仪器质检率

2021 年宁夏回族自治区超声仪器质检率平均值为 97.76%，其中吴忠市、中卫市、银川市略高于平均值水平，石嘴山市略低于平均值水平，固原市最低，质检率为 91.83%（图 3-30-9）。

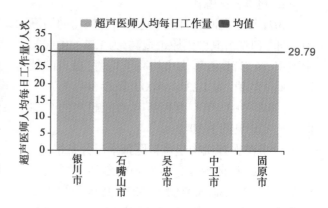

图 3-30-6　2021 年宁夏回族自治区各地市超声医师日均承担工作量

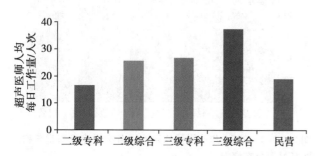

图 3-30-7　2021 年宁夏回族自治区各类医疗机构超声医师日均承担工作量

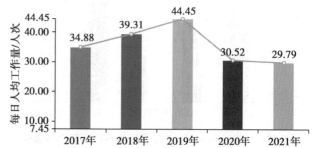

图 3-30-8　2017—2021 年宁夏回族自治区超声医师日均承担工作量变化

指标 3. 住院超声检查 48 小时内完成率

2021 年宁夏回族自治区住院超声检查 48 小时内完成率均值为 98.48%，固原市、银川市、中卫市均高于平均水平，吴忠市和石嘴山市低于平均水平，其中石嘴山市为 96.16%（图 3-30-10）。

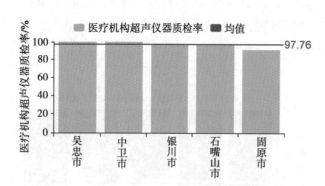

图 3-30-9　2021 年宁夏回族自治区超声仪器质检率

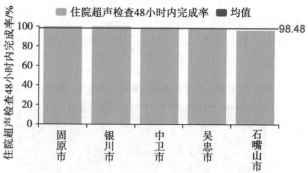

图 3-30-10　2021 年宁夏回族自治区住院超声检查 48 小时内完成率

指标 4. 超声危急值 10 分钟内通报完成率

2021 年宁夏回族自治区超声危急值 10 分钟内通报完成率均值为 94.06%，其中石嘴山市、吴忠市、银川市、中卫市均高于均值，固原市低于均值（图 3-30-11）。各类医疗机构中，二级专科医院、三级专科医院、民营医院均达到 100%,二级综合医院最低,为 88.70%(图 3-30-12)。

指标 5. 超声报告书写合格率

2021 年宁夏回族自治区超声报告书写合格率均值为 97.05%。其中中卫市、固原市、银川市、吴忠市均高于平均水平,中卫市最高,为 99.96%;仅石嘴山市低于平均水平,合格率为 94.68%(图 3-30-13)。

指标 6. 乳腺病变超声报告进行乳腺影像报告和数据系统(BI-RADS)分类率

2021 年宁夏回族自治区乳腺病变超声报告进行 BI-RADS 分类率均值为 88.48%,其中银川市、吴忠市、石嘴山市均高于平均值水平;固原市、中卫市低于平均值水平,中卫市最低,为 79.69%(图 3-30-14)。

指标 7. 超声报告阳性率

2021 年宁夏回族自治区超声报告阳性率均值约 74.86%,其中银川市、石嘴山市均略高于均值,中卫市、吴忠市均略低于均值,固原市最低,阳性率约 59.54%(图 3-30-15)。民营医院及三级专科医院超声报告阳性率较高,其余类型医院超声报告阳性率较低(图 3-30-16)。纵向比较连续五年宁夏回族自治区超声报告阳性率,呈现逐年上升的趋势(图 3-30-17)。

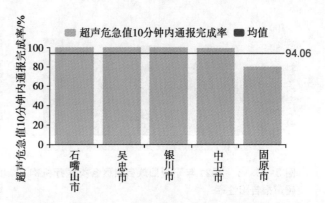

图 3-30-11 2021 年宁夏回族自治区超声危急值 10 分钟内通报完成率

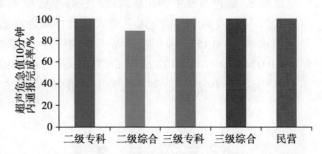

图 3-30-12 2021 年宁夏回族自治区各类医疗机构超声危急值 10 分钟内通报完成率

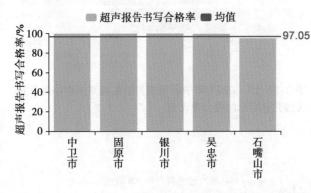

图 3-30-13 2021 年宁夏回族自治区超声报告书写合格率

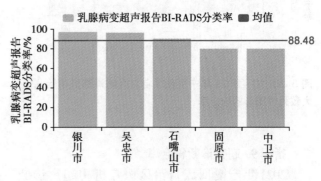

图 3-30-14 2021 年宁夏回族自治区乳腺病变超声报告进行 BI-RADS 分类率

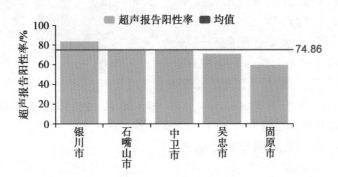

图 3-30-15 2021 年宁夏回族自治区超声报告阳性率

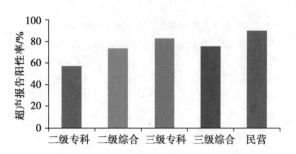

图 3-30-16　2021 年宁夏回族自治区各类医疗机构超声报告阳性率

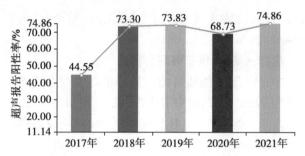

图 3-30-17　2017—2021 年宁夏回族自治区超声报告阳性率变化

指标 8. 超声筛查中胎儿重大致死性畸形的检出率

2021 年宁夏回族自治区胎儿重大致死性畸形在超声筛查中的检出率均值为 0.06%。中卫市明显高于平均值水平，为 0.15%；银川市略高于平均值水平；吴忠市、石嘴山市略低于平均值水平；固原市检出率最低，为 0.02%（图 3-30-18）。无脑儿在超声检查中的检出率占比最高，为 23.08%，其次为致死性软骨发育不全，检出率为 19.23%，单腔心的检出率最低，为 11.54%（图 3-30-19）。

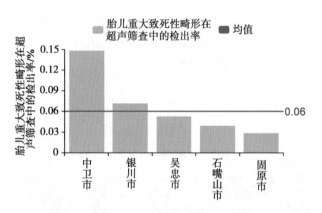

图 3-30-18　2021 年宁夏回族自治区超声筛查中胎儿重大致死性畸形的检出率

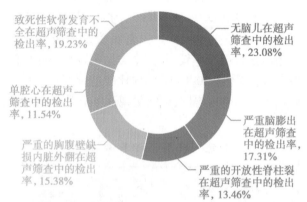

图 3-30-19　2021 年宁夏回族自治区超声筛查中胎儿重大致死性畸形的检出率比例

指标 9. 超声诊断符合率

2021 年宁夏回族自治区医疗机构超声诊断符合率均值约 88.94%，其中固原市诊断符合率最高为 90.07%，吴忠市为 89.66%，高于均值，石嘴山市、银川市、中卫市低于均值，其中中卫市符合率为 67.78%（图 3-30-20）。民营医院、三级综合医院的超声诊断符合率较高，二级综合医院与三级专科医院略低，符合率最低的是二级专科医院（图 3-30-21）。2017—2021 年宁夏回族自治区超声诊断符合率呈现下降后又上升的趋势（图 3-30-22）。

指标 10. 乳腺占位超声诊断准确率

2021 年宁夏回族自治区乳腺癌超声诊断准确率均值为 78.97%，银川市、石嘴山市均高于平均水平，吴忠市、固原市、中卫市均低于平均水平，分别为 63.69%、60.63%、60%（图 3-30-23）。

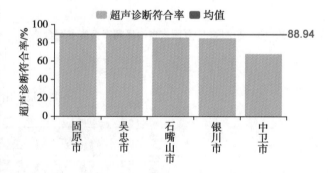

图 3-30-20　2021 年宁夏回族自治区医疗机构超声诊断符合率

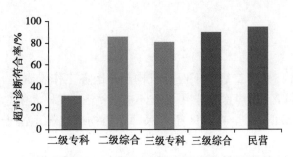

图 3-30-21　2021 年宁夏回族自治区各类医疗机构超声诊断符合率

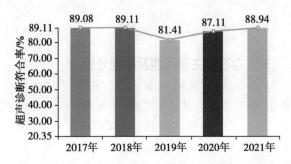

图 3-30-22　2017—2021 年宁夏回族自治区超声诊断符合率变化

指标 11. 颈动脉狭窄（≥50%）超声诊断符合率

2021 年宁夏回族自治区颈动脉狭窄（≥50%）超声诊断符合率均值为 91.28%，固原市、吴忠市均高于平均值水平，银川市、石嘴山市略低于平均值水平，分别为 88.28%、87.91%（图 3-30-24）。

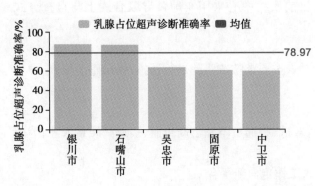

图 3-30-23　2021 年宁夏回族自治区乳腺占位超声诊断准确率

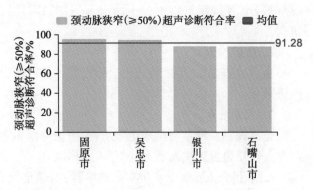

图 3-30-24　2021 年宁夏回族自治区颈动脉狭窄（≥50%）超声诊断符合率

指标 12. 超声介入相关主要并发症发生率

2021 年宁夏回族自治区超声介入相关主要并发症发生率均值为 1.79%，石嘴山市明显高于均值水平，为 10.58%，固原市略高于均值水平，为 2.12%，银川市明显低于均值水平，为 0.36%（图 3-30-25）。各类型介入相关主要并发症发生率主要以出血为主，占 85.71%（图 3-30-26）。

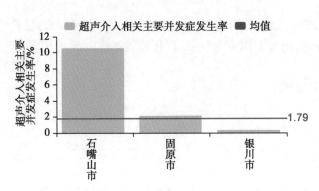

图 3-30-25　2021 年宁夏回族自治区超声介入相关主要并发症发生率

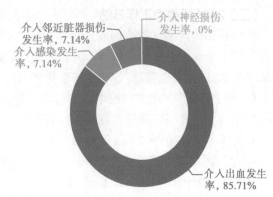

图 3-30-26　2021 年宁夏回族自治区超声介入相关主要并发症构成比例

二、问题分析及改进措施

（一）存在的主要问题及原因分析

1. 人员资质方面，宁夏回族自治区部分医疗机构，尤其二级以下医疗机构超声医务工作者匮乏，导致部分超声从业者从业资格证不合格甚至专业不对口。超声医师学历参差不齐，除宁夏医科大学总医院外，其余医疗机构超声从业者均为硕士学历占比最低，而全自治区超声医师学历构成比显示博士占比低。

2. 部分医疗单位安全意识需进一步提高。设施、设备维护及保养知识欠缺；基本技能不达标；基本理论、基本知识掌握不熟练；日常工作责任心有待加强。

3. 宁夏地区介入穿刺工作开展起步较晚，由于人才匮乏、体制受限和发展理念的偏差，导致介入超声在很多市县级医院发展不均衡。

（二）改进措施

1. 医疗质量、医疗安全意识仍需进一步加强

宁夏回族自治区仍有部分医院对质控督查必要性存疑。质控督查是省卫生健康委对质控工作的具体要求，且规定每年不少于两次。为加强时效性，目前质控中心采用实地督导联合线上与自查方式进行。

2. 质控检查

重点检查 2021 年度检查不合格医院的整改情况，对未按要求整改医院进行通报，提出整改措施，评价改进效果。

3. 人才培养

全省超声医师学历构成比显示，超声医师博士占比较低，将通过不断创新机制，引进高质量人才，为超声专业高质量发展注入活力，优化人才梯队。

4. 加强介入穿刺学科带头人的培养，带领全区介入工作走向新平台

深入探讨介入超声在宁夏回族自治区发展的现状和未来发展的方向，开阔超声医师的视野、更新理念、创新思维，让各市县级医院的超声介入医师和有望从事超声介入诊疗工作的医师，对如何开展超声介入医学科的建设有更为清晰的认知。

三、质控中心简介

（一）成立时间，目前主任委员单位

宁夏回族自治区超声医学质控中心于 2020 年 12 月 20 日在银川市成立，挂靠于宁夏医科大学总医院。

（二）2021 年重点工作总结

在宁夏回族自治区超声医学医疗质控中心管理办公室及挂靠医院的正确领导下，认真贯彻落实自治区卫生健康委质控工作会议精神，坚持科学管理理念，把握工作重点，不断深化质控工作内涵，积极探索超声诊疗技术，加强安全管理，各项工作取得实效。

1. 制订宁夏超声医学质控中心工作职责及工作流程。
2. 起草《宁夏超声质量控制指南（讨论稿）》。
3. 起草《宁夏超声医学规范指南（讨论稿）》。
4. 参与国家超声医学质控工作。
5. 组织 2021 年质控会议、调研、培训工作。

加强医疗质量管理，促进超声医学专业的健康和高质量发展，缩小不同地区及不同医疗机构之间的医疗质量差距；加强适宜技术推广，充分发挥超声技术的便捷、经济无创的优势；加强超声医学的人才队伍建设，培养高水平超声医师，并通过继续教育、远程培训等方式，提升基层医务人员水平。

第三十一节 新疆维吾尔自治区

一、医疗服务与质量安全情况分析

(一)数据上报概况

2021年,新疆维吾尔自治区共有169家设有超声医学专业的医疗机构参与数据上报。其中,公立医院156家,包括三级综合医院33家(19.53%),二级综合医院107家(63.31%),三级专科医院7家(4.14%),二级专科医院9家(5.33%);民营医院13家(7.69%)。各地级市及各类别医院分布情况见表3-31-1。

表3-31-1 2021年新疆维吾尔自治区超声专业医疗质量控制指标抽样医疗机构分布情况

单位:家

地市	二级专科	二级综合	三级专科	三级综合	民营	合计
阿克苏地区	1	14	1	2	0	18
阿勒泰地区	0	8	0	2	0	10
巴音郭楞蒙古自治州	3	10	0	1	0	14
博尔塔拉蒙古自治州	0	4	0	1	0	5
昌吉回族自治州	0	8	0	1	0	9
哈密市	0	1	0	0	1	2
和田地区	0	6	0	1	1	8
喀什地区	1	17	0	2	3	23
克拉玛依市	0	3	0	2	0	5
克孜勒苏柯尔克孜自治州	0	4	0	1	0	5
塔城地区	0	7	0	1	0	8
乌鲁木齐市	1	12	5	15	8	41
伊犁哈萨克自治州	3	13	1	4	0	21
全自治区	9	107	7	33	13	169

(二)超声医师人员配置情况

1. 超声科医患比

2021年新疆维吾尔自治区169家超声医学专业医疗机构超声科医患比均值为1.30人/万人次;乌鲁木齐市、克孜勒苏柯尔克孜自治州、哈密市三个地区低于均值,其余地区均高于均值;乌鲁木齐市最低为1.03人/万人次,阿勒泰地区最高为1.70人/万人次(图3-31-1)。

2017—2021年新疆维吾尔自治区超声科医患比变化趋势,2020年均值最高为1.48人/万人次,2019年均值最低为1.25人/万人次(图3-31-2)。

2. 各类医疗机构超声科医师学历分布情况

2021年新疆维吾尔自治区二级专科医院学士以下学历构成比为92.86%,学士学历和硕士学历构成比均为3.57%。二级综合医院学士以下学历构成比为57.61%,学士学历构成比为39.83%,硕士学历构成比为2.22%,博士学历构成比为0.34%。三级专科医院学士以下学历构成比为8.54%,学士学历构成比为50.00%,硕士学历构成比为39.02%,博士学历构成比为2.44%。三级综合医院学士以下学历构成比为

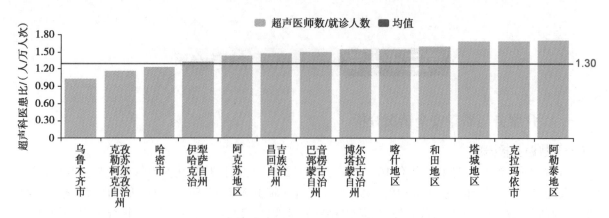

图 3-31-1　2021 年新疆维吾尔自治区超声科医患比

17.82%,学士学历构成比为 56.93%,硕士学历构成比为 21.29%,博士学历构成比为 3.96%。民营医院学士及学士以下学历构成比均为 47.06%,硕士及博士学历构成比均为 2.94%。

学士以下学历构成比最高的是二级专科医院,最低的是三级专科医院。学士学历构成比最高的是三级综合医院,最低的是二级专科医院。硕士学历构成比最高的是三级专科医院,最低的是二级综合医院。博士学历构成比最高的是三级综合医院,二级专科医院中无博士学历人员(图 3-31-3)。

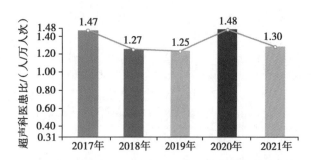

图 3-31-2　2017—2021 年新疆维吾尔自治区超声科医患比变化

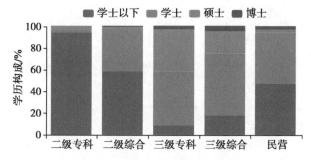

图 3-31-3　2021 年新疆维吾尔自治区各类医疗机构超声科医师学历分布情况

各类医疗机构超声科医师学历分布:三级专科医院中硕士和博士等高学历人员较多,二级专科医院和二级综合医院中学士以下学历的人员占比较多,均超过人员总数的一半,学历分布不平衡的现象较为明显。

3. 各类医疗机构超声科医师职称分布情况

2021 年新疆维吾尔自治区各类医疗机构超声科医师职称分布:主任医师占比最高的是二级专科医院,为 25.00%,占比最低的是民营医院,仅为 2.94%;副主任医师占比最多的是三级专科医院,为 25.61%,占比最低的是二级专科医院为 13.16%;主治医师占比最多的是三级专科医院,为 51.22%,占比最低的是二级专科医院为 25.00%。各类型的医疗机构中,除三级专科医院主治医师占比较高外,其余类型医疗机构均以住院医师居多,主治医师次之(图 3-31-4)。

4. 各类医疗机构超声科医师年龄分布情况

2021 年新疆维吾尔自治区各类医疗机构超声科医师年龄分布:民营医院中 >45 岁人数和 >25~35 岁人数占比较多,均为 35.29%;二级专科医院 >35~45 岁占比人数最多,为 42.86%;二级综合医院 >25~35 岁占比人数最多,为 39.66%;三级专科医院 >35~45 岁占比人数最多,为 48.78%;三级综合医院 >25~35 岁占比人数最多,为 40.59%。

各类医疗机构中,>25~35 岁和 >35~45 岁年龄段人数占比最多,提示超声医师中的中青年是超声科的主力军,应更加注重对中青年医师的培养(图 3-31-5)。

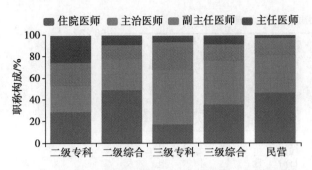 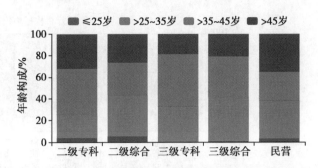

图 3-31-4　2021 年新疆维吾尔自治区各类医疗机构超声科医师职称分布情况

图 3-31-5　2021 年新疆维吾尔自治区各类医疗机构超声科医师年龄分布情况

（三）超声质控指标抽样调查结果

指标 1. 超声医师日均承担工作量

2021 年新疆维吾尔自治区超声医师日均承担工作量均值为 30.66 人次,其中乌鲁木齐市、克孜勒苏柯尔克孜自治州、哈密市高于均值,同时也高于全国水平（29.91 人次）,其余地区低于平均值,尤其是在人口相对较少的边远地市,如阿勒泰地区、克拉玛依市、塔城地区、和田地区、喀什地区（图 3-31-6）。

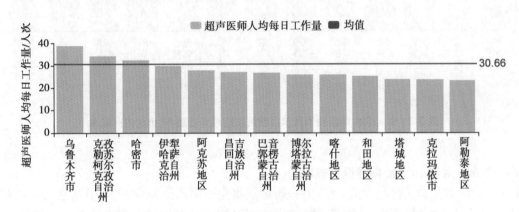

图 3-31-6　2021 年新疆维吾尔自治区超声医师日均承担工作量

2017—2021 年新疆维吾尔自治区日均承担工作量见图 3-31-7。

指标 2. 超声仪器质检率

2021 年新疆维吾尔自治区医疗机构超声仪器质检率均值为 98.28%,其中哈密市、博尔塔拉蒙古自治州、伊犁哈萨克自治州、喀什地区低于均值,哈密市最低,为 86.96%。阿勒泰地区、巴音郭楞蒙古自治州、昌吉回族自治州、和田地区、克拉玛依市、克孜勒苏柯尔克孜自治州、塔城地区、乌鲁木齐市均为 100%。因此,应该重视哈密市、博尔塔拉蒙古自治州、伊犁哈萨克自治州、喀什地区的超声仪器质检工作（图 3-31-8）。

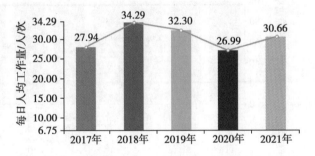

图 3-31-7　2017—2021 年新疆维吾尔自治区超声医师日均承担工作量变化

指标 3. 住院超声检查 48 小时内完成率

2021 年新疆维吾尔自治区医疗机构住院超声检查 48 小时内完成率均值为 92.23%,其中哈密市、塔城地区最高为 100%,仅乌鲁木齐市、博尔塔拉蒙古自治州低于均值,博尔塔拉蒙古自治州最低为 77.77%,可能与患者数量较多,超声检查需求量较大有关（图 3-31-9）。

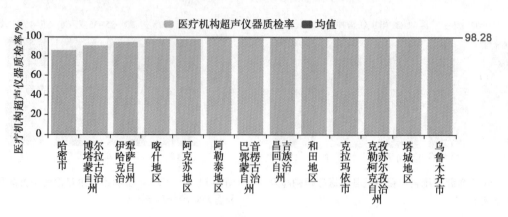

图 3-31-8　2021 年新疆维吾尔自治区超声仪器质检率

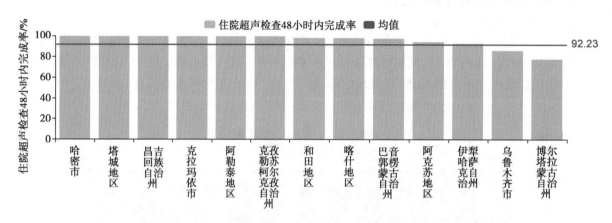

图 3-31-9　2021 年新疆维吾尔自治区住院超声检查 48 小时内完成率

指标 4. 超声危急值 10 分钟内通报完成率

　　2021 年新疆维吾尔自治区超声危急值 10 分钟内通报完成率均值为 96.85%,其中巴音郭楞蒙古自治州、昌吉回族自治州、哈密市、克拉玛依市、塔城地区均为 100%,仅伊犁哈萨克自治州、克孜勒苏柯尔克孜自治州、和田地区低于均值,其中和田地区最低为 84.50%(图 3-31-10)。

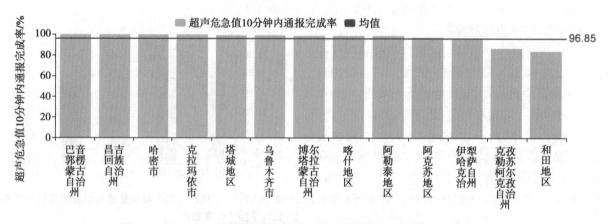

图 3-31-10　2021 年新疆维吾尔自治区超声危急值 10 分钟内通报完成率

　　各类医疗机构超声危急值 10 分钟内通报完成率,二级专科医院和三级专科医院均为 100%,三级综合医院和二级综合医院次之,民营医院最低,为 87.50%(图 3-31-11)。

指标 5. 超声报告书写合格率

2021 年新疆维吾尔自治区医疗机构超声报告书写合格率均值为 98.99%,阿勒泰地区、乌鲁木齐市、昌吉回族自治州均高于均值,其中阿勒泰地区最高,为 99.82%;其余地区低于平均值,克孜勒苏柯尔克孜自治州最低,为 77.84%(图 3-31-12)。

指标 6. 乳腺病变超声报告进行乳腺影像报告和数据系统(BI-RADS)分类率

2021 年新疆维吾尔自治区医疗机构乳腺病变超声报告进行 BI-RADS 分类率均值为 83.63%(图 3-31-13)。巴音郭楞蒙古自治州、塔城地区、阿克苏地区、昌吉回族自治州低于均值,其中昌吉回族自治州最低,为 45.91%;其余地区均高于均值,其中哈密市分类率达 100%。提示应加强对低于平均值的四个地区进行乳腺病变超声报告进行 BI-RADS 分类的培训。

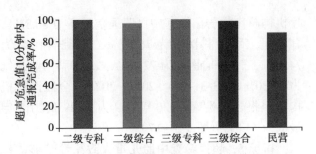

图 3-31-11 2021 年新疆维吾尔自治区各类医疗机构超声危急值 10 分钟内通报完成率

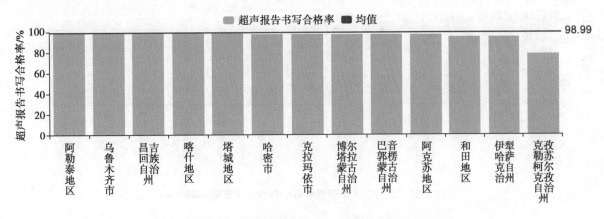

图 3-31-12 2021 年新疆维吾尔自治区超声报告书写合格率

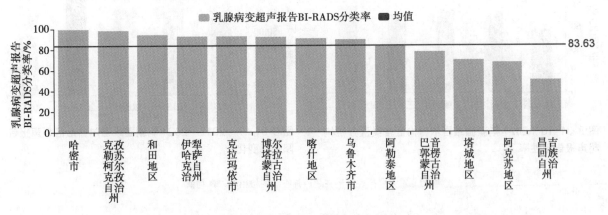

图 3-31-13 2021 年新疆维吾尔自治区乳腺病变超声报告进行 BI-RADS 分类率

各类医疗机构乳腺病变超声报告进行 BI-RADS 分类率:三级综合医院最高,为 98.13%;三级专科医院为 94.48%,二级综合医院为 69.56%,二级专科医院为 62.88%;民营医院最低,为 48.21%(图 3-31-14)。

指标 7. 超声报告阳性率

2021 年新疆维吾尔自治区医疗机构超声报告阳性率均值为 73.28%,克孜勒苏柯尔克孜自治州、哈密市、昌吉回族自治州、博尔塔拉蒙古自治州、塔城地区、克拉玛依市、阿克苏地区在均值以上,克孜勒苏柯尔克孜自治州最高为 90.54%;其余地区在均值以下,和田地区最低为 66.37%(图 3-31-15)。不同类型医疗机构超声报告阳性率中民营医院最高为80.31%，其次是三级专科医院为76.70%，二级综合医院为74.44%，三级综合医院为72.03%，二级专科医院最低为57.30%（图3-31-16）。2017—2021年全区医疗机构超声报告阳性率，2020年最高为76.29%，2017年最低为53.61%（图3-31-17）。

指标8. 超声筛查中胎儿重大致死性畸形的检出率

2021年新疆维吾尔自治区医疗机构胎儿重大致死性畸形在超声筛查中的检出率均值为0.09%，阿克

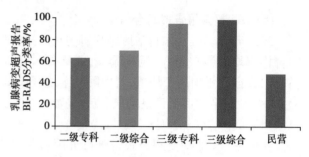

图3-31-14 2021年新疆维吾尔自治区各类医疗机构乳腺病变超声报告进行BI-RADS分类率

苏地区、乌鲁木齐市、哈密市、博尔塔拉蒙古自治州、喀什地区、克拉玛依市在均值以上，其中阿克苏地区最高为0.21%；其余地区在均值以下，克孜勒苏柯尔克孜自治州最低，为0.01%（图3-31-18）。

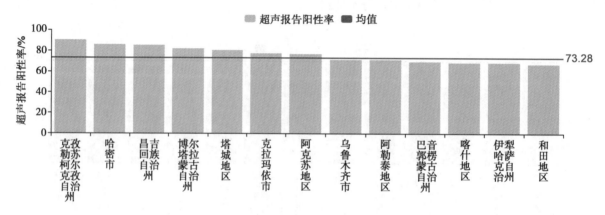

图3-31-15 2021年新疆维吾尔自治区超声报告阳性率

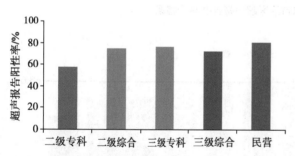

图3-31-16 2021年新疆维吾尔自治区各类医疗机构超声报告阳性率

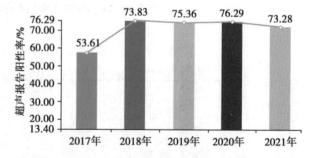

图3-31-17 2017—2021年新疆维吾尔自治区超声报告阳性率变化

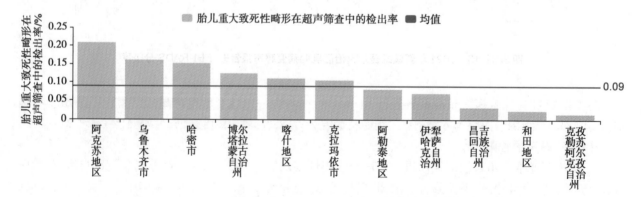

图3-31-18 2021年新疆维吾尔自治区超声筛查中胎儿重大致死性畸形的检出率

不同类型医疗机构胎儿重大致死性畸形的检出率，三级专科医院最高，为0.57%，三级综合医院为0.14%，二级综合医院为0.08%，二级专科医院最低，为0.02%（图3-31-19）。各类胎儿重大致死性畸形在超声筛查中的检出率比例依次是：无脑儿，24.67%；致死性软骨发育不全，21.33%；严重的胸腹壁缺损内脏外翻，20.67%；严重的开放性脊柱裂，18.00%；严重脑膨出，14.00%；单腔心，1.33%（图3-31-20）。

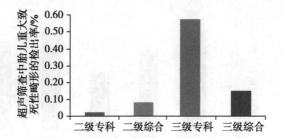

图3-31-19　2021年新疆维吾尔自治区各类医疗机构超声筛查中胎儿重大致死性畸形的检出率

指标9. 超声诊断符合率

2021年新疆维吾尔自治区医疗机构超声诊断符合率均值为78.01%，除阿克苏地区、和田地区低于均值，其他地区在均值以上。哈密市最高，为95.74%，和田地区最低，为66.22%（图3-31-21）。

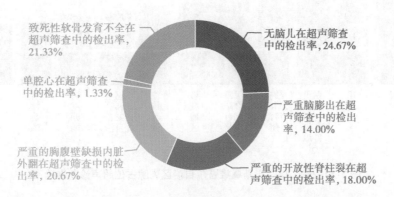

图3-31-20　2021年新疆维吾尔自治区超声筛查中胎儿重大致死性畸形的检出率比例

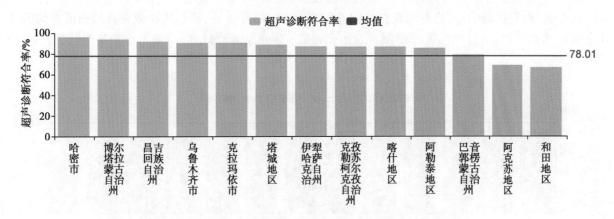

图3-31-21　2021年新疆维吾尔自治区医疗机构超声诊断符合率

各类医疗机构超声诊断符合率，依次是三级综合医院为91.07%，二级专科医院为90.02%，民营医院为82.73%，二级综合医院为73.66%，三级专科医院为52.49%（图3-31-22）。

2017—2021年超声诊断符合率整体呈上升趋势；2017年为77.80%，2018年为80.77%，2019年为80.23%，2020年87.69%，2021年78.00%；2021年超声诊断符合率较前几年有所下降（图3-31-23）。

指标10. 乳腺占位超声诊断准确率

2021年新疆维吾尔自治区医疗机构乳腺癌超声诊断准确率均值为87.13%，乌鲁木齐市、哈密市、和田地区、克孜勒苏柯尔克孜自治州、昌吉回族自治州、伊犁哈萨克自治州高于均值，其中乌鲁木齐市最高为97.04%；其余地区在均值以下，博尔塔拉蒙古自治州最低为52.17%（图3-31-24）。

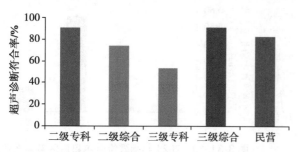

图 3-31-22　2021 年新疆维吾尔自治区各类医疗机构超声诊断符合率

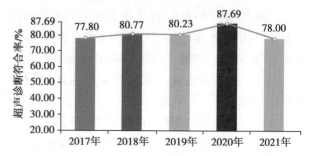

图 3-31-23　2017—2021 年新疆维吾尔自治区超声诊断符合率变化

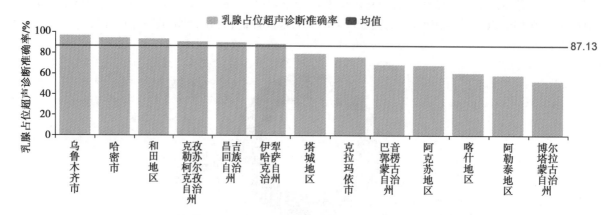

图 3-31-24　2021 年新疆维吾尔自治区乳腺占位超声诊断准确率

指标 11. 颈动脉狭窄(≥50%)超声诊断符合率

2021 年新疆维吾尔自治区医疗机构颈动脉狭窄(≥50%)超声诊断符合率均值为 88.46%;除伊犁哈萨克自治州、克拉玛依市、昌吉回族自治州、阿克苏地区、喀什地区、博尔塔拉蒙古自治州低于均值外,其余地区均高于均值;其中巴音郭楞蒙古自治州最高,为 98.82%,博尔塔拉蒙古自治州最低,为 50.98%(图 3-31-25)。

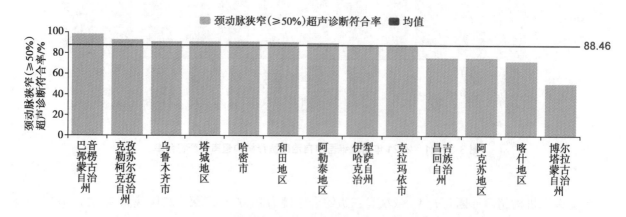

图 3-31-25　2021 年新疆维吾尔自治区颈动脉狭窄(≥50%)超声诊断符合率

各类医疗机构颈动脉狭窄(≥50%)超声诊断符合率,三级专科医院和二级专科医院最高,均为 100%,二级综合医院为 90.58%,三级综合医院为 85.69%,民营医院最低为 71.28%(图 3-31-26)。

指标 12. 超声介入相关主要并发症发生率

2021 年新疆维吾尔自治区医疗机构超声介入相关主要并发症发生率均值为 1.13%;哈密市、喀什地区、和田地区、阿克苏地区高于均值,其中哈密市最高,为 3.41%;伊犁哈萨克自治州、昌吉回族自治州、乌鲁木齐市、克拉玛依市低于均值,其中克拉玛依市最低,为0.23%;其余地区没有超声介入相关主要并发症发生率的数据(图3-31-27)。

超声介入各类并发症构成比例,介入出血发生率占84.27%,介入感染发生率占11.8%,介入神经损伤发生率占2.25%,介入邻近脏器损伤发生率占1.69%(图3-31-28)。

对超声介入相关主要并发症发生率占比最高的出血发生率进行分析发现,喀什地区最高,为2.60%;其次是哈密市,为2.27%;阿克苏地区为1.60%;伊犁哈萨克自治州为0.99%;克拉玛依市最低,为0.23%。提示应针对出血发生率最高的田地区、乌鲁木齐市、昌吉回族自治州、克拉玛依市等区市进行超声介入的重点培训,有针对性地降低并发症发生率(图3-31-29)。

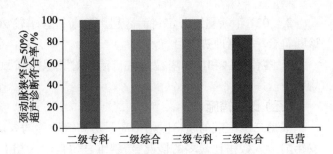

图3-31-26　2021年新疆维吾尔自治区各类医疗机构颈动脉狭窄(≥50%)超声诊断符合率

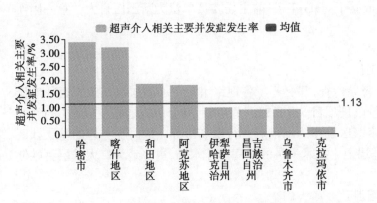

图3-31-27　2021年新疆维吾尔自治区超声介入相关主要并发症发生率

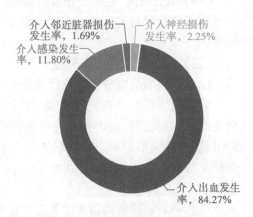

图3-31-28　2021年新疆维吾尔自治区超声介入相关主要并发症构成比例

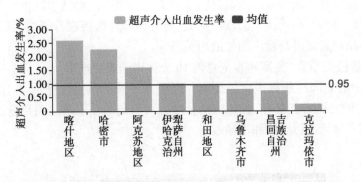

图3-31-29　2021年新疆维吾尔自治区医疗机构超声介入出血发生率

二、问题分析及改进措施

(一)存在的主要问题及原因分析

1. 新疆维吾尔自治区二级专科医院和二级综合医院中学士以下学历的人员占比较多,超过人员总数的一半以上,基层医院学历分布不平衡的现象较为明显,可能与地域较大,二级医院多分布在边远的县市级医院有关。

2. 2021 年新疆维吾尔自治区超声诊断符合率较 2020 年有所下降,未来应着力开展有针对性的超声诊断符合率质量改进项目。

3. 喀什地区和博尔塔拉蒙古自治州对乳腺癌和颈动脉狭窄(≥50%)超声诊断符合率均低于全区平均水平。

(二)改进措施

根据二级医院的超声医师中高学历高级职称的人员较少,以及各类医疗机构中,>25~35 岁和 >35~45 岁年龄段人数占比最多的情况,新疆维吾尔自治区超声医学质控中心应更加注重加强基层医疗机构超声医务工作者的培训,加强对青年技术队伍人才的培养,指导各地级市分中心开展相关的质控培训工作,对乳腺癌超声诊断准确率和颈动脉狭窄(≥50%)超声诊断符合率较低的地区开展规范化的培训,进行有关指南和新技术培训,同时充分落实《超声医学科医疗质量安全核心制度》,完成每年度国家医疗质量安全改进目标并做到持续改进。

三、质控中心简介

(一)成立时间,目前主任委员单位

新疆维吾尔自治区超声医学质控中心成立于 2003 年,目前主任委员单位为新疆医科大学第一附属医院。

(二)2021 年重点工作总结

1. 指导各地级市分中心进行质控管理工作

对各地级市分中心质控管理工作进行督导检查,并召开了各地级市分中心基层医院超声医师座谈交流,进行有关医院超声科质控管理和质量改进项目"提高超声危急值 10 分钟内通报完成率"的经验交流,在各地级市分中心内选取 2~3 个县市级医院作为示范点进行现场指导。同时在当地的基层社区进行了与本专业相关的科普讲座,提高了基层卫生技术人员的疾病诊疗水平,更好地为广大基层百姓健康服务。

2. 加强对医疗机构超声医务工作者的培训

协助各地级市分中心在基层多家医院举办了超声诊断技术培训,尤其注重对青年医师的培养,指导各地级市分中心制订相关人才培养计划和措施,对县市级医院的超声医务工作者进行培训;在质控中心主任的带领下,质控中心重点在县市级等基层医院进行了有关右心声学造影技术的推广与规范,培训注重理论知识与实践操作相结合。同时,利用线上会议的形式,与各地基层医院进行了网上疑难病例及超声质控在线交流,对全自治区的超声医师进行超声质控的相关培训。

3. 开展本年度质量改进项目"提高超声危急值 10 分钟内通报完成率"

指导各地级市分中心对当地所属医疗机构本年度重点开展的质量改进项目"提高超声危急值 10 分钟内通报完成率"进行质控调查和督导,各地级市分中心对当地的质量改进项目进行督导检查,汇总至自治区超声医学质控中心,最后进行总结和不断改进。

第三十二节 新疆生产建设兵团

一、医疗服务与质量安全情况分析

(一)数据上报概况

2021 年,新疆生产建设兵团共有 20 家设有超声医学专业的医疗机构参与数据上报。其中,公立医院 19 家,包括三级综合医院 13 家(65.00%),二级综合医院 6 家(30.00%),民营医院 1 家(5.00%)。各类别医院分布情况见表 3-32-1。

表 3-32-1　2021 年新疆生产建设兵团超声专业医疗质量控制指标抽样医疗机构分布情况

单位：家

地区	二级专科	二级综合	三级专科	三级综合	民营	合计
新疆生产建设兵团	0	6	0	13	1	20

（二）超声医师人员配置情况

1. 超声科医患比

2017—2021 年新疆生产建设兵团超声科医患比均值呈逐年下降的趋势，2017 年为 1.33 人/万人次，2018 年为 1.36 人/万人次，到 2021 年下降到 1.06 人/万人次，表明新疆生产建设兵团超声科医师人力资源日趋紧张（图 3-32-1）。

2. 各类医疗机构超声科医师学历分布情况

2021 年新疆生产建设兵团各类医疗机构超声科医师的构成以学士及学士以下学历的超声医师为主，二级综合医院无硕士和博士学位医师，学历普遍偏低。二级综合医院学士以下占比为 40.43%，学士占比为 59.57%；三级综合医院学士以下占比为 10.82%，学士为 65.98%，硕士 22.68%，博士 0.52%（图 3-32-2）。

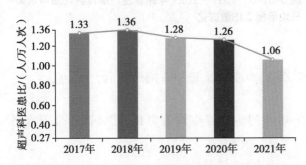

图 3-32-1　2017—2021 年新疆生产建设兵团超声科医患比变化

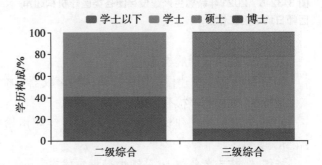

图 3-32-2　2021 年新疆生产建设兵团各类医疗机构超声科医师学历分布情况

3. 各类医疗机构超声科医师职称分布情况

2021 年新疆生产建设兵团各类医疗机构超声科医师的职称分布，二级综合医院中住院医师比例最高，为 42.55%，主任医师比例最低，为 6.38%；三级综合医院中主治医师比例最高，为 39.69%，主任医师最低，为 6.70%（图 3-32-3）。

4. 各类医疗机构超声科医师年龄分布情况

2021 年新疆生产建设兵团各类医疗机构超声科医师的年龄分布，二级综合医院和三级综合医院均以 >25~35 岁人数居多，分别占比 48.94%、45.36%，>35~45 岁人数次之，分别占比 36.17%、37.11%（图 3-32-4），提示中青年超声医师是超声科的中坚力量，应注重对青年医师的培养。

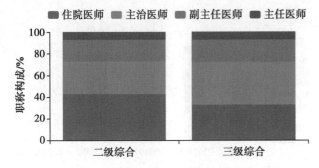

图 3-32-3　2021 年新疆生产建设兵团各类医疗机构超声科医师职称分布情况

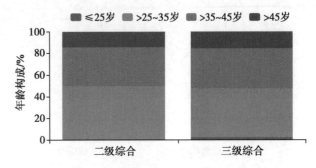

图 3-32-4　2021 年新疆生产建设兵团各类医疗机构超声科医师年龄分布情况

（三）超声质控指标抽样调查结果

指标 1. 超声医师日均承担工作量

2021 年新疆生产建设兵团各类医疗机构超声医师日均承担工作量,二级综合医院为 30.40 人次、三级综合医院为 39.17 人次(图 3-32-5)。2017—2021 年超声医师日均承担工作量逐年增加,2017 年最低,为 30.29 人次,2021 年最高,为 37.46 人次,高于全国水平(29.91 人次),表明新疆生产建设兵团超声科医师的工作压力持续上升(图 3-32-6)。

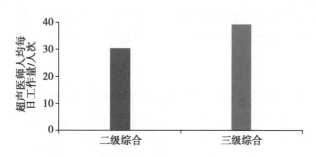

图 3-32-5 2021 年新疆生产建设兵团各类医疗机构超声医师日均承担工作量

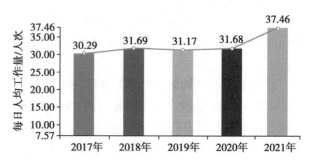

图 3-32-6 2017—2021 年新疆生产建设兵团超声医师日均承担工作量变化

指标 2. 超声仪器质检率

2021 年新疆生产建设兵团医疗机构超声仪器质检率均值为 95.50%,低于全国均值(97.71%)。

指标 3. 住院超声检查 48 小时内完成率

2021 年新疆生产建设兵团医疗机构住院超声检查 48 小时内完成率均值为 99.62%,高于全国水平(94.58%)。

指标 4. 超声危急值 10 分钟内通报完成率

2021 年新疆生产建设兵团医疗机构超声危急值 10 分钟内通报完成率均值为 99.85%,高于全国水平(98.10%)。

指标 5. 超声报告书写合格率

2021 年新疆生产建设兵团医疗机构超声报告书写合格率均值为 99.18%,高于全国水平(99.19%)。

指标 6. 乳腺病变超声报告进行乳腺影像报告和数据系统(BI-RADS)分类率

2021 年新疆生产建设兵团医疗机构乳腺病变超声报告进行 BI-RADS 分类率均值为 92.05%,高于全国水平(81.37%)。

指标 7. 超声报告阳性率

2021 年新疆生产建设兵团医疗机构超声报告阳性率均值为 81.52%,高于全国水平(74.09%)。不同类型医疗机构超声报告阳性率中,二级综合医院为 66.28%,三级综合医院为 83.05%(图 3-32-7)。2017—2021 年新疆生产建设兵团超声报告阳性率变化见图 3-32-8。

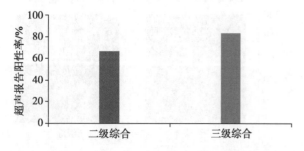

图 3-32-7 2021 年新疆生产建设兵团各类医疗机构超声报告阳性率

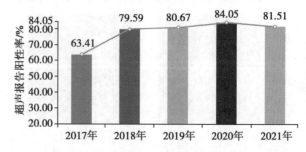

图 3-32-8 2017—2021 年新疆生产建设兵团超声报告阳性率变化

指标 8. 超声筛查中胎儿重大致死性畸形的检出率

2021 年新疆生产建设兵团医疗机构胎儿重大致死性畸形在超声筛查中的检出率均值为 0.06%,与全国平均水平相同。不同类型医疗机构超声筛查中胎儿重大致死性畸形的检出率,二级综合医院为 0.090%,三级综合医院为 0.058%(图 3-32-9)。胎儿重大致死性畸形在超声筛查中的检出率比例由多到少依次是严重的胸腹壁缺损内脏外翻占比 50.00%,严重的开放性脊柱裂占比 16.67%,严重脑膨出、无脑儿占比均为 12.5%,单腔心、致死性软骨发育不全均占比 4.17%(图 3-32-10)。

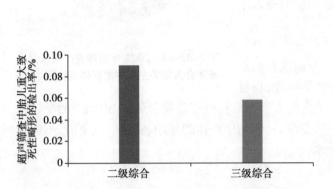

图 3-32-9　新疆生产建设兵团各类医疗机构超声筛查中胎儿重大致死性畸形的检出率

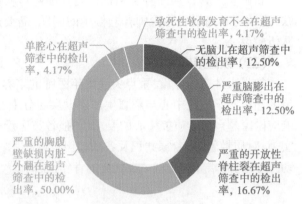

图 3-32-10　2021 年新疆生产建设兵团超声筛查中胎儿重大致死性畸形的检出率比例

指标 9. 超声诊断符合率

2021 年新疆生产建设兵团医疗机构超声诊断符合率均值为 90.07%,高于全国水平(87.15%)。各类医疗机构超声诊断符合率,二级综合医院为 90.46%,三级综合医院为 89.86%(图 3-32-11)。2017—2021 年超声诊断符合率变化见图 3-32-12。

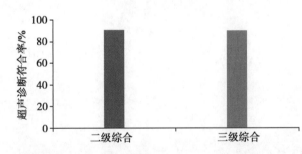

图 3-32-11　2021 年新疆生产建设兵团各类医疗机构超声诊断符合率

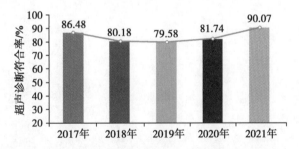

图 3-32-12　2017—2021 年新疆生产建设兵团超声诊断符合率变化

指标 10. 乳腺占位超声诊断准确率

2021 年新疆生产建设兵团医疗机构乳腺癌超声诊断准确率均值为 91.72%,高于全国水平(79.98%)。各类医疗机构乳腺占位超声诊断准确率,二级综合医院为 91.39%,三级综合医院为 91.79%。

指标 11. 颈动脉狭窄(≥50%)超声诊断符合率

2021 年新疆生产建设兵团医疗机构颈动脉狭窄(≥50%)超声诊断符合率均值为 92.21%,高于全国平均水平(84.84%)。各类医疗机构颈动脉狭窄(≥50%)超声诊断符合率,二级综合医院为 95.76%,三级综合医院为 91.67%。

指标 12. 超声介入相关主要并发症发生率

2021 年新疆生产建设兵团医疗机构超声介入相关主要并发症发生率均值为 0.81%,高于全国平均水平(0.63%)。各类医疗机构超声介入相关主要并发症发生率,二级综合医院为 3.23%,三级综合医院为

0.31%。提示应加强对二级综合医院超声介入的培训。超声介入各类并发症中,介入出血发生率为97.14%,介入邻近脏器损伤发生率为2.86%,无介入神经损伤及其他并发症发生(图3-32-13)。

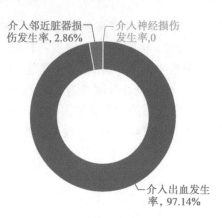

图 3-32-13　2021 年新疆生产建设兵团超声介入相关主要并发症构成比例

二、问题分析及改进措施

(一)存在的主要问题及原因分析

新疆生产建设兵团各类型机构均存在超声科医师人才队伍短缺,高学历和高级职称医师普遍偏少的问题,需要进一步加强人才队伍建设。

(二)改进措施

加强人才队伍建设,重点关注青年医师的培养。新疆维吾尔自治区超声医学质控中心与新疆生产建设兵团分中心共同协作,积极响应国家超声医学质控中心的要求,加强各类医疗机构对《超声医学科医疗质量安全核心制度》的学习和实施,对质控管理、专家共识及各项超声诊断技术的规范学习,利用医联体的作用,实现以点带面,不断推动人才培养,培养和造就一批优秀的青年医师和学术骨干。

附录

2022 年全国超声医学质量控制哨点医院名单*

序号	省(直辖市、自治区)	市(区、自治州、地区、盟)	医院名称	医院级别	专科/综合	公立/民营
1		丰台区	北京市丰台中西医结合医院	三级	综合	公立
2		海淀区	中国人民解放军空军特色医学中心	三级	综合	公立
3		朝阳区	首都医科大学附属北京地坛医院	三级	专科	公立
4		昌平区	北京清华长庚医院	三级	综合	公立
5		海淀区	清华大学医院	二级	综合	公立
6		大兴区	北京市大兴区人民医院	三级	综合	公立
7		顺义区	北京顺义区医院	三级	综合	公立
8		朝阳区	北京华信医院	三级	综合	公立
9		海淀区	解放军总医院第一医学中心	三级	综合	公立
10		海淀区	北京世纪坛医院	三级	综合	公立
11		怀柔区	北京怀柔医院	三级	综合	公立
12		西城区	北京积水潭医院	三级	综合	公立
13		朝阳区	首都医科大学附属北京朝阳医院	三级	综合	公立
14		朝阳区	中日友好医院	三级	综合	公立
15	北京市	海淀区	北京大学第三医院	三级	综合	公立
16		密云区	北京市密云区医院	三级	综合	公立
17		朝阳区	首都医科大学附属北京妇产医院	三级	专科	公立
18		东城区	北京协和医院	三级	综合	公立
19		平谷区	北京市平谷区医院	三级	综合	公立
20		东城区	北京医院	三级	综合	公立
21		丰台区	航天七三一医院	三级	综合	公立
22		东城区	北京市第六医院	二级	综合	公立
23		昌平区	昌平区医院	三级	综合	公立
24		通州区	首都医科大学附属北京潞河医院	三级	综合	公立
25		昌平区	北京大学国际医院	三级	综合	民营
26		西城区	北京大学第一医院	三级	综合	公立
27		海淀区	北京四季青医院	二级	综合	公立
28		海淀区	北京市海淀区妇幼保健院	三级	专科	公立
29		西城区	北京市回民医院	三级	综合	公立
30		西城区	首都医科大学附属复兴医院	三级	综合	公立

*:按正文报告顺序排序

序号	省(直辖市、自治区)	市(区、自治州、地区、盟)	医院名称	医院级别	专科/综合	公立/民营
31		红桥区	天津市中医药研究院附属医院	三级	综合	公立
32		东丽区	天津市东丽医院	三级	综合	公立
33		南开区	天津市黄河医院	二级	综合	公立
34		和平区	天津医科大学总医院	三级	综合	公立
35		东丽区	天津市肿瘤医院空港医院	三级	专科	公立
36		和平区	天津市公安医院	二级	综合	公立
37		河西区	天津医科大学第二医院	三级	综合	公立
38		武清区	天津市武清区人民医院	三级	综合	公立
39		河北区	天津市第四中心医院	三级	综合	公立
40		宁河区	天津市宁河区医院	三级	综合	公立
41		河北区	天津市第二医院	二级	综合	公立
42		河北区	天津市第一医院	二级	综合	公立
43		河西区	天津市肿瘤医院	三级	专科	公立
44		河东区	天津市第三中心医院	三级	综合	公立
45		河西区	天津市安定医院	三级	专科	公立
46		南开区	天津市中西医结合医院·天津市南开医院	三级	综合	公立
47		滨海新区	天津市滨海新区塘沽妇产医院	二级	专科	公立
48		北辰区	天津市北辰区中医医院	三级	综合	公立
49		滨海新区	天津市第五中心医院	三级	综合	公立
50		北辰区	天津医科大学朱宪彝纪念医院	三级	综合	公立
51	天津市	南开区	天津南开天孕医院	二级	专科	民营
52		红桥区	天津市人民医院	三级	综合	公立
53		南开区	天津市中心妇产科医院	三级	专科	公立
54		武清区	天津市武清区第二人民医院	二级	综合	公立
55		南开区	天津美津宜和妇儿医院	二级	专科	民营
56		南开区	天津市南开区王顶堤医院	二级	综合	公立
57		津南区	天津市胸科医院	三级	专科	公立
58		南开区	天津市水阁医院	二级	专科	公立
59		武清区	天津市武清区仁和医院	二级	综合	民营
60		南开区	天津中医药大学第一附属医院	三级	综合	公立
61		北辰区	天津市北辰医院	三级	综合	公立
62		河西区	南开大学附属医院(天津市第四医院)	三级	综合	公立
63		河西区	天津市河西区妇产科医院	二级	专科	公立
64		河西区	天津市儿童医院	三级	专科	公立
65		西青区	天津市西青医院	三级	综合	公立
66		津南区	天津市环湖医院	三级	专科	公立
67		蓟州区	天津市蓟州区人民医院	三级	综合	公立
68		武清区	天津市武清区中医医院	三级	综合	公立
69		宝坻区	天津市宝坻区人民医院	三级	综合	公立
70		静海区	天津市静海区医院	三级	综合	公立
71		和平区	中国医学科学院血液学研究所血液病医院	三级	专科	公立

序号	省(直辖市、自治区)	市(区、自治州、地区、盟)	医院名称	医院级别	专科/综合	公立/民营
72		秦皇岛市	河北港口集团有限公司港口医院	二级	综合	公立
73		邯郸市	邯郸市第一医院	三级	综合	公立
74		保定市	河北中医学院第二附属医院	二级	综合	公立
75		衡水市	安平县人民医院	二级	综合	公立
76		保定市	安新县医院	二级	综合	公立
77		衡水市	衡水市人民医院	三级	综合	公立
78		张家口市	河北北方学院附属第一医院	三级	综合	公立
79		邯郸市	邯郸市中心医院	三级	综合	公立
80		衡水市	衡水市第六人民医院	二级	综合	公立
81		衡水市	河北省武强县医院	二级	综合	公立
82		石家庄市	河北省中医院	三级	综合	公立
83		唐山市	唐山市曹妃甸区医院	二级	综合	公立
84		保定市	保定市满城区人民医院	二级	综合	公立
85		张家口市	张家口市中医院	二级	综合	公立
86		保定市	河北大学附属医院	三级	综合	公立
87		保定市	保定市第一医院	三级	综合	公立
88		承德市	承德县医院	二级	综合	公立
89		廊坊市	廊坊市第四人民医院	二级	综合	公立
90		承德市	宽城满族自治县医院	二级	综合	公立
91		保定市	涿州市医院	三级	综合	民营
92	河北省	张家口市	张家口市下花园区医院	二级	综合	公立
93		唐山市	唐山市工人医院	三级	综合	公立
94		唐山市	唐山市第二医院	三级	专科	公立
95		石家庄市	石家庄市第三医院	三级	综合	公立
96		秦皇岛市	秦皇岛市第四医院	二级	专科	公立
97		沧州市	任丘市人民医院	二级	综合	公立
98		秦皇岛市	秦皇岛市北戴河医院	二级	综合	公立
99		邢台市	巨鹿县医院	二级	综合	公立
100		沧州市	河北省沧州中西医结合医院	三级	综合	公立
101		石家庄市	河北医科大学第四医院	三级	综合	公立
102		沧州市	黄骅市人民医院	二级	综合	公立
103		承德市	围场满族蒙古族自治县医院	二级	综合	公立
104		秦皇岛市	秦皇岛市妇幼保健院	三级	专科	公立
105		唐山市	开滦总医院	三级	综合	公立
106		邢台市	邢台市人民医院	三级	综合	公立
107		邢台市	沙河市人民医院	二级	综合	公立
108		邯郸市	邯郸市妇幼保健院	三级	专科	公立
109		保定市	保定牡丹妇婴医院	二级	专科	民营
110		承德市	承德市中心医院	三级	综合	公立
111		石家庄市	河北医科大学第三医院	三级	综合	公立
112		沧州市	沧州市中心医院	三级	综合	公立

续表

序号	省(直辖市、自治区)	市(区、自治州、地区、盟)	医院名称	医院级别	专科/综合	公立/民营
113		衡水市	衡水市第二人民医院	三级	综合	公立
114		石家庄市	石家庄市第四医院	三级	专科	公立
115		秦皇岛市	秦皇岛军工医院	二级	综合	公立
116		秦皇岛市	秦皇岛市第一医院	三级	综合	公立
117		石家庄市	河北医科大学第一医院	三级	综合	公立
118		石家庄市	河北省儿童医院	三级	专科	公立
119		邯郸市	河北工程大学附属医院	三级	综合	公立
120		邯郸市	邯郸市中医院	三级	综合	公立
121		沧州市	沧州市人民医院	三级	综合	公立
122		张家口市	张家口市第二医院	二级	综合	公立
123		石家庄市	河北医科大学第二医院	三级	综合	公立
124		保定市	保定市第一中心医院	三级	综合	公立
125		张家口市	河北北方学院附属第二医院	三级	综合	公立
126		沧州市	沧县医院	二级	综合	公立
127		衡水市	衡水市妇幼保健院	三级	专科	公立
128		张家口市	张家口市第一医院	三级	综合	公立
129		石家庄市	河北省胸科医院	三级	专科	公立
130		石家庄市	石家庄市第二医院	二级	综合	公立
131		石家庄市	辛集市第一医院	二级	综合	公立
132		秦皇岛市	秦皇岛市海港医院	二级	综合	公立
133	河北省	张家口市	张家口市妇幼保健院	二级	专科	公立
134		承德市	承德医学院附属医院	三级	综合	公立
135		唐山市	华北理工大学附属医院	三级	综合	公立
136		唐山市	遵化市妇幼保健院	二级	综合	公立
137		石家庄市	石家庄市人民医院	三级	综合	公立
138		保定市	保定市妇幼保健院	三级	专科	公立
139		张家口市	张家口市第五医院	二级	综合	公立
140		邢台市	邢台医学高等专科学校第二附属医院	三级	综合	公立
141		衡水市	衡水市第四人民医院	三级	综合	公立
142		邢台市	邢台市第二医院	二级	专科	公立
143		邢台市	清河县人民医院	二级	综合	公立
144		邢台市	邢台市第三医院	三级	综合	公立
145		邢台市	河北省退役军人总医院	三级	综合	公立
146		石家庄市	河北省人民医院	三级	综合	公立
147		秦皇岛市	秦皇岛市第二医院	三级	综合	公立
148		张家口市	涿鹿县医院	二级	综合	公立
149		邢台市	邢台医学高等专科学校第一附属医院	二级	综合	公立
150		廊坊市	大城县医院	二级	综合	公立
151		廊坊市	大城县中医医院	二级	综合	公立
152		廊坊市	廊坊市妇幼保健院	二级	专科	公立
153		廊坊市	河北中石油中心医院	三级	综合	公立

序号	省(直辖市、自治区)	市(区、自治州、地区、盟)	医院名称	医院级别	专科/综合	公立/民营
154		沧州市	沧州市妇幼保健院	三级	专科	公立
155		廊坊市	固安县人民医院	二级	综合	公立
156		邯郸市	华北医疗健康集团峰峰总医院	三级	综合	公立
157		张家口市	张家口宣钢医院有限公司	二级	综合	民营
158		承德市	河北省隆化县医院	二级	综合	公立
159		唐山市	唐山市中心医院有限公司	三级	综合	民营
160		保定市	曲阳恒州医院	二级	综合	民营
161		唐山市	唐山市妇幼保健院	三级	专科	公立
162	河北省	承德市	丰宁满族自治县医院	二级	综合	公立
163		保定市	保定市徐水区妇幼保健院	二级	专科	公立
164		唐山市	滦州市人民医院	二级	综合	公立
165		石家庄市	石家庄平安医院	二级	综合	民营
166		保定市	安新县中医医院	二级	综合	公立
167		石家庄市	石家庄市中医院	三级	综合	公立
168		衡水市	河北省深州市医院	二级	综合	公立
169		承德市	承德市妇幼保健院 承德市儿童医院	三级	专科	公立
170		保定市	曲阳第二医院	二级	综合	民营
171		晋城市	晋城市人民医院	三级	综合	公立
172		运城市	运城市妇幼保健院	三级	专科	公立
173		太原市	山西白求恩医院	三级	综合	公立
174		晋中市	晋中市第二人民医院	三级	综合	公立
175		长治市	长治市妇幼保健院	三级	专科	公立
176		长治市	长治市人民医院	三级	综合	公立
177		运城市	运城市盐湖区人民医院	二级	综合	公立
178		太原市	山西省肿瘤医院	三级	专科	公立
179		太原市	太原市中心医院	三级	综合	公立
180		临汾市	洪洞县人民医院	二级	综合	公立
181		太原市	山西医科大学第一医院	三级	综合	公立
182	山西省	临汾市	临汾市人民医院	三级	综合	公立
183		长治市	北大医疗潞安医院	三级	综合	公立
184		吕梁市	吕梁市人民医院	三级	综合	公立
185		大同市	大同市第三人民医院	三级	综合	公立
186		吕梁市	山西省汾阳医院	三级	综合	公立
187		太原市	太原钢铁(集团)有限公司总医院	三级	综合	公立
188		太原市	太原市人民医院	二级	综合	公立
189		阳泉市	阳泉市第一人民医院	三级	综合	公立
190		太原市	山西省煤炭中心医院	二级	综合	公立
191		太原市	山西省心血管病医院	三级	专科	公立
192		忻州市	忻州市人民医院	三级	综合	公立
193		太原市	山西省人民	三级	综合	公立
194		大同市	大同市第五人民医院	三级	综合	公立

续表

序号	省(直辖市、自治区)	市(区、自治州、地区、盟)	医院名称	医院级别	专科/综合	公立/民营
195		太原市	太原市第二人民医院	二级	综合	公立
196		吕梁市	临县人民医院	二级	综合	公立
197		临汾市	侯马市人民医院	三级	综合	公立
198		太原市	山西中医药大学附属医院	三级	综合	公立
199		太原市	山西省儿童医院(山西省妇幼保健院)	三级	专科	公立
200		朔州市	朔州市人民医院	二级	综合	公立
201		晋中市	昔阳县人民医院	二级	综合	公立
202		晋城市	晋城大医院	三级	综合	公立
203		晋中市	晋中妇幼保健院	三级	专科	公立
204		长治市	长治医学院附属和平医院	三级	综合	公立
205	山西省	临汾市	临汾市妇幼保健院	三级	专科	公立
206		忻州市	忻州市中医医院	三级	综合	公立
207		太原市	山西医科大学第二医院	三级	综合	公立
208		大同市	大同市第一人民医院	三级	专科	公立
209		晋中市	榆次区人民医院	二级	综合	公立
210		大同市	大同市第二人民医院	三级	专科	公立
211		运城市	河津昕昱医院	二级	综合	民营
212		运城市	运城市中心医院	三级	综合	公立
213		晋中市	晋中市第一人民医院	三级	综合	民营
214		运城市	五四一总医院	三级	综合	公立
215		临汾市	临汾市中心医院	三级	综合	公立
216		巴彦淖尔市	乌拉特后旗蒙医医院	二级	综合	公立
217		乌兰察布市	乌兰察布市中心医院	三级	综合	公立
218		包头市	通用技术航天医科内蒙古包钢医院	三级	综合	公立
219		呼和浩特市	内蒙古自治区人民医院	三级	综合	公立
220		包头市	包头市中心医院	三级	综合	公立
221		呼伦贝尔市	内蒙古林业总医院	三级	综合	公立
222		包头市	九原区医院	二级	综合	公立
223		通辽市	通辽市医院	三级	综合	公立
224		锡林郭勒盟	锡林郭勒盟中心医院	三级	综合	公立
225	内蒙古自治区	阿拉善盟	阿拉善盟中心医院	三级	综合	公立
226		通辽市	内蒙古民族大学附属医院	三级	综合	公立
227		鄂尔多斯市	杭锦旗妇幼保健计划生育服务中心	二级	专科	公立
228		呼和浩特市	内蒙古国际蒙医院	三级	综合	公立
229		呼伦贝尔市	呼伦贝尔市人民医院	三级	综合	公立
230		呼和浩特市	内蒙古自治区妇幼保健院	三级	专科	公立
231		呼和浩特市	呼和浩特市第二医院	三级	专科	公立
232		鄂尔多斯市	鄂尔多斯市妇幼保健院(鄂尔多斯妇幼保健计划生育服务中心)	二级	专科	公立
233		赤峰市	赤峰学院附属医院	三级	综合	公立
234		包头市	包头市肿瘤医院	三级	专科	公立

续表

序号	省(直辖市、自治区)	市(区、自治州、地区、盟)	医院名称	医院级别	专科/综合	公立/民营
235		赤峰市	赤峰市医院	三级	综合	公立
236		呼和浩特市	内蒙古医科大学附属医院	三级	综合	公立
237	内蒙古自治区	巴彦淖尔市	巴彦淖尔市医院	三级	综合	公立
238		鄂尔多斯市	鄂尔多斯市中心医院(内蒙古自治区超声影像研究所)	三级	综合	公立
239		兴安盟	兴安盟人民医院	三级	综合	公立
240		鄂尔多斯市	鄂前旗人民医院	二级	综合	公立
241		沈阳市	中国医科大学附属第一医院	三级	综合	公立
242		阜新市	阜新市第二人民医院(阜新市妇产医院)	三级	综合	公立
243		朝阳市	朝阳市中心医院	三级	综合	公立
244		大连市	大连医科大学附属第一医院	三级	综合	公立
245		丹东市	凤城市中心医院	三级	综合	公立
246		阜新市	中心医院	三级	综合	公立
247		葫芦岛市	葫芦岛市中心医院	三级	综合	公立
248		沈阳市	沈阳市妇幼保健院	三级	专科	公立
249		鞍山市	鞍山市妇儿医院	三级	专科	公立
250		沈阳市	辽宁中医药大学附属医院	三级	综合	公立
251		鞍山市	台安县中医院	二级	综合	公立
252		辽阳市	辽阳市中心医院	三级	综合	公立
253		锦州市	锦州医科大学附属第一医院	三级	综合	公立
254		盘锦市	盘锦市中心医院	三级	综合	公立
255		抚顺市	辽宁省健康产业集团抚矿总医院	三级	综合	公立
256		沈阳市	沈阳市第四人民医院	三级	综合	公立
257	辽宁省	沈阳市	沈阳医学院附属第二医院	三级	综合	公立
258		营口市	营口市中心医院	三级	综合	公立
259		鞍山市	鞍钢集团总医院	三级	综合	公立
260		鞍山市	鞍山市中心医院	三级	综合	公立
261		沈阳市	沈阳医学院附属中心医院	三级	综合	公立
262		沈阳市	沈阳市红十字会医院	三级	综合	公立
263		盘锦市	盘锦辽油宝石花医院	三级	综合	公立
264		铁岭市	铁岭市中心医院	三级	综合	公立
265		大连市	大连大学附属中山医院	三级	综合	公立
266		营口市	营口方大医院(有限公司)	三级	综合	民营
267		锦州市	锦州市中心医院	三级	综合	公立
268		大连市	大连市妇女儿童医疗中心(集团)	三级	专科	公立
269		锦州市	锦州医科大学附属第三医院	三级	综合	公立
270		沈阳市	沈阳安联妇婴医院	三级	专科	民营
271		沈阳市	中国医科大学附属第四医院	三级	综合	公立
272		沈阳市	沈阳市儿童医院	三级	专科	公立
273		丹东市	丹东市第一医院	三级	综合	公立
274		大连市	大连市中心医院	三级	综合	公立

续表

序号	省(直辖市、自治区)	市(区、自治州、地区、盟)	医院名称	医院级别	专科/综合	公立/民营
275		本溪市	辽宁省健康产业集团本钢总医院	三级	综合	公立
276		沈阳市	中国医科大学附属盛京医院	三级	综合	公立
277		本溪市	本溪市中心医院	三级	综合	公立
278	辽宁省	丹东市	东港市中心医院	三级	综合	公立
279		丹东市	丹东市中心医院	三级	综合	公立
280		沈阳市	辽宁省人民医院	三级	综合	公立
281		大连市	大连医科大学附属第二医院	三级	综合	公立
282		长春市	长春中医药大学附属第三临床医院	三级	综合	公立
283		延边朝鲜族自治州	敦化市中医院	三级	综合	公立
284		长春市	长春通源医院	三级	综合	民营
285		延边朝鲜族自治州	珲春市人民医院	二级	综合	公立
286		白城市	镇赉县人民医院	二级	综合	公立
287		松原市	松原吉林油田医院	三级	综合	民营
288		长春市	长春市第二医院	二级	综合	公立
289		长春市	吉林国文医院	三级	综合	民营
290		长春市	长春中医药大学附属医院	三级	综合	公立
291		延边朝鲜族自治州	敦化市医院	三级	综合	公立
292		四平市	吉林省神经精神病医院	三级	专科	公立
293		吉林市	吉林市骨伤医院	二级	专科	公立
294		松原市	松原市中医院	二级	综合	公立
295		辽源市	西安区人民医院	二级	综合	公立
296		长春市	九台区人民医院	二级	综合	公立
297		长春市	吉林省肿瘤医院	三级	专科	公立
298	吉林省	延边朝鲜族自治州	长白山保护开发区中心医院	二级	综合	公立
299		四平市	神农医院	二级	综合	民营
300		吉林市	吉林省蛟河市人民医院	二级	综合	公立
301		长春市	长春市中医院	三级	综合	公立
302		长春市	吉林国健高新妇产医院	三级	专科	民营
303		延边朝鲜族自治州	延吉天泉医院	二级	综合	民营
304		延边朝鲜族自治州	延边妇幼保健院	三级	专科	公立
305		通化市	通化市人民医院	三级	专科	公立
306		长春市	吉林省妇幼保健院(吉林省产科质量控制中心)	三级	专科	公立
307		通化市	吉林大学第一医院梅河医院	三级	综合	公立
308		四平市	四平市第一人民医院	三级	综合	公立
309		长春市	吉林国健经开妇产医院	其他	专科	民营
310		延边朝鲜族自治州	龙井市人民医院	二级	综合	公立
311		白城市	洮南市人民医院	二级	综合	公立
312		白城市	白城市医院	二级	综合	公立
313		长春市	前卫医院	三级	综合	公立
314		长春市	吉林大学第二医院	三级	综合	公立
315		吉林市	吉林市中心医院	三级	综合	公立

续表

序号	省(直辖市、自治区)	市(区、自治州、地区、盟)	医院名称	医院级别	专科/综合	公立/民营
316		吉林市	吉林市妇产医院	二级	专科	公立
317		通化市	吉林省通化市中心医院	三级	综合	公立
318		四平市	妇婴医院	三级	专科	公立
319		松原市	松原市中心医院(松原市儿童医院)	三级	综合	公立
320		延边朝鲜族自治州	延边中医医院	三级	综合	民营
321		长春市	公主岭弘仁医院	二级	综合	民营
322		长春市	农安县人民医院	二级	综合	公立
323		辽源市	辽源市中医院	三级	综合	公立
324		辽源市	辽源市妇婴医院	二级	专科	公立
325		长春市	德惠市人民医院	二级	综合	公立
326		长春市	长春市人民医院	三级	综合	公立
327		长春市	农安县中医院	二级	综合	公立
328		通化市	通化市妇幼保健计划生育服务中心	二级	专科	公立
329		吉林市	吉林医药学院附属医院	三级	综合	公立
330		吉林市	中西医结合	三级	综合	公立
331		松原市	长岭县中医院	二级	综合	公立
332		白城市	白城医学高等专科学校附属医院	二级	综合	公立
333		吉林市	北华大学附属医院	三级	综合	公立
334		四平市	四平市中心人民医院	三级	综合	公立
335		四平市	四平市中医医院	三级	综合	公立
336	吉林省	松原市	前郭尔罗斯蒙古族自治县中医院	二级	综合	公立
337		长春市	吉林大学第一医院	三级	综合	公立
338		长春市	吉林省人民医院	三级	综合	公立
339		长春市	联勤保障部队第九六四医院	三级	综合	公立
340		长春市	吉林省一汽总医院	三级	综合	公立
341		通化市	通化市第三人民医院	二级	综合	公立
342		松原市	前郭尔罗斯蒙古族自治县医院	三级	综合	公立
343		长春市	长春市儿童医院	三级	专科	公立
344		松原市	宁江吉林油田江北医院	三级	专科	公立
345		长春市	长春市中心医院	三级	综合	公立
346		长春市	吉林大学中日联谊医院	三级	综合	公立
347		辽源市	辽源市中心医院	三级	综合	公立
348		吉林市	吉林市人民医院	三级	综合	公立
349		长春市	吉林国健妇产医院	二级	专科	民营
350		吉林市	吉林市化工医院	三级	综合	民营
351		白城市	白城中医院	二级	综合	公立
352		白城市	白城中心医院	三级	综合	公立
353		延边朝鲜族自治州	延边大学附属医院(延边医院)	三级	综合	公立
354		松原市	松原市中西医结合医院	三级	综合	公立
355		延边朝鲜族自治州	延边朝医医院(原延边第二人民医院)	二级	综合	公立
356		长春市	长春市妇产医院	三级	专科	公立

续表

序号	省(直辖市、自治区)	市(区、自治州、地区、盟)	医院名称	医院级别	专科/综合	公立/民营
357		松原市	扶余市人民医院	二级	综合	公立
358		通化市	通化市中医院	二级	综合	公立
359		松原市	长岭县人民医院	二级	综合	公立
360		延边朝鲜族自治州	图们市人民医院	二级	综合	公立
361		白山市	靖宇县人民医院	二级	综合	公立
362		长春市	武警吉林总队医院	三级	综合	公立
363		白山市	临江市人民医院	二级	综合	公立
364		四平市	梨树县第一人民医院	二级	综合	公立
365		四平市	四平吉奥脑病医院有限公司	二级	综合	民营
366		长春市	榆树市人民医院	二级	综合	公立
367		白城市	大安市第一人民医院	二级	综合	公立
368		四平市	伊通县民族医院	二级	综合	公立
369		延边朝鲜族自治州	延吉泌尿肾病医院	二级	专科	民营
370		通化市	通化柳河医院	二级	综合	民营
371		四平市	双辽市中心医院	二级	综合	公立
372	吉林省	延边朝鲜族自治州	汪清县人民医院	二级	综合	公立
373		吉林市	吉林市儿童医院	二级	专科	公立
374		白山市	白山市中医院	三级	综合	公立
375		长春市	公主岭市中心医院	三级	综合	公立
376		延边朝鲜族自治州	珲春市中医医院	二级	综合	公立
377		长春市	吉林省肝胆病医院	三级	专科	公立
378		长春市	吉林省电力医院	二级	专科	公立
379		吉林市	吉林市第二人民医院	二级	综合	公立
380		吉林市	永吉县人民医院	二级	综合	民营
381		辽源市	东辽县人民医院	二级	综合	公立
382		长春市	德惠市中医院	二级	综合	公立
383		吉林市	吉林市龙潭区铁东医院	二级	综合	公立
384		延边朝鲜族自治州	和龙市人民医院	二级	综合	公立
385		长春市	绿园区中医院	二级	专科	公立
386		延边朝鲜族自治州	延边美年大健康综合门诊	其他	综合	民营
387		吉林市	磐石市医院	二级	综合	公立
388		哈尔滨市	黑龙江中医药大学附属第二医院	三级	综合	公立
389		鸡西市	鸡西市人民医院	三级	综合	公立
390		哈尔滨市	黑龙江中医药大学附属第四医院	三级	综合	公立
391		哈尔滨市	哈尔滨市第一医院	三级	综合	公立
392	黑龙江省	绥化市	绥化市第一医院	三级	综合	公立
393		牡丹江市	牡丹江市第二人民医院	三级	综合	公立
394		哈尔滨市	哈尔滨市妇幼保健计划生育服务中心	三级	专科	公立
395		哈尔滨市	哈尔滨医科大学附属第一医院	三级	综合	公立
396		双鸭山市	双矿医院	三级	综合	民营
397		哈尔滨市	北大荒集团总医院	三级	综合	公立

续表

序号	省(直辖市、自治区)	市(区、自治州、地区、盟)	医院名称	医院级别	专科/综合	公立/民营
398		大庆市	大庆市人民医院	三级	综合	公立
399		哈尔滨市	黑龙江玛丽亚妇产医院	三级	专科	民营
400		鹤岗市	鹤岗市人民医院	三级	综合	公立
401		齐齐哈尔市	齐齐哈尔建华医院	三级	综合	民营
402		哈尔滨市	哈尔滨市中医医院	三级	综合	公立
403		哈尔滨市	天元妇产医院	三级	专科	民营
404		佳木斯市	佳木斯市中心医院	三级	综合	公立
405		大庆市	大庆龙南医院	三级	综合	公立
406		齐齐哈尔市	齐齐哈尔市中医医院	三级	综合	公立
407		大庆市	大庆油田总医院	三级	综合	公立
408		哈尔滨市	哈尔滨医科大学附属第二医院	三级	综合	公立
409		鸡西市	鸡西鸡矿医院	三级	综合	民营
410		齐齐哈尔市	齐齐哈尔市第一医院	三级	综合	公立
411		七台河市	七台河市七煤医院	三级	综合	民营
412		牡丹江市	牡丹江医学院附属红旗医院	三级	综合	公立
413		哈尔滨市	哈尔滨市儿童医院	三级	专科	公立
414		哈尔滨市	黑龙江省医院	三级	综合	公立
415	黑龙江省	哈尔滨市	哈尔滨医科大学附属肿瘤医院	三级	专科	公立
416		哈尔滨市	哈尔滨市第二医院	三级	综合	公立
417		齐齐哈尔市	齐齐哈尔医学院附属第三医院	三级	综合	公立
418		鸡西市	鸡西市中医医院	三级	专科	公立
419		牡丹江市	牡丹江市肿瘤医院	三级	专科	公立
420		哈尔滨市	哈尔滨医科大学附属第四医院	三级	综合	公立
421		齐齐哈尔市	齐齐哈尔医学院附属第一医院	三级	综合	公立
422		齐齐哈尔市	龙江县第一人民医院	二级	综合	公立
423		双鸭山市	双鸭山市妇幼保健院	三级	专科	公立
424		牡丹江市	牡丹江市第一人民医院	三级	综合	公立
425		鸡西市	鸡西市妇幼保健院	三级	专科	公立
426		双鸭山市	双鸭山市人民医院	三级	综合	公立
427		齐齐哈尔市	齐齐哈尔医学院附属第二医院	三级	综合	公立
428		伊春市	伊春市中心医院	三级	综合	公立
429		哈尔滨市	哈尔滨市第五医院	三级	综合	公立
430		佳木斯市	佳木斯市传染病院	三级	专科	公立
431		佳木斯市	佳木斯大学附属第一医院	三级	综合	公立
432		黑河市	黑河市第一人民医院	三级	综合	公立
433		双鸭山市	北大荒集团红兴隆医院	三级	综合	公立
434		浦东新区	上海市浦东新区人民医院	三级	综合	公立
435		黄浦区	上海交通大学医学院附属第九人民医院	三级	综合	公立
436	上海市	杨浦区	上海市肺科医院	三级	专科	公立
437		静安区	华东医院	三级	综合	公立
438		宝山区	宝山区中西医结合医院	三级	综合	公立

续表

序号	省(直辖市、自治区)	市(区、自治州、地区、盟)	医院名称	医院级别	专科/综合	公立/民营
439		金山区	复旦大学附属金山医院	三级	综合	公立
440		浦东新区	上海市浦东新区浦南医院	二级	综合	公立
441		静安区	闸北中心医院	二级	综合	公立
442		徐汇区	上海中医药大学附属龙华医院	三级	综合	公立
443		奉贤区	上海市奉贤区中心医院	三级	综合	公立
444		徐汇区	徐汇区中心医院	三级	综合	公立
445		徐汇区	上海市第八人民医院	二级	综合	公立
446		静安区	上海市第十人民医院	三级	综合	公立
447		徐汇区	上海市胸科医院	三级	专科	公立
448		青浦区	复旦大学附属中山医院青浦分院	三级	综合	公立
449	上海市	浦东新区	上海市东方医院	三级	综合	公立
450		徐汇区	中国福利会国际和平妇幼保健院	三级	专科	公立
451		徐汇区	复旦大学附属中山医院	三级	综合	公立
452		浦东新区	上海健康医学院附属周浦医院	三级	综合	公立
453		宝山区	吴淞中心医院	二级	综合	公立
454		浦东新区	公利医院	三级	综合	公立
455		静安区	复旦大学附属华山医院	三级	综合	公立
456		浦东新区	上海交通大学医学院附属仁济医院	三级	综合	公立
457		浦东新区	上海中医药大学附属曙光医院	三级	综合	公立
458		虹口区	上海市第一人民医院	三级	综合	公立
459		虹口区	同济大学附属上海市第四人民医院	二级	综合	公立
460		闵行区	闵行区中心医院	三级	综合	公立
461		南京市	江苏省省级机关医院	三级	综合	公立
462		淮安市	淮安市第一人民医院	三级	综合	公立
463		徐州市	徐州市妇幼保健院	三级	专科	公立
464		南通市	南通大学附属医院	三级	综合	公立
465		无锡市	无锡国济康复医院	二级	专科	民营
466		徐州市	中国人民解放军陆军第七十一集团军医院	三级	综合	公立
467		无锡市	中国人民解放军联勤保障部队第九〇四医院	三级	综合	公立
468		南京市	南京鼓楼医院	三级	综合	公立
469		镇江市	镇江市丹徒区人民医院	二级	综合	公立
470	江苏省	宿迁市	沭阳县中医院	三级	综合	民营
471		扬州市	扬州东方医院	二级	综合	民营
472		无锡市	江南大学附属医院	三级	综合	公立
473		无锡市	无锡市第八人民医院	二级	综合	公立
474		南京市	南京市溧水区人民医院	三级	综合	公立
475		宿迁市	南京鼓楼医院集团宿迁医院	三级	综合	民营
476		南京市	江苏省人民医院	三级	综合	公立
477		扬州市	高邮市中医医院	三级	综合	公立
478		无锡市	江阴市第三人民医院	二级	综合	民营
479		泰州市	泰州市人民医院	三级	综合	公立

序号	省(直辖市、自治区)	市(区、自治州、地区、盟)	医院名称	医院级别	专科/综合	公立/民营
480		无锡市	无锡虹桥医院	二级	综合	民营
481		泰州市	泰兴市人民医院	三级	综合	公立
482		常州市	金坛区中医医院	二级	综合	公立
483		扬州市	扬州洪泉医院	二级	综合	民营
484		无锡市	江阴百意中医医院	二级	综合	民营
485		泰州市	兴化市人民医院	三级	综合	公立
486		南京市	东部战区总医院 1	三级	综合	公立
487		无锡市	惠山区人民医院	三级	综合	公立
488		泰州市	泰兴市第二人民医院	二级	综合	公立
489		苏州市	苏州大学附属第一医院	三级	综合	公立
490		无锡市	江阴市青阳医院	二级	综合	公立
491		镇江市	句容市中医院	二级	综合	公立
492		无锡市	江阴市中医骨伤医院	二级	专科	公立
493		无锡市	无锡市儿童医院	三级	专科	公立
494		南京市	南京市江宁医院	三级	综合	公立
495		扬州市	宝应县中医医院	二级	综合	公立
496		南京市	南京医科大学第四附属医院(南京市浦口医院)	三级	综合	公立
497		扬州市	江苏省苏北人民医院	三级	综合	公立
498		扬州市	扬州市江都人民医院	三级	综合	公立
499		泰州市	泰州市中医院	三级	综合	公立
500	江苏省	苏州市	中医医院	三级	综合	公立
501		无锡市	江阴市人民医院	三级	综合	公立
502		扬州市	宝应县妇幼保健院	二级	专科	公立
503		常州市	常州市中医医院	三级	综合	公立
504		泰州市	泰州市姜堰中医院	三级	综合	公立
505		常州市	妇幼保健院	三级	专科	公立
506		镇江市	丹阳市人民医院	三级	综合	公立
507		盐城市	盐城市第四人民医院	三级	专科	公立
508		无锡市	宜兴市第二人民医院	二级	综合	公立
509		常州市	常州市第一人民医院	三级	综合	公立
510		扬州市	扬州市江都中医院	二级	综合	公立
511		盐城市	盐城市第三人民医院	三级	综合	公立
512		盐城市	盐城市妇幼保健院	三级	专科	公立
513		盐城市	阜宁县人民医院	三级	综合	公立
514		苏州市	苏州明基医院	三级	综合	民营
515		南京市	南京明基医院	三级	综合	民营
516		无锡市	宜兴市张渚人民医院	二级	综合	民营
517		常州市	常州市金坛第一人民医院	三级	综合	公立
518		无锡市	宜兴市肿瘤医院	二级	专科	公立
519		无锡市	江阴市第五人民医院	二级	综合	公立
520		无锡市	宜兴市第五人民医院	二级	综合	公立

续表

序号	省(直辖市、自治区)	市(区、自治州、地区、盟)	医院名称	医院级别	专科/综合	公立/民营
521		无锡市	宜兴市第四人民医院	二级	综合	民营
522		盐城市	建湖县人民医院	三级	综合	公立
523		无锡市	无锡市锡山人民医院	三级	综合	公立
524		无锡市	宜兴市中西医结合(红塔)医院	二级	综合	民营
525		泰州市	靖江市人民医院	三级	综合	公立
526		无锡市	江阴市中医院	三级	综合	公立
527		无锡市	宜兴市中医医院	三级	综合	公立
528		苏州市	苏州市中西医结合医院(苏州市木渎人民医院)	三级	综合	公立
529		无锡市	宜兴市官林医院	二级	综合	公立
530		无锡市	江阴临港医院	二级	综合	民营
531		无锡市	宜兴市徐舍医院	二级	综合	公立
532		扬州市	高邮市人民医院	三级	综合	公立
533		盐城市	盐城市第二人民医院	三级	专科	公立
534		无锡市	江阴南闸医院	二级	综合	民营
535		南通市	南通市第三人民医院	三级	综合	公立
536		无锡市	江阴徐霞客医院	二级	综合	民营
537		盐城市	东台市人民医院	三级	综合	公立
538		扬州市	扬州市中医院	三级	综合	公立
539		无锡市	宜兴市和桥医院	二级	综合	公立
540		连云港市	连云港市第一人民医院	三级	综合	公立
541	江苏省	南京市	江苏省中西医结合医院	三级	综合	公立
542		盐城市	盐城市中医院	三级	综合	公立
543		盐城市	南京大学医学院附属盐城第一医院	三级	综合	公立
544		扬州市	仪征市人民医院	三级	综合	公立
545		镇江市	扬中市人民医院	二级	综合	公立
546		苏州市	昆山市第一人民医院	三级	综合	公立
547		无锡市	无锡市人民医院	三级	综合	公立
548		无锡市	宜兴市人民医院	三级	综合	公立
549		无锡市	宜兴市善卷骨科医院	二级	专科	民营
550		淮安市	淮安市第四人民医院	三级	专科	公立
551		镇江市	镇江瑞康医院	二级	综合	民营
552		无锡市	江阴长泾医院	二级	综合	民营
553		镇江市	镇江市中西医结合医院	三级	综合	公立
554		无锡市	江阴红房子妇产医院	二级	专科	民营
555		盐城市	盐城市大丰人民医院	三级	综合	公立
556		镇江市	丹阳市云阳人民医院	二级	综合	公立
557		苏州市	上海交通大学附属苏州九龙医院	三级	综合	民营
558		苏州市	苏州市独墅湖医院	三级	综合	公立
559		扬州市	扬州友好医院	二级	综合	民营
560		镇江市	镇江市第一人民医院	三级	综合	公立
561		镇江市	丹阳市中医院	三级	综合	公立

续表

序号	省(直辖市、自治区)	市(区、自治州、地区、盟)	医院名称	医院级别	专科/综合	公立/民营
562		扬州市	宝应县人民医院	三级	综合	公立
563		盐城市	建湖县中医院	二级	综合	民营
564		苏州市	苏州大学附属儿童医院	三级	专科	公立
565		南京市	江苏省第二中医院	三级	综合	公立
566		苏州市	苏州大学附属第二医院	三级	综合	公立
567		苏州市	太仓市第一人民医院	三级	综合	公立
568		南京市	南京市第一医院	三级	综合	公立
569		扬州市	扬州大学附属医院	三级	综合	公立
570		苏州市	常熟市第一人民医院	三级	综合	公立
571		镇江市	第四人民医院(市妇幼保健院)	三级	专科	公立
572		苏州市	昆山市中医医院	三级	综合	公立
573		苏州市	苏州市吴中人民医院	二级	综合	公立
574		南京市	南京同仁	三级	综合	民营
575		苏州市	苏州市立医院	三级	综合	公立
576		南通市	海安市人民医院	三级	综合	公立
577		宿迁市	宿迁市第一人民医院	三级	综合	公立
578		南京市	南京市儿童医院	三级	专科	公立
579		南京市	南京医科大学附属脑科医院	三级	专科	公立
580		扬州市	扬州市妇幼保健院	三级	专科	公立
581		南京市	东南大学附属中大医院	三级	综合	公立
582	江苏省	南京市	江苏省中医院	三级	综合	公立
583		淮安市	盱眙县人民医院	三级	综合	公立
584		无锡市	无锡百佳妇产医院	二级	专科	民营
585		徐州市	徐州市中心医院	三级	综合	公立
586		常州市	常州市儿童医院	三级	专科	公立
587		扬州市	扬州市广陵区中医院	二级	专科	公立
588		淮安市	涟水县第三人民医院	二级	综合	公立
589		苏州市	江苏盛泽医院	三级	综合	公立
590		徐州市	徐州市第一人民医院	三级	综合	公立
591		常州市	常州市肿瘤医院	三级	专科	公立
592		淮安市	金湖县人民医院	二级	综合	公立
593		宿迁市	沭阳中山医院	二级	综合	民营
594		淮安市	洪泽区人民医院	二级	综合	公立
595		淮安市	淮阴区妇幼保健院	二级	专科	公立
596		无锡市	无锡市妇幼保健院	三级	专科	公立
597		淮安市	金湖县中医院	二级	综合	公立
598		连云港市	连云港市东方医院	三级	综合	公立
599		淮安市	淮安市洪泽区妇幼保健院	二级	专科	公立
600		连云港市	连云港市第二人民医院	三级	综合	公立
601		无锡市	新吴区新瑞医院	三级	综合	民营
602		镇江市	句容市人民医院	三级	综合	公立

序号	省(直辖市、自治区)	市(区、自治州、地区、盟)	医院名称	医院级别	专科/综合	公立/民营
603		盐城市	亭湖区人民医院	二级	综合	公立
604		泰州市	泰州市第二人民医院	三级	综合	公立
605		盐城市	新东仁医院	二级	综合	民营
606		泰州市	张甸中心卫生院	二级	综合	公立
607		无锡市	新吴区中医医院	二级	综合	公立
608		连云港市	连云港市中医院	三级	综合	公立
609		连云港市	赣榆区人民医院	三级	综合	公立
610		连云港市	灌云县人民医院	三级	综合	公立
611		连云港市	连云港市赣榆区中医院	二级	综合	公立
612		盐城市	盐城市大丰中医院	二级	综合	公立
613		南京市	南京市妇幼保健院	三级	专科	公立
614		无锡市	新吴华卫医院	二级	综合	民营
615		南京市	溧水区中医院	三级	综合	公立
616		南京市	六合区人民医院	三级	综合	公立
617		盐城市	滨海县人民医院	二级	综合	公立
618		盐城市	东台市中医院	三级	综合	公立
619		南京市	南京市中西医结合医院	三级	综合	公立
620		苏州市	常熟市第二人民医院	三级	综合	公立
621		连云港市	连云港市妇幼保健院	三级	专科	公立
622		无锡市	无锡市惠山区第三人民医院	二级	综合	公立
623	江苏省	扬州市	南京鼓楼医院集团仪征医院	二级	综合	民营
624		连云港市	东海县人民医院	三级	综合	公立
625		泰州市	南通大学附属泰州妇产医院	二级	专科	民营
626		苏州市	相城人民医院	三级	综合	公立
627		苏州市	太仓市中医医院	三级	综合	公立
628		常州市	常州市第二人民医院	三级	综合	公立
629		南京市	南京市浦口区中医院	三级	综合	公立
630		淮安市	淮安市第二人民医院	三级	综合	公立
631		苏州市	苏州市第九人民医院	三级	综合	公立
632		徐州市	徐州医科大学附属医院	三级	综合	公立
633		苏州市	苏州科技城医院	三级	综合	公立
634		镇江市	江苏大学附属医院	三级	综合	公立
635		苏州市	苏州市广济医院	三级	专科	公立
636		南京市	江苏省肿瘤医院	三级	专科	公立
637		宿迁市	泗阳康达医院	二级	综合	民营
638		泰州市	泰兴市中医院	二级	综合	公立
639		南京市	高淳人民医院	三级	综合	公立
640		宿迁市	沭阳医院	三级	综合	民营
641		南通市	海安市李堡中心卫生院	二级	综合	公立
642		南京市	南京医科大学附属逸夫医院	三级	综合	公立
643		南京市	东部战区总医院淮安医疗区	三级	综合	公立

续表

序号	省(直辖市、自治区)	市(区、自治州、地区、盟)	医院名称	医院级别	专科/综合	公立/民营
644	江苏省	泰州市	泰州第四人民医院	三级	综合	公立
645		丽水市	景宁畲族自治县人民医院	二级	综合	公立
646		丽水市	青田县人民医院	二级	综合	公立
647		金华市	永康市第一人民医院	三级	综合	公立
648		金华市	义乌市中心医院	三级	综合	公立
649		湖州市	湖州市中心医院	三级	综合	公立
650		宁波市	宁波市第九医院	二级	综合	公立
651		台州市	台州市中心医院(台州学院附属医院)	三级	综合	公立
652		衢州市	龙游县中医医院	二级	综合	公立
653		杭州市	杭州市肿瘤医院	三级	专科	公立
654		金华市	浙江金华广福肿瘤医院	三级	专科	民营
655		湖州市	湖州市第一人民医院	三级	综合	公立
656		嘉兴市	浙江新安国际医院	其他	综合	民营
657		宁波市	宁波大学医学院附属医院	三级	综合	公立
658		舟山市	舟山市妇女儿童医院	三级	专科	公立
659		宁波市	宁波大学附属人民医院	三级	专科	公立
660		绍兴市	新昌县人民医院	三级	综合	公立
661		绍兴市	诸暨市中心医院	二级	综合	公立
662		绍兴市	绍兴文理学院附属医院	三级	综合	公立
663		舟山市	舟山医院	三级	综合	公立
664	浙江省	绍兴市	绍兴市妇幼保健院	三级	专科	公立
665		丽水市	松阳县人民医院	二级	综合	公立
666		宁波市	宁波市妇女儿童医院(宁波市妇幼保健院)	三级	专科	公立
667		宁波市	宁波市第一医院	三级	综合	公立
668		绍兴市	绍兴第二医院	三级	综合	公立
669		绍兴市	绍兴市人民医院	三级	综合	公立
670		丽水市	龙泉市人民医院	二级	综合	公立
671		杭州市	浙江省人民医院	三级	综合	公立
672		衢州市	衢州市妇幼保健院	二级	专科	公立
673		金华市	浦江县人民医院	二级	综合	公立
674		金华市	东阳市人民医院	三级	综合	公立
675		杭州市	浙江大学医学院附属儿童医院	三级	专科	公立
676		嘉兴市	嘉兴市第一医院	三级	综合	公立
677		杭州市	浙江大学医学院附属第一医院	三级	综合	公立
678		衢州市	浙江衢化医院	三级	综合	公立
679		杭州市	浙江医院	三级	综合	公立
680		金华市	磐安县人民医院	二级	综合	公立
681		金华市	金华市人民医院	三级	综合	公立
682		台州市	台州市立医院	三级	综合	公立
683		杭州市	浙江大学医学院附属第二医院	三级	综合	公立
684		金华市	兰溪市人民医院	二级	综合	公立

续表

序号	省(直辖市、自治区)	市(区、自治州、地区、盟)	医院名称	医院级别	专科/综合	公立/民营
685		丽水市	丽水市中心医院	三级	综合	公立
686		丽水市	浙江省丽水市人民医院	三级	综合	公立
687		衢州市	衢州市人民医院	三级	综合	公立
688		丽水市	庆元县人民医院	二级	综合	公立
689		衢州市	江山市人民医院	二级	综合	公立
690		台州市	玉环市人民医院	二级	综合	公立
691		台州市	台州市肿瘤医院	二级	综合	公立
692		杭州市	杭州师范大学附属医院	三级	综合	公立
693		杭州市	杭州市红十字会医院	三级	综合	公立
694		台州市	台州市第一人民医院	三级	综合	公立
695		丽水市	云和县人民医院	二级	综合	公立
696		杭州市	浙江萧山医院	三级	综合	公立
697		杭州市	杭州市临平区第一人民医院	三级	综合	公立
698		温州市	乐清市人民医院	三级	综合	公立
699		杭州市	杭州市儿童医院	三级	专科	公立
700		温州市	苍南县人民医院	三级	综合	公立
701		嘉兴市	嘉兴市妇幼保健院	三级	专科	公立
702		杭州市	杭州市萧山区第一人民医院	三级	综合	公立
703		温州市	温州市人民医院	三级	综合	公立
704		台州市	恩泽医院	三级	综合	公立
705	浙江省	金华市	义乌中医医院	三级	综合	公立
706		杭州市	浙江省中医院	三级	综合	公立
707		绍兴市	嵊州市人民医院	三级	综合	公立
708		湖州市	湖州交通医院	二级	综合	民营
709		台州市	台州医院	三级	综合	公立
710		舟山市	舟山市普陀区人民医院	三级	综合	公立
711		金华市	武义县第一人民医院	二级	综合	公立
712		金华市	浙江大学医学院附属第四医院	三级	综合	公立
713		杭州市	杭州市第一人民医院	三级	综合	公立
714		温州市	瑞安市人民医院	三级	综合	公立
715		温州市	温州医科大学附属第二医院	三级	综合	公立
716		金华市	金华市中心医院	三级	综合	公立
717		温州市	温州市中心医院	三级	综合	公立
718		湖州市	安吉县人民医院	二级	综合	公立
719		台州市	温岭市第一人民医院	三级	综合	公立
720		温州市	永嘉县人民医院	二级	综合	公立
721		嘉兴市	平湖市第一人民医院	二级	综合	公立
722		嘉兴市	嘉善县第一人民医院	三级	综合	公立
723		杭州市	浙江大学医学院附属邵逸夫医院	三级	综合	公立
724		杭州市	浙江省立同德医院	三级	综合	公立
725		嘉兴市	海宁市人民医院	三级	综合	公立

序号	省(直辖市、自治区)	市(区、自治州、地区、盟)	医院名称	医院级别	专科/综合	公立/民营
726		嘉兴市	嘉兴市第二医院	三级	综合	公立
727		宁波市	北仑区人民医院	三级	综合	公立
728		嘉兴市	桐乡市第一人民医院	三级	综合	公立
729		杭州市	浙江大学医学院附属妇产科医院	三级	专科	公立
730		嘉兴市	海盐县人民医院	二级	综合	公立
731		杭州市	浙江中医药大学附属第二医院	三级	综合	公立
732		丽水市	丽水市妇幼保健院	二级	专科	公立
733	浙江省	湖州市	长兴县人民医院(长兴县人民医院互联网医院)	三级	综合	公立
734		湖州市	长兴县中医院	三级	综合	公立
735		丽水市	遂昌县人民医院	二级	综合	公立
736		杭州市	浙江省肿瘤医院	三级	专科	公立
737		温州市	温州医科大学第一附属医院	三级	综合	公立
738		湖州市	德清县第三人民医院	二级	综合	公立
739		衢州市	常山县人民医院	二级	综合	公立
740		台州市	三门县人民医院	二级	综合	公立
741		合肥市	安徽中医药大学第一附属医院	三级	综合	公立
742		宣城市	泾县医院	三级	综合	公立
743		合肥市	合肥市妇幼保健院	三级	专科	公立
744		合肥市	合肥市第三人民医院	三级	综合	公立
745		安庆市	安庆市第四人民医院	二级	综合	公立
746		六安市	六安市人民医院	三级	综合	公立
747		阜阳市	中铁阜阳医院	二级	综合	民营
748		池州市	池州市人民医院	三级	综合	公立
749		芜湖市	皖南医学院第二附属医院	三级	综合	公立
750		安庆市	安庆市立医院	三级	综合	公立
751		合肥市	安徽医科大学第一附属医院	三级	综合	公立
752		马鞍山市	德驭医疗马鞍山总医院	三级	综合	民营
753	安徽省	池州市	池州市第二人民医院	三级	综合	公立
754		合肥市	合肥市第二人民医院	三级	综合	公立
755		阜阳市	阜阳市第二人民医院	三级	专科	公立
756		宣城市	宁国市人民医院	三级	综合	公立
757		宣城市	宣城仁杰医院	二级	综合	民营
758		亳州市	利辛县人民医院	三级	综合	公立
759		亳州市	亳州市中医院	三级	综合	公立
760		合肥市	合肥市第八人民医院	三级	综合	公立
761		蚌埠市	蚌埠市第一人民医院	三级	综合	公立
762		宣城市	泾县中医院	二级	综合	公立
763		淮北市	淮北市人民医院	三级	综合	公立
764		安庆市	安徽医科大学附属安庆第一人民医院	三级	综合	公立
765		安庆市	海军安庆医院	三级	综合	公立
766		马鞍山市	马鞍山市人民医院	三级	综合	公立

序号	省(直辖市、 自治区)	市(区、自治州、 地区、盟)	医院名称	医院 级别	专科/ 综合	公立/ 民营
767		亳州市	亳州市人民医院	三级	综合	公立
768		合肥市	庐江县中医院	三级	综合	公立
769		合肥市	安徽省庐江县人民医院	三级	综合	公立
770		黄山市	黄山首康医院	三级	综合	民营
771		铜陵市	铜陵市人民医院	三级	综合	公立
772		宣城市	郎溪县人民医院	二级	综合	公立
773		六安市	皖西卫生职业学院附属医院	三级	综合	公立
774		淮北市	淮北朝阳医院	二级	综合	民营
775		滁州市	定远县总医院	二级	综合	公立
776		黄山市	黄山市人民医院	三级	综合	公立
777		黄山市	黄山市黄山人民医院	二级	综合	公立
778		阜阳市	阜阳市肿瘤医院	三级	综合	公立
779		阜阳市	阜阳市中医医院	三级	综合	公立
780		合肥市	安徽医科大学第二附属医院	三级	综合	公立
781		阜阳市	颍上第一医院	二级	综合	民营
782		蚌埠市	蚌埠市第三人民医院	三级	综合	公立
783		芜湖市	芜湖市中医医院	三级	专科	公立
784	安徽省	淮北市	淮北矿工总医院	三级	综合	公立
785		铜陵市	铜陵市立医院	三级	综合	公立
786		芜湖市	皖南医学院弋矶山医院	三级	综合	公立
787		芜湖市	芜湖市第一人民医院	三级	综合	公立
788		宣城市	宣城市中心医院	三级	综合	公立
789		宣城市	宣城市人民医院	三级	综合	公立
790		芜湖市	芜湖市第二人民医院	三级	综合	公立
791		蚌埠市	蚌埠医学院第一附属医院	三级	综合	公立
792		合肥市	合肥市第一人民医院	三级	综合	公立
793		阜阳市	阜南县人民医院	三级	综合	公立
794		滁州市	来安县人民医院	二级	综合	公立
795		铜陵市	枞阳县人民医院	二级	综合	公立
796		阜阳市	阜阳市人民医院	三级	综合	公立
797		阜阳市	太和县人民医院	三级	综合	公立
798		铜陵市	铜陵市义安区人民医院	二级	综合	公立
799		合肥市	安徽省立医院	三级	综合	公立
800		淮南市	淮南市第二人民医院	二级	综合	公立
801		淮南市	东方医院集团凤凰医院	三级	综合	民营
802		宁德市	柘荣县医院	二级	综合	公立
803		莆田市	莆田市中医医院	二级	综合	民营
804	福建省	厦门市	厦门市中医院	三级	综合	公立
805		厦门市	厦门医学院附属第二医院	三级	综合	公立
806		厦门市	厦门大学附属第一医院	三级	综合	公立
807		泉州市	泉州市第一医院	三级	综合	公立

序号	省(直辖市、自治区)	市(区、自治州、地区、盟)	医院名称	医院级别	专科/综合	公立/民营
808		南平市	南平市第一医院	三级	综合	公立
809		漳州市	漳州市医院	三级	综合	公立
810		福州市	福建中医药大学附属人民医院	三级	综合	公立
811		厦门市	厦门大学附属中山医院	三级	综合	公立
812		福州市	福建医科大学附属协和医院	三级	综合	公立
813		厦门市	厦门市海沧医院	三级	综合	公立
814		莆田市	莆田市第一医院	三级	综合	公立
815		泉州市	泉州德诚医院	三级	综合	民营
816		福州市	福州市罗源县医院	二级	综合	公立
817		福州市	福建省立医院	三级	综合	公立
818		福州市	福建省福清市医院	三级	综合	公立
819		漳州市	漳州市长泰区医院	二级	综合	公立
820		莆田市	莆田学院附属医院	三级	综合	公立
821		福州市	福州市第一医院	三级	综合	公立
822		厦门市	厦门市湖里区妇幼保健院	二级	专科	公立
823		福州市	福州市第二医院	三级	综合	公立
824		厦门市	厦门市第五医院	三级	综合	公立
825		厦门市	厦门市妇幼保健院	三级	专科	公立
826		厦门市	厦门莲花医院	三级	综合	民营
827		厦门市	厦门弘爱医院	三级	综合	民营
828	福建省	厦门市	厦门长庚医院	三级	综合	民营
829		漳州市	漳州市第三医院	三级	综合	民营
830		福州市	福建中医药大学附属第二人民医院	三级	综合	公立
831		漳州市	诏安县医院	二级	综合	公立
832		漳州市	漳州市第二医院	三级	综合	公立
833		福州市	福建医科大学附属第一医院	三级	综合	公立
834		泉州市	福建医科大学附属第二医院	三级	综合	公立
835		宁德市	宁德师范学院附属宁德市医院	三级	综合	公立
836		福州市	福建省妇幼保健院	三级	专科	公立
837		福州市	连江县医院	二级	综合	公立
838		厦门市	厦门大学附属心血管病医院	三级	专科	公立
839		三明市	三明市第二医院	三级	综合	公立
840		龙岩市	福建省龙岩市第一医院	三级	综合	公立
841		厦门市	厦门海沧新阳医院	二级	综合	民营
842		宁德市	宁德市闽东医院	三级	综合	公立
843		厦门市	厦门市儿童医院	三级	专科	公立
844		三明市	三明市第一医院	三级	综合	公立
845		漳州市	漳州正兴医院	三级	综合	民营
846		福州市	福建省肿瘤医院	三级	专科	公立
847		漳州市	漳浦县医院	三级	综合	公立
848		漳州市	东山县医院	二级	综合	公立

续表

序号	省(直辖市、自治区)	市(区、自治州、地区、盟)	医院名称	医院级别	专科/综合	公立/民营
849	福建省	龙岩市	福建省龙岩市第二医院	三级	综合	公立
850		莆田市	莆田市涵江区医院	二级	综合	民营
851		吉安市	上海市东方医院吉安医院	三级	综合	公立
852		萍乡市	萍乡市妇幼保健院	三级	专科	公立
853		南昌市	南昌大学第二附属医院	三级	综合	公立
854		南昌市	南昌县人民医院	三级	综合	公立
855		赣州市	江西省信丰县人民医院	二级	综合	公立
856		景德镇市	景德镇市第三人民医院	三级	综合	公立
857		萍乡市	萍乡市第三人民医院	三级	综合	民营
858		赣州市	安远县人民医院	二级	综合	公立
859		南昌市	江西省儿童医院	三级	专科	公立
860		宜春市	宜春市人民医院	三级	综合	公立
861		赣州市	赣州东河医院	二级	综合	民营
862		赣州市	寻乌县中医院	二级	专科	公立
863		宜春市	宜丰县人民医院	二级	综合	公立
864		赣州市	赣县区人民医院	二级	综合	公立
865		吉安市	吉安市妇幼保健院	三级	专科	公立
866		赣州市	南康区第一人民医院	二级	综合	公立
867		赣州市	赣州市中医院	三级	专科	公立
868		萍乡市	萍乡市人民医院	三级	综合	公立
869		景德镇市	景德镇市第二人民医院	三级	综合	公立
870	江西省	宜春市	江西省靖安县人民医院	二级	综合	公立
871		抚州市	南丰县人民医院	二级	综合	公立
872		南昌市	江西中医药大学附属医院超声诊断科	三级	专科	公立
873		赣州市	龙南市第一人民医院	二级	综合	公立
874		赣州市	全南县人民医院	二级	综合	公立
875		赣州市	赣州市立医院	三级	综合	公立
876		九江市	九江学院附属医院	三级	综合	公立
877		抚州市	抚州市第一人民医院	三级	综合	公立
878		萍乡市	芦溪县妇幼保健院	二级	专科	公立
879		萍乡市	湘东区人民医院	二级	综合	公立
880		上饶市	上饶市人民医院	三级	综合	公立
881		萍乡市	上栗县妇幼保健院	二级	专科	公立
882		赣州市	赣州市肿瘤医院	三级	专科	公立
883		南昌市	南昌大学第四附属医院	三级	综合	公立
884		赣州市	赣州市人民医院	三级	综合	公立
885		南昌市	江西省人民医院	三级	综合	公立
886		萍乡市	萍乡矿业集团有限责任公司总医院	三级	综合	公立
887		萍乡市	湘东区中医院	二级	综合	公立
888		赣州市	赣南医学院第三附属医院	三级	综合	公立
889		萍乡市	萍乡市第二人民医院	三级	综合	公立

续表

序号	省(直辖市、自治区)	市(区、自治州、地区、盟)	医院名称	医院级别	专科/综合	公立/民营
890		九江市	九江市第一人民医院	三级	综合	公立
891		新余市	新余袁河医院	三级	综合	民营
892		萍乡市	湘东区妇幼保健院	二级	专科	公立
893		赣州市	赣南医学院第一附属医院	三级	综合	公立
894		南昌市	南昌市第三医院	三级	综合	公立
895		九江市	瑞昌市人民医院	二级	综合	公立
896		南昌市	南昌大学第一附属医院	三级	综合	公立
897		赣州市	上犹县人民医院	二级	综合	公立
898		南昌市	新建区人民医院	二级	综合	公立
899		宜春市	丰城市中医院	三级	综合	公立
900		鹰潭市	鹰潭市人民医院	三级	综合	公立
901		南昌市	江西省肿瘤医院	三级	专科	公立
902		赣州市	兴国县人民医院	二级	综合	公立
903		南昌市	江西省妇幼保健院	三级	专科	公立
904		九江市	九江市妇幼保健院	三级	专科	公立
905	江西省	宜春市	樟树市人民医院	三级	综合	公立
906		上饶市	上饶市立医院	三级	综合	公立
907		九江市	庐山市人民医院	二级	综合	公立
908		萍乡市	赣西肿瘤医院	二级	专科	民营
909		萍乡市	萍乡市中医院	三级	综合	公立
910		赣州市	会昌县人民医院	二级	综合	公立
911		宜春市	上高县中医院	三级	综合	公立
912		南昌市	江西省中西医结合医院	三级	综合	公立
913		新余市	新余钢铁集团有限公司中心医院	三级	综合	公立
914		抚州市	抚州市妇幼保健院	三级	专科	公立
915		赣州市	龙南市中医院	二级	专科	公立
916		九江市	九江市濂溪区人民医院	二级	综合	公立
917		景德镇市	景德镇市第一人民医院	三级	综合	公立
918		南昌市	南昌市第九医院	三级	专科	公立
919		九江市	九江市第三人民医院	三级	综合	公立
920		宜春市	丰城市人民医院	三级	综合	公立
921		南昌市	南昌市洪都中医院	三级	专科	公立
922		济南市	山东省公共卫生临床中心	三级	综合	公立
923		济南市	平阴县中医医院	二级	综合	公立
924		济南市	济南市历下区人民医院	二级	综合	公立
925		日照市	日照市中医医院	三级	综合	公立
926	山东省	济宁市	济宁医学院附属医院	三级	综合	公立
927		济南市	平阴县人民医院	二级	综合	公立
928		东营市	东营市人民医院	三级	综合	公立
929		菏泽市	单县中心医院	三级	综合	公立
930		菏泽市	菏泽市中医医院	三级	综合	公立

序号	省(直辖市、自治区)	市(区、自治州、地区、盟)	医院名称	医院级别	专科/综合	公立/民营
931		菏泽市	菏泽市立医院	三级	综合	公立
932		济南市	济南市市中区人民医院	二级	综合	公立
933		东营市	东营市第二人民医院	三级	综合	公立
934		济南市	济南市长清区中医医院	二级	综合	公立
935		济宁市	济宁市第一人民医院	三级	综合	公立
936		菏泽市	菏泽医学专科学校附属医院	三级	综合	公立
937		济南市	山东中医药大学附属医院	三级	综合	公立
938		威海市	威海市妇幼保健院	三级	专科	公立
939		济南市	济南市第三人民医院	三级	综合	公立
940		济南市	济南市第五人民医院	三级	综合	公立
941		枣庄市	峄城区人民医院	二级	综合	公立
942		枣庄市	滕州市中心人民医院	三级	综合	公立
943		聊城市	聊城市东昌府区妇幼保健院	三级	专科	公立
944		济南市	济南市妇幼保健院	三级	专科	公立
945		济南市	山东省荣军总医院	二级	综合	公立
946		泰安市	宁阳县第一人民医院	三级	综合	公立
947		德州市	山东大学齐鲁医院德州医院	三级	综合	公立
948		聊城市	莘县中心医院	二级	综合	公立
949		济南市	山东大学第二医院	三级	综合	公立
950		滨州市	滨州市中心医院	三级	综合	公立
951	山东省	日照市	市妇幼保健院	三级	专科	公立
952		青岛市	青岛大学附属医院	三级	综合	公立
953		济南市	章丘区人民医院	三级	综合	公立
954		潍坊市	临朐县人民医院	三级	综合	公立
955		日照市	山东省日照市人民医院	三级	综合	公立
956		潍坊市	临朐县妇幼保健院	其他	专科	公立
957		烟台市	滨州医学院烟台附属医院	三级	综合	公立
958		济南市	山东第一医科大学附属省立医院	三级	综合	公立
959		济南市	济南市章丘区中医医院	三级	综合	公立
960		济南市	长清区人民医院	二级	综合	公立
961		菏泽市	巨野县人民医院	三级	综合	公立
962		菏泽市	单县东大医院有限公司	二级	综合	民营
963		临沂市	临沂市中心医院	三级	综合	公立
964		烟台市	烟台市烟台山医院	三级	综合	公立
965		菏泽市	曹县人民医院	三级	综合	公立
966		济南市	莱芜人民医院	二级	综合	公立
967		济南市	第七人民医院	二级	综合	公立
968		济南市	济南市中心医院	三级	综合	公立
969		菏泽市	牡丹人民医院	三级	综合	公立
970		济南市	章丘区妇幼保健院	三级	专科	公立
971		济南市	山东大学齐鲁医院	三级	综合	公立

序号	省(直辖市、自治区)	市(区、自治州、地区、盟)	医院名称	医院级别	专科/综合	公立/民营
972		青岛市	黄岛区中心医院	三级	综合	公立
973		济南市	济阳区中医医院	二级	综合	公立
974		泰安市	泰安市中心医院	三级	综合	公立
975		威海市	威海市中心医院	三级	综合	公立
976	山东省	济南市	济南市人民医院	三级	综合	公立
977		菏泽市	郓城诚信医院	二级	综合	民营
978		滨州市	滨州医学院附属医院	三级	综合	公立
979		烟台市	毓璜顶医院	三级	综合	公立
980		滨州市	惠民县妇幼保健院	二级	专科	公立
981		南阳市	南阳南石医院	三级	综合	民营
982		开封市	祥符区第一人民医院	二级	综合	公立
983		商丘市	商丘市第三人民医院	二级	综合	公立
984		新乡市	辉县市妇幼保健院	二级	专科	公立
985		信阳市	信阳市第四人民医院	二级	综合	公立
986		郑州市	河南省直第三人民医院	三级	综合	公立
987		驻马店市	新蔡县人民医院	三级	综合	公立
988		漯河市	舞阳县人民医院	二级	综合	公立
989		新乡市	辉县市人民医院	三级	综合	公立
990		周口市	郸城县人民医院	三级	综合	公立
991		郑州市	河南省职工医院	三级	综合	公立
992		三门峡市	三门峡市中医院	三级	综合	公立
993		漯河市	漯河市第二人民医院	三级	综合	公立
994		郑州市	河南省肿瘤医院	三级	专科	公立
995		新乡市	新乡医学院第一附属医院	三级	综合	公立
996	河南省	郑州市	郑州市第三人民医院	二级	综合	公立
997		南阳市	镇平县人民医院	三级	综合	公立
998		洛阳市	洛阳市第三人民医院	三级	综合	公立
999		漯河市	漯河医学高等专科学校第二附属医院	三级	综合	公立
1000		周口市	周口市中心医院	三级	综合	公立
1001		安阳市	第五人民医院	二级	专科	公立
1002		平顶山市	汝州市人民医院	三级	综合	公立
1003		新乡市	新乡医学院第三附属医院	三级	综合	公立
1004		商丘市	商丘市中心医院	三级	综合	公立
1005		许昌市	许昌市妇幼保健院	三级	专科	公立
1006		南阳市	南阳南石医院	三级	综合	民营
1007		商丘市	商丘市妇幼保健院	二级	专科	公立
1008		新乡市	获嘉县人民医院	二级	综合	公立
1009		许昌市	长葛市人民医院	三级	综合	公立
1010		许昌市	襄城县人民医院	三级	综合	公立
1011		新乡市	新乡县人民医院	二级	综合	公立
1012		新乡市	卫辉市人民医院	二级	综合	公立

续表

序号	省(直辖市、自治区)	市(区、自治州、地区、盟)	医院名称	医院级别	专科/综合	公立/民营
1013		商丘市	民权县人民医院	三级	综合	公立
1014		焦作市	焦作市人民医院	三级	综合	公立
1015		商丘市	商丘市立医院	三级	综合	公立
1016		商丘市	永城市永煤集团总医院	二级	综合	公立
1017		商丘市	宁陵县人民医院	二级	综合	公立
1018		信阳市	商城县人民医院	三级	综合	公立
1019		南阳市	南阳医学高等专科学校第一附属医院	三级	综合	公立
1020		新乡市	延津县人民医院	二级	综合	公立
1021		新乡市	封丘县人民医院	二级	综合	公立
1022		商丘市	永城市人民医院	三级	综合	公立
1023		南阳市	南阳市骨科医院	三级	专科	公立
1024		南阳市	邓州市中心医院	三级	综合	公立
1025		许昌市	禹州市中心医院	二级	综合	公立
1026		南阳市	南阳卧龙医院	二级	综合	民营
1027		信阳市	信阳市人民医院	三级	综合	公立
1028		新乡市	原阳县人民医院	三级	综合	公立
1029		新乡市	新乡医学院第二附属医院	三级	专科	公立
1030		南阳市	南阳医学高等专科学校第二附属医院	三级	综合	公立
1031		南阳市	南召县人民医院	二级	综合	公立
1032		信阳市	光山县人民医院	三级	综合	公立
1033	河南省	南阳市	方城县人民医院	二级	综合	公立
1034		新乡市	河南省长垣市人民医院	二级	综合	公立
1035		南阳市	唐河县妇幼保健	二级	专科	公立
1036		周口市	郸城县妇幼保健院	二级	专科	公立
1037		平顶山市	郏县中医院	三级	综合	公立
1038		平顶山市	叶县人民医院	三级	综合	公立
1039		三门峡市	三门峡市中心医院	三级	综合	公立
1040		周口市	周口市中医院	三级	综合	公立
1041		许昌市	鄢陵县人民医院	二级	综合	公立
1042		许昌市	许昌中医院	三级	专科	公立
1043		信阳市	固始县妇幼保健院(固始县妇女儿童医院)	三级	专科	公立
1044		安阳市	内黄县中医院	三级	综合	公立
1045		安阳市	安阳市肿瘤医院	三级	专科	公立
1046		开封市	河南大学淮河医院	三级	综合	公立
1047		郑州市	阜外华中心血管病医院	三级	专科	公立
1048		开封市	开封市中心医院	三级	综合	公立
1049		周口市	周口市川汇区妇幼保健院(周口市川汇区妇幼保健计划生育服务中心)	二级	专科	公立
1050		周口市	周口市妇幼保健院(市儿童医院)	三级	专科	民营
1051		周口市	周口永善医院	二级	综合	民营
1052		洛阳市	河南省洛阳正骨医院(河南省骨科医院)	三级	专科	公立

续表

序号	省(直辖市、自治区)	市(区、自治州、地区、盟)	医院名称	医院级别	专科/综合	公立/民营
1053		周口市	周口市人民医院	二级	综合	公立
1054		南阳市	南阳市中心医院	三级	综合	公立
1055		漯河市	漯河市第三人民医院	三级	综合	公立
1056		平顶山市	平顶山市妇幼保健院	三级	专科	公立
1057		商丘市	商丘市第一人民医院	三级	综合	公立
1058		洛阳市	洛阳市第六人民医院	二级	综合	公立
1059		漯河市	郾城区人民医院	二级	综合	公立
1060		信阳市	信阳市中心医院	三级	综合	公立
1061		洛阳市	洛阳市妇幼保健院	三级	专科	公立
1062		平顶山市	平顶山市第一人民医院	三级	综合	公立
1063		安阳市	内黄县第二人民医院	二级	综合	公立
1064		安阳市	汤阴县中西医结合医院	二级	综合	公立
1065		安阳市	殷都区人民医院	二级	综合	公立
1066		平顶山市	宝丰县人民医院	二级	综合	公立
1067		鹤壁市	鹤壁市人民医院	三级	综合	公立
1068		漯河市	郾城区中医院	二级	综合	公立
1069		漯河市	漯河市中医院	三级	综合	公立
1070		焦作市	焦作市第二人民医院	三级	综合	公立
1071		洛阳市	河南科技大学第二附属医院	三级	综合	公立
1072		周口市	周口市第六人民医院	二级	综合	公立
1073	河南省	安阳市	安阳市第六人民医院(安阳市口腔医院)	三级	综合	公立
1074		洛阳市	洛阳市偃师人民医院	三级	综合	公立
1075		信阳市	潢川县人民医院	二级	综合	公立
1076		周口市	西华第一医院	三级	综合	民营
1077		周口市	项城市第一人民医院	二级	综合	公立
1078		安阳市	滑县中心医院	二级	综合	公立
1079		安阳市	汤阴县人民医院	二级	综合	公立
1080		周口市	鹿邑县人民医院	三级	综合	公立
1081		许昌市	许昌市中心医院	三级	综合	公立
1082		平顶山市	平顶山市第二人民医院	三级	综合	公立
1083		开封市	河南大学第一附属医院	三级	综合	公立
1084		周口市	沈丘县人民医院	二级	综合	公立
1085		周口市	项城市中医院	三级	综合	公立
1086		周口市	扶沟县人民医院	二级	综合	公立
1087		漯河市	漯河市源汇区人民医院(妇幼保健院)	二级	综合	公立
1088		漯河市	漯河市第六人民医院	二级	综合	公立
1089		郑州市	河南中医药大学第三附属医院	三级	综合	公立
1090		新乡市	新乡市中心医院	三级	综合	公立
1091		安阳市	安阳市殷都区中医院	二级	综合	公立
1092		新乡市	新乡市第一人民医院	三级	综合	公立
1093		漯河市	临颍县人民医院	三级	综合	公立

续表

序号	省(直辖市、自治区)	市(区、自治州、地区、盟)	医院名称	医院级别	专科/综合	公立/民营
1094		驻马店市	确山县人民医院	二级	综合	公立
1095		平顶山市	舞钢市人民医院	三级	综合	公立
1096		漯河市	召陵区人民医院	二级	综合	公立
1097		郑州市	郑州人民医院	三级	综合	公立
1098		安阳市	安阳市妇幼保健院	三级	专科	公立
1099		郑州市	河南省胸科医院	三级	专科	公立
1100		周口市	商水县人民医院	二级	综合	公立
1101		周口市	太康县人民医院	三级	综合	公立
1102		安阳市	内黄县人民医院	三级	综合	公立
1103		平顶山市	鲁山县人民医院	三级	综合	公立
1104		洛阳市	洛阳市中心医院	三级	综合	公立
1105		濮阳市	安阳地区医院	三级	综合	公立
1106		安阳市	安阳市第三人民医院	三级	综合	公立
1107		郑州市	河南省人民医院	三级	综合	公立
1108		驻马店市	汝南县人民医院	二级	综合	公立
1109		濮阳市	濮阳市妇幼保健院	三级	专科	公立
1110		平顶山市	平煤神马集团总医院	三级	综合	公立
1111		驻马店市	西平县人民医院	二级	综合	公立
1112		郑州市	郑州市中心医院	三级	综合	公立
1113	河南省	焦作市	焦作煤业(集团)有限责任公司中央医院	三级	综合	公立
1114		驻马店市	驻马店市中医院	三级	综合	公立
1115		漯河市	临颍县妇幼保健院	二级	专科	公立
1116		新乡市	新乡市第二人民医院	三级	综合	公立
1117		漯河市	漯河市中心医院	三级	综合	公立
1118		平顶山市	汝州市第一人民医院	三级	综合	公立
1119		安阳市	林州市人民医院	三级	综合	公立
1120		安阳市	林州第二医院	二级	综合	公立
1121		平顶山市	汝州市妇幼保健院	二级	专科	公立
1122		洛阳市	嵩县人民医院	三级	综合	公立
1123		三门峡市	黄河三门峡医院	三级	综合	公立
1124		济源市	济源市人民医院	三级	综合	公立
1125		洛阳市	河南科技大学第一附属医院	三级	综合	公立
1126		濮阳市	濮阳市人民医院	三级	综合	公立
1127		洛阳市	洛阳市东方人民医院	三级	综合	公立
1128		安阳市	新里程安钢总医院	三级	综合	公立
1129		安阳市	安阳市人民医院	三级	综合	公立
1130		安阳市	安阳市第二人民医院	二级	综合	公立
1131		南阳市	南阳市第二人民医院	三级	综合	公立
1132		信阳市	息县人民医院	三级	综合	公立
1133		南阳市	南阳市第一人民医院	三级	综合	公立

序号	省(直辖市、自治区)	市(区、自治州、地区、盟)	医院名称	医院级别	专科/综合	公立/民营
1134		武汉市	华中科技大学同济医学院附属梨园医院	三级	综合	公立
1135		荆门市	荆门市第二人民医院	三级	综合	公立
1136		襄阳市	襄阳市第一人民医院	三级	综合	公立
1137		襄阳市	宜城市人民医院	二级	综合	公立
1138		武汉市	湖北省中西医结合医院	三级	综合	公立
1139		荆门市	荆门市中医医院	三级	综合	公立
1140		咸宁市	咸宁市妇幼保健院	三级	专科	公立
1141		黄冈市	黄州区妇幼保健院	二级	专科	公立
1142		随州市	广水市第二人民医院	二级	综合	公立
1143		荆门市	荆门市第一人民医院	三级	综合	公立
1144		孝感市	应城市人民医院	二级	综合	公立
1145		随州市	随州市妇幼保健院	三级	专科	公立
1146		恩施土家族苗族自治州	湖北民族大学附属民大医院	三级	综合	公立
1147		武汉市	华润武钢总医院	三级	综合	公立
1148		黄冈市	英山县中医医院	二级	综合	公立
1149		十堰市	十堰市人民医院	三级	综合	公立
1150		武汉市	武汉市第五医院	三级	综合	公立
1151		襄阳市	枣阳市第一人民医院	三级	综合	公立
1152		十堰市	竹山县人民医院	二级	综合	公立
1153	湖北省	恩施土家族苗族自治州	恩施市中心医院	三级	综合	公立
1154		武汉市	长江航运总医院	三级	综合	公立
1155		恩施土家族苗族自治州	巴东县人民医院	二级	综合	公立
1156		随州市	随州市中心医院	三级	综合	公立
1157		恩施土家族苗族自治州	宣恩县人民医院	二级	综合	公立
1158		鄂州市	鄂州市中医医院	三级	综合	公立
1159		潜江市	湖北江汉油田总医院	三级	综合	民营
1160		孝感市	汉川市人民医院	三级	综合	公立
1161		恩施土家族苗族自治州	恩施亚菲亚妇产医院	三级	专科	民营
1162		武汉市	武汉儿童医院	三级	专科	公立
1163		黄冈市	黄冈市中心医院	三级	综合	公立
1164		宜昌市	宜昌市中心人民医院	三级	综合	公立
1165		荆州市	荆州市中心医院	三级	综合	公立
1166		武汉市	武汉亚心总医院	三级	综合	民营
1167		十堰市	丹江口市第一医院	二级	综合	公立
1168		武汉市	武汉大学人民医院	三级	综合	公立
1169		孝感市	大悟县中医医院	二级	综合	公立
1170		襄阳市	襄州区人民医院	三级	综合	公立
1171		孝感市	孝感市妇幼保健院	三级	专科	公立

续表

序号	省（直辖市、自治区）	市（区、自治州、地区、盟）	医院名称	医院级别	专科/综合	公立/民营
1172		襄阳市	湖北省老河口市第一医院	三级	综合	公立
1173		随州市	随州市曾都医院	三级	综合	公立
1174		十堰市	竹溪县人民医院	二级	综合	公立
1175		武汉市	湖北省妇幼保健院	三级	专科	公立
1176		黄石市	黄石市中心医院	三级	综合	公立
1177		十堰市	房县人民医院	二级	综合	公立
1178		恩施土家族苗族自治州	咸丰县人民医院	二级	综合	公立
1179		随州市	随县中医医院	二级	综合	公立
1180		黄冈市	武穴市第一人民医院	三级	综合	公立
1181		宜昌市	宜昌市妇幼保健院	三级	专科	公立
1182		荆门市	京山市人民医院	二级	综合	公立
1183		武汉市	华中科技大学同济医学院附属同济医院	三级	综合	公立
1184		鄂州市	鄂钢医院	三级	综合	民营
1185		鄂州市	鄂州市妇幼保健院	三级	专科	公立
1186		黄石市	大冶市人民医院	三级	综合	公立
1187		恩施土家族苗族自治州	恩施慧宜中西结合风湿医院	三级	专科	民营
1188		武汉市	武汉科技大学附属天佑医院	三级	综合	公立
1189		宜昌市	宜昌市第二人民医院	三级	综合	公立
1190	湖北省	孝感市	孝感市中心医院	三级	综合	公立
1191		十堰市	竹溪县妇幼保健院	二级	专科	公立
1192		宜昌市	夷陵医院	三级	综合	公立
1193		武汉市	武汉市中医医院	三级	综合	公立
1194		武汉市	华中科技大学同济医学院附属协和医院	三级	综合	公立
1195		恩施土家族苗族自治州	恩施州中心医院	三级	综合	公立
1196		十堰市	国药东风总医院	三级	综合	公立
1197		黄冈市	英山县人民医院	三级	综合	公立
1198		武汉市	武汉市第三医院	三级	综合	公立
1199		黄石市	黄石市妇幼保健院	三级	专科	公立
1200		武汉市	武汉市第一医院	三级	综合	公立
1201		武汉市	武汉大学中南医院	三级	综合	公立
1202		黄石市	大冶市中医医院	三级	综合	公立
1203		咸宁市	崇阳县人民医院	二级	综合	公立
1204		武汉市	湖北省第三人民医院	三级	综合	公立
1205		荆门市	钟祥市人民医院	三级	综合	公立
1206		武汉市	武汉市第四医院	三级	综合	公立
1207		武汉市	武汉市中心医院	三级	综合	公立
1208		宜昌市	夷陵区妇幼保健院	二级	专科	公立
1209		武汉市	武汉市第九医院	二级	综合	公立

序号	省(直辖市、自治区)	市(区、自治州、地区、盟)	医院名称	医院级别	专科/综合	公立/民营
1210		咸宁市	通山县人民医院	二级	综合	公立
1211		武汉市	湖北省肿瘤医院	三级	专科	公立
1212		黄石市	黄石市第二医院	三级	综合	公立
1213		咸宁市	咸宁市中心医院	三级	综合	公立
1214		十堰市	房县妇幼保健医院	二级	专科	公立
1215		咸宁市	通城县人民医院	三级	综合	公立
1216		宜昌市	长阳土家族自治县人民医院	二级	综合	公立
1217		黄冈市	红安县人民医院	二级	综合	公立
1218	湖北省	黄石市	阳新县人民医院	三级	综合	公立
1219		仙桃市	仙桃市第一人民医院	三级	综合	公立
1220		鄂州市	鄂州二医院	二级	综合	民营
1221		武汉市	湖北省中医院(湖北中医药大学附属医院、湖北省中医药研究院)	三级	综合	公立
1222		十堰市	十堰市太和医院	三级	综合	公立
1223		鄂州市	鄂州市中心医院	三级	综合	公立
1224		武汉市	武汉亚洲心脏病医院	三级	专科	民营
1225		随州市	广水市第一人民医院	三级	综合	公立
1226		武汉市	武汉市第六医院	三级	综合	公立
1227		长沙市	湖南省人民医院(湖南师范大学第一附属医院)	三级	综合	公立
1228		益阳市	益阳市中心医院	三级	综合	民营
1229		湘潭市	湘潭市妇幼保健院	三级	专科	公立
1230		湘潭市	湘潭市中心医院	三级	综合	公立
1231		株洲市	株洲市人民医院	三级	综合	公立
1232		株洲市	株洲市中心医院	三级	综合	公立
1233		怀化市	怀化市第一人民医院	三级	综合	民营
1234		衡阳市	衡阳市中心医院	三级	综合	公立
1235		湘西土家族苗族自治州	州民族中医院	三级	综合	公立
1236	湖南省	长沙市	长沙市第三医院	三级	综合	公立
1237		邵阳市	邵阳市中心医院	三级	综合	公立
1238		湘西土家族苗族自治州	湘西土家族苗族自治州人民医院	三级	综合	公立
1239		衡阳市	南华大学附属第一医院	三级	综合	公立
1240		长沙市	长沙市第四医院	三级	综合	公立
1241		长沙市	南华大学附属长沙中心医院	三级	综合	公立
1242		长沙市	中南大学湘雅三医院	三级	综合	公立
1243		郴州市	郴州市第一人民医院	三级	综合	公立
1244		长沙市	湖南省妇幼保健院	三级	专科	公立
1245		岳阳市	岳阳市中心医院	三级	综合	公立
1246		株洲市	株洲市三三一医院	三级	综合	公立

续表

序号	省(直辖市、自治区)	市(区、自治州、地区、盟)	医院名称	医院级别	专科/综合	公立/民营
1247		张家界市	张家界市人民医院	三级	综合	公立
1248		娄底市	娄底市中心医院	三级	综合	公立
1249	湖南省	衡阳市	南华大学附属南华医院	三级	综合	公立
1250		长沙市	长沙市第一医院	三级	综合	公立
1251		邵阳市	邵阳学院附属第二医院	三级	综合	公立
1252		常德市	常德市第一人民医院	三级	综合	公立
1253		深圳市	北京大学深圳医院	三级	综合	公立
1254		清远市	清远市人民医院	三级	综合	公立
1255		广州市	南方医科大学南方医院	三级	综合	公立
1256		广州市	南方医科大学珠江医院	三级	综合	公立
1257		佛山市	佛山市第一人民医院	三级	综合	公立
1258		中山市	中山市人民医院	三级	综合	公立
1259		东莞市	东莞市妇幼保健院	三级	专科	公立
1260		深圳市	深圳市人民医院	三级	综合	公立
1261		广州市	中山大学孙逸仙纪念医院	三级	综合	公立
1262	广东省	广州市	中山大学附属肿瘤医院	三级	专科	公立
1263		韶关市	粤北人民医院	三级	综合	公立
1264		广州市	中山大学附属第六医院	三级	综合	公立
1265		东莞市	东莞市人民医院	三级	综合	公立
1266		广州市	广州市第一人民医院	三级	综合	公立
1267		广州市	广东省第二人民医院	三级	综合	公立
1268		广州市	中山大学附属第一医院	三级	综合	公立
1269		珠海市	中山大学附属第五医院	三级	综合	公立
1270		广州市	中山大学附属第三医院	三级	综合	公立
1271		广州市	暨南大学附属第一医院	三级	综合	公立
1272		崇左市	崇左市人民医院	三级	综合	公立
1273		桂林市	桂林医学院第二附属医院	三级	综合	公立
1274		南宁市	广西壮族自治区民族医院	三级	综合	公立
1275		来宾市	来宾市人民医院	三级	综合	公立
1276		南宁市	广西医科大学第二附属医院	三级	综合	公立
1277	广西壮族自治区	南宁市	广西医学科学院广西壮族自治区人民医院	三级	综合	公立
1278		梧州市	梧州市工人医院	三级	综合	公立
1279		防城港市	防城港市第一人民医院	三级	综合	公立
1280		百色市	靖西市人民医院	二级	综合	公立
1281		玉林市	玉林市中医医院	三级	综合	公立
1282		柳州市	柳州市人民医院	三级	综合	公立

续表

序号	省(直辖市、自治区)	市(区、自治州、地区、盟)	医院名称	医院级别	专科/综合	公立/民营
1283		百色市	田阳区人民医院	二级	综合	公立
1284		百色市	右江区人民医院	二级	综合	公立
1285		百色市	西林县妇幼保健院	二级	专科	公立
1286		百色市	田东县妇幼保健院	二级	专科	公立
1287	广西壮族自治区	百色市	凌云县妇幼保健院	其他	专科	公立
1288		百色市	德保县人民医院	二级	综合	公立
1289		百色市	隆林各族自治县妇幼保健院	二级	专科	公立
1290		百色市	德保县妇幼保健院	二级	专科	公立
1291		百色市	隆林各族自治县中医医院	二级	综合	公立
1292		百色市	百色市人民医院	三级	综合	公立
1293		澄迈县	澄迈县人民医院	二级	综合	公立
1294		三亚市	三亚市人民医院	三级	综合	公立
1295		五指山市	海南省第二人民医院	二级	综合	公立
1296		万宁市	万宁市人民医院	三级	综合	公立
1297		琼海市	琼海市中医院	三级	综合	公立
1298		保亭黎族苗族自治县	保亭黎族苗族自治人民医院	二级	综合	公立
1299		海口市	海口市第四人民医院	二级	综合	公立
1300		定安县	定安县人民医院	二级	综合	公立
1301		屯昌县	屯昌县人民医院	二级	综合	公立
1302		乐东黎族自治县	乐东黎族自治县第二人民医院	二级	综合	公立
1303		海口市	海南现代妇女儿童医院府城院区	三级	专科	民营
1304		三亚市	三亚市妇幼保健院	三级	专科	公立
1305	海南省	海口市	海口市妇幼保健院	三级	专科	公立
1306		海口市	海南省肿瘤医院	三级	专科	民营
1307		海口市	琼山区妇幼保健院	二级	专科	公立
1308		儋州市	儋州市人民医院	三级	综合	公立
1309		海口市	海南省人民医院	三级	综合	公立
1310		文昌市	文昌市人民医院	三级	综合	公立
1311		儋州市	海南西部中心医院	三级	综合	公立
1312		三亚市	三亚中心医院(海南省第三人民医院)	三级	综合	公立
1313		琼海市	琼海市人民医院	三级	综合	公立
1314		临高县	临高县人民医院	二级	综合	公立
1315		海口市	海南省妇女儿童医学中心	三级	专科	公立
1316		海口市	海南医学院第一附属医院	三级	综合	公立
1317		海口市	海南医学院第二附属医院	三级	综合	公立
1318		海口市	海口市人民医院	三级	综合	公立

序号	省(直辖市、自治区)	市(区、自治州、地区、盟)	医院名称	医院级别	专科/综合	公立/民营
1319		万州区	重庆三峡医药高等专科学校附属医院	二级	综合	公立
1320		奉节县	重庆市奉节县中医院	二级	综合	公立
1321		垫江县	重庆市垫江县人民医院	三级	综合	公立
1322		潼南区	重庆市潼南区妇幼保健计划生育服务中心	二级	专科	公立
1323		武隆区	重庆市武隆区人民医院	二级	综合	公立
1324		九龙坡区	重庆市九龙坡区第二人民医院	二级	综合	公立
1325		九龙坡区	九龙坡区人民医院	二级	综合	公立
1326		万州区	重庆市万州区上海医院	二级	综合	公立
1327		万州区	重庆大学附属三峡医院	三级	综合	公立
1328		万州区	重庆三峡医药高等专科学校附属人民医院	二级	综合	公立
1329		渝北区	渝北区人民医院	三级	综合	公立
1330		江津区	重庆市江津区中医院	三级	综合	公立
1331		涪陵区	重庆市涪陵区中医院	三级	综合	公立
1332		綦江区	重庆市綦江区人民医院	三级	综合	公立
1333		巴南区	重庆市巴南区人民医院	三级	综合	公立
1334		彭水苗族土家族自治县	彭水苗族土家族自治县人民医院	二级	综合	公立
1335		江津区	重庆市江津区中心医院	三级	综合	公立
1336		九龙坡区	重庆市第十三人民医院	二级	综合	公立
1337	重庆市	渝中区	重庆医科大学附属第二医院	三级	综合	公立
1338		黔江区	黔江区妇幼保健计划生育服务中心	二级	专科	公立
1339		南川区	南川区中医医院	二级	综合	公立
1340		潼南区	潼南区人民医院	二级	综合	公立
1341		巫溪县	巫溪县妇幼保健计划生育中心	二级	专科	公立
1342		渝中区	重庆医科大学附属儿童医院	三级	专科	公立
1343		丰都县	丰都县中医院	二级	综合	公立
1344		沙坪坝区	重庆大学附属肿瘤医院	三级	专科	公立
1345		涪陵区	涪陵区儿童医院(区人民医院)	二级	综合	公立
1346		渝北区	重庆市妇幼保健院	三级	专科	公立
1347		长寿区	重庆市长寿区人民医院	三级	综合	公立
1348		涪陵区	重庆郭昌毕中医骨伤医院	二级	专科	民营
1349		巴南区	重庆市巴南区第二人民医院	二级	综合	公立
1350		渝中区	重庆市人民医院	三级	综合	公立
1351		江北区	重庆市红十字会医院(江北区人民医院)	二级	综合	公立
1352		黔江区	重庆市黔江中心医院	三级	综合	公立
1353		奉节县	奉节县人民医院	三级	综合	公立
1354		梁平区	重庆市梁平区中医院	二级	综合	公立
1355		九龙坡区	重庆市高新区人民医院	二级	综合	公立
1356		开州区	重庆市开州区妇幼保健院	二级	专科	公立

序号	省(直辖市、自治区)	市(区、自治州、地区、盟)	医院名称	医院级别	专科/综合	公立/民营
1357		渝中区	重庆市急救医疗中心	三级	综合	公立
1358		大足区	重庆市大足区妇幼保健计划生育服务中心	二级	专科	公立
1359		沙坪坝区	重庆医科大学附属大学城医院	三级	综合	公立
1360		开州区	重庆市开州区人民医院	三级	综合	公立
1361		万州区	重庆市万州区第一人民医院	二级	综合	公立
1362		黔江区	黔江区中医院	二级	综合	公立
1363		潼南区	重庆市潼南区中医院	三级	综合	公立
1364		沙坪坝区	重庆市公共卫生医疗救治中心	三级	专科	公立
1365		涪陵区	重庆大学附属涪陵医院	三级	综合	公立
1366		梁平区	重庆市梁平区人民医院	三级	综合	公立
1367		石柱土家族自治县	石柱县人民医院	二级	综合	公立
1368		渝北区	重庆两江新区第一人民医院	三级	综合	公立
1369		永川区	重庆市永川区中医院	三级	综合	公立
1370		秀山土家族苗族自治县	秀山县人民医院	二级	综合	公立
1371		大渡口区	大渡口区人民医院	二级	综合	民营
1372		巴南区	重庆市巴南区妇幼保健院	二级	专科	公立
1373		武隆区	重庆市武隆区妇幼保健院	二级	专科	公立
1374		巫溪县	巫溪县人民医院	二级	综合	公立
1375	重庆市	万州区	重庆市万州区妇幼保健院	三级	专科	公立
1376		云阳县	云阳县人民医院	二级	综合	公立
1377		巴南区	巴南区中医院	二级	综合	公立
1378		铜梁区	重庆市铜梁区人民医院	二级	综合	公立
1379		荣昌区	荣昌区人民医院	二级	综合	公立
1380		北碚区	重庆市第九人民医院	三级	综合	公立
1381		南川区	重庆市南川区妇幼保健院	二级	专科	公立
1382		涪陵区	涪陵区妇幼保健院	三级	专科	公立
1383		江津区	重庆市江津区妇幼保健院	二级	专科	公立
1384		江北区	江北区中医院	二级	综合	民营
1385		九龙坡区	重庆建设医院	二级	综合	公立
1386		永川区	重庆医科大学附属永川医院	三级	综合	公立
1387		大足区	大足区人民医院	三级	综合	公立
1388		巫山县	重庆市巫山县人民医院	二级	综合	公立
1389		巴南区	重庆市第七人民医院	二级	综合	公立
1390		北碚区	北碚区中医院	三级	综合	公立
1391		沙坪坝区	沙坪坝区人民医院	二级	综合	公立
1392		南岸区	重庆市第五人民医院	三级	综合	公立
1393		江北区	重庆市中医院	三级	综合	公立
1394		江津区	重庆市江津区第二人民医院	二级	综合	公立

续表

序号	省(直辖市、自治区)	市(区、自治州、地区、盟)	医院名称	医院级别	专科/综合	公立/民营
1395	重庆市	忠县	重庆市忠县人民医院	三级	综合	公立
1396		丰都县	丰都县人民医院	二级	综合	公立
1397		乐山市	乐山市人民医院	三级	综合	公立
1398		泸州市	泸州市人民医院	三级	综合	公立
1399		广安市	华蓥市人民医院	二级	综合	公立
1400		资阳市	资阳市第一人民医院	三级	综合	公立
1401		自贡市	自贡市第四人民医院	三级	综合	公立
1402		凉山彝族自治州	凉山彝族自治州第一人民医院	三级	综合	公立
1403		自贡市	荣县人民医院	三级	综合	公立
1404		阿坝藏族羌族自治州	阿坝藏族羌族自治州人民医院	三级	综合	公立
1405		广安市	广安市中医医院	二级	综合	公立
1406		遂宁市	遂宁市中心医院	三级	综合	公立
1407		资阳市	乐至县人民医院	三级	综合	公立
1408		阿坝藏族羌族自治州	松潘县人民医院	二级	综合	公立
1409		甘孜藏族自治州	甘孜县人民医院	二级	综合	公立
1410		自贡市	自贡市第一人民医院	三级	综合	公立
1411		资阳市	资阳市人民医院	三级	综合	公立
1412		绵阳市	江油市人民医院	三级	综合	公立
1413		绵阳市	绵阳市中心医院	三级	综合	公立
1414	四川省	巴中市	巴中市中心医院	三级	综合	公立
1415		攀枝花市	攀枝花市中心医院	三级	综合	公立
1416		广安市	广安市人民医院	三级	综合	民营
1417		遂宁市	遂宁市中医院	三级	综合	公立
1418		绵阳市	绵阳市第三人民医院	三级	综合	公立
1419		绵阳市	盐亭县人民医院	三级	综合	公立
1420		南充市	川北医学院附属医院	三级	综合	公立
1421		乐山市	犍为县人民医院	三级	综合	公立
1422		德阳市	中江县人民医院	三级	综合	公立
1423		泸州市	泸县第二人民医院	二级	综合	公立
1424		内江市	资中县人民医院	三级	综合	公立
1425		雅安市	雅安市人民医院	三级	综合	公立
1426		内江市	内江市第一人民医院	三级	综合	公立
1427		广元市	第一人民医院	三级	综合	公立
1428		攀枝花市	攀枝花市妇幼保健院	三级	专科	公立
1429		甘孜藏族自治州	甘孜藏族自治州人民医院	三级	综合	公立
1430		泸州市	合江健欣兴康医院有限公司	二级	综合	民营
1431		泸州市	合江县人民医院	三级	综合	公立
1432		泸州市	西南医科大学附属医院	三级	综合	公立

续表

序号	省(直辖市、自治区)	市(区、自治州、地区、盟)	医院名称	医院级别	专科/综合	公立/民营
1433		德阳市	罗江区人民医院	二级	综合	公立
1434		德阳市	旌阳区妇幼保健计划生育服务中心	三级	专科	公立
1435		泸州市	纳溪区人民医院	三级	综合	公立
1436		资阳市	安岳县人民医院	三级	综合	公立
1437		凉山彝族自治州	凉山彝族自治州第二人民医院	三级	综合	公立
1438		德阳市	德阳市人民医院	三级	综合	公立
1439		成都市	成都市第三人民医院	三级	综合	公立
1440		德阳市	德阳市第二人民医院	三级	综合	公立
1441		自贡市	富顺西区老年病医院	二级	专科	民营
1442		成都市	龙泉驿区第一人民医院	三级	综合	公立
1443		南充市	西华师范大学附属医院(高坪区人民医院)	三级	综合	公立
1444		眉山市	四川大学华西第二医院眉山市妇女儿童医院眉山市妇幼保健院	三级	专科	公立
1445		阿坝藏族羌族自治州	金川县人民医院	二级	综合	公立
1446		攀枝花市	盐边县人民医院	二级	综合	公立
1447		自贡市	自贡市妇幼保健院	三级	专科	公立
1448		阿坝藏族羌族自治州	汶川县人民医院	三级	综合	公立
1449		凉山彝族自治州	会东县人民医院	三级	综合	公立
1450	四川省	泸州市	泸县人民医院	三级	综合	公立
1451		德阳市	什邡市人民医院	三级	综合	公立
1452		成都市	成都市中西医结合医院	三级	综合	公立
1453		凉山彝族自治州	德昌县人民医院	三级	综合	公立
1454		资阳市	雁江区人民医院	二级	综合	公立
1455		攀枝花市	米易县人民医院	二级	综合	公立
1456		攀枝花市	中西医结合医院	三级	综合	公立
1457		达州市	人民医院	二级	综合	公立
1458		达州市	开江县人民医院	二级	综合	公立
1459		巴中市	南江县人民医院	三级	综合	公立
1460		达州市	万源市中心医院	二级	综合	公立
1461		达州市	达州市妇女儿童医院	三级	专科	公立
1462		德阳市	旌阳区中医院(人民医院)	三级	综合	公立
1463		达州市	达州市第三人民医院·达川区人民医院	三级	综合	公立
1464		广安市	邻水县人民医院	三级	综合	公立
1465		凉山彝族自治州	会理市妇幼保健计划生育服务中心(会理市妇幼保健院)	二级	专科	公立
1466		成都市	四川现代医院	三级	综合	民营
1467		达州市	达州市中西医结合医院	三级	综合	公立
1468		广安市	岳池县人民医院	三级	综合	公立

序号	省(直辖市、自治区)	市(区、自治州、地区、盟)	医院名称	医院级别	专科/综合	公立/民营
1469		铜仁市	万山区人民医院	二级	综合	公立
1470		贵阳市	贵州省第二人民医院	三级	专科	公立
1471		遵义市	遵义市第一人民医院	三级	综合	公立
1472		黔南布依族苗族自治州	平塘县人民医院	二级	综合	公立
1473		安顺市	中国贵航集团三〇二医院	三级	综合	公立
1474		黔东南苗族侗族自治州	剑河县民族中医院	二级	综合	公立
1475		贵阳市	贵州医科大学附属医院	三级	综合	公立
1476		毕节市	毕节市第一人民医院	三级	综合	公立
1477		遵义市	遵义市播州区人民医院	三级	综合	公立
1478		贵阳市	贵州省职工医院	三级	综合	公立
1479		黔东南苗族侗族自治州	黔东南苗族侗族自治州人民医院	三级	综合	公立
1480		毕节市	金沙县人民医院	二级	综合	公立
1481		贵阳市	开阳县人民医院	二级	综合	公立
1482		黔东南苗族侗族自治州	岑巩县妇幼保健院	二级	专科	公立
1483		贵阳市	贵州中医药大学第一附属医院	三级	综合	公立
1484		毕节市	织金县妇幼保健院	二级	专科	公立
1485		黔南布依族苗族自治州	龙里县人民医院	二级	综合	公立
1486		贵阳市	贵阳市南明区妇幼保健院	二级	专科	公立
1487	贵州省	黔东南苗族侗族自治州	麻江县人民医院	二级	综合	公立
1488		贵阳市	贵阳市第一人民医院	三级	综合	公立
1489		贵阳市	贵航贵阳医院	三级	综合	公立
1490		黔南布依族苗族自治州	惠水县人民医院	二级	综合	公立
1491		安顺市	普定县人民医院	二级	综合	公立
1492		毕节市	赫章县人民医院	二级	综合	公立
1493		黔东南苗族侗族自治州	榕江县人民医院	二级	综合	公立
1494		铜仁市	铜仁市妇幼保健院	三级	专科	公立
1495		铜仁市	印江土家族苗族自治县人民医院	三级	综合	公立
1496		黔南布依族苗族自治州	都匀市人民医院	二级	综合	公立
1497		贵阳市	贵州医科大学附属白云医院	三级	综合	民营
1498		黔东南苗族侗族自治州	施秉县人民医院	二级	综合	公立
1499		安顺市	关岭布依族苗族自治县人民医院	二级	综合	公立
1500		毕节市	金沙县中医医院	三级	综合	公立
1501		黔南布依族苗族自治州	长顺县妇幼保健院	二级	综合	公立
1502		贵阳市	息烽县中医医院	二级	综合	公立
1503		安顺市	紫云苗族布依族自治县人民医院	二级	综合	公立
1504		黔南布依族苗族自治州	长顺县人民医院	二级	综合	公立
1505		黔东南苗族侗族自治州	丹寨县人民医院	二级	综合	公立
1506		黔东南苗族侗族自治州	从江县人民医院	二级	综合	公立

序号	省(直辖市、自治区)	市(区、自治州、地区、盟)	医院名称	医院级别	专科/综合	公立/民营
1507		六盘水市	六盘水市妇幼保健院	三级	专科	公立
1508		黔东南苗族侗族自治州	锦屏人民医院	二级	综合	公立
1509		安顺市	平坝区人民医院	二级	综合	公立
1510		安顺市	安顺市妇幼保健院	三级	专科	公立
1511		遵义市	桐梓县人民医院	二级	综合	公立
1512	贵州省	黔东南苗族侗族自治州	贵州医科大学第二附属医院	三级	综合	公立
1513		遵义市	遵义医科大学附属医院	三级	综合	公立
1514		贵阳市	贵黔国际总医院	三级	综合	民营
1515		黔西南布依族苗族自治州	黔西南布依族苗族自治州妇幼保健院	三级	专科	公立
1516		遵义市	余庆县人民医院	二级	综合	公立
1517		安顺市	安顺市人民医院	三级	综合	公立
1518		黔南布依族苗族自治州	瓮安明康医院	二级	综合	民营
1519		文山壮族苗族自治州	丘北县人民医院	二级	综合	公立
1520		保山市	昌宁天和医院	二级	综合	民营
1521		红河哈尼族彝族自治州	红河州妇幼保健院	三级	专科	公立
1522		昆明市	昆明医科大学第一附属医院	三级	综合	公立
1523		红河哈尼族彝族自治州	红河州第三人民医院	三级	专科	公立
1524		曲靖市	会泽县人民医院	三级	综合	公立
1525		红河哈尼族彝族自治州	红河州滇南中心医院(个旧市人民医院)	三级	综合	公立
1526		大理白族自治州	大理大学第一附属医院	三级	综合	公立
1527		西双版纳傣族自治州	西双版纳傣族自治州人民医院	三级	综合	公立
1528		怒江傈僳族自治州	贡山县人民医院	二级	综合	公立
1529		昭通市	昭通市第二人民医院	二级	综合	公立
1530		昭通市	昭通市第一人民医院	三级	综合	公立
1531		大理白族自治州	大理市第二人民医院	二级	专科	公立
1532	云南省	红河哈尼族彝族自治州	云南省滇南中心医院(红河哈尼族彝族自治州第一人民医院)	三级	综合	公立
1533		楚雄彝族自治州	楚雄彝族自治州人民医院	三级	综合	公立
1534		红河哈尼族彝族自治州	蒙自市人民医院	三级	综合	公立
1535		红河哈尼族彝族自治州	红河州第二人民医院	三级	专科	公立
1536		文山壮族苗族自治州	云南省文山壮族苗族自治州人民医院	三级	综合	公立
1537		大理白族自治州	大理白族自治州人民医院	三级	综合	公立
1538		昭通市	昭通市妇幼保健院	二级	专科	公立
1539		曲靖市	陆良县中医医院	二级	综合	公立
1540		昆明市	昆明市官渡区人民医院	二级	综合	公立
1541		普洱市	思茅区人民医院	二级	综合	公立
1542		临沧市	凤庆县人民医院	三级	综合	公立
1543		保山市	龙陵县人民医院	二级	综合	公立
1544		昆明市	嵩明县人民医院	二级	综合	公立

序号	省(直辖市、自治区)	市(区、自治州、地区、盟)	医院名称	医院级别	专科/综合	公立/民营
1545		迪庆藏族自治州	迪庆藏族自治州人民医院	三级	综合	公立
1546		保山市	腾冲市人民医院	三级	综合	公立
1547		保山市	保山市人民医院	三级	综合	公立
1548		迪庆藏族自治州	香格里拉市妇幼保健院	二级	专科	公立
1549		红河哈尼族彝族自治州	金平县人民医院	二级	综合	公立
1550		曲靖市	罗平县妇幼保健计划生育服务中心	二级	专科	公立
1551		玉溪市	玉溪市人民医院	三级	综合	公立
1552		文山壮族苗族自治州	西畴县第一人民医院	二级	综合	公立
1553		昭通市	水富市人民医院	二级	综合	公立
1554		红河哈尼族彝族自治州	开远市人民医院	三级	综合	公立
1555		大理白族自治州	大理市第一人民医院	三级	综合	公立
1556		昆明市	昆明市晋宁区第二人民医院	二级	综合	公立
1557		昭通市	永善县人民医院	二级	综合	公立
1558		昆明市	昆明市妇幼保健院	三级	专科	公立
1559		楚雄彝族自治州	元谋县人民医院	二级	综合	公立
1560		保山市	施甸县人民医院	二级	综合	公立
1561		昭通市	绥江县人民医院	二级	综合	公立
1562		楚雄彝族自治州	双柏县人民医院	二级	综合	公立
1563	云南省	昆明市	东川区人民医院超声科	三级	综合	公立
1564		红河哈尼族彝族自治州	弥勒第一医院	三级	综合	民营
1565		普洱市	景东彝族自治县人民医院	二级	综合	公立
1566		丽江市	永胜县人民医院	二级	综合	公立
1567		临沧市	临翔区人民医院	三级	综合	公立
1568		普洱市	普洱市人民医院	三级	综合	公立
1569		临沧市	临沧市人民医院	三级	综合	公立
1570		楚雄彝族自治州	禄丰市人民医院	三级	综合	公立
1571		普洱市	澜沧拉祜族自治县妇幼保健院	二级	专科	公立
1572		普洱市	孟连傣族拉祜族佤族自治县人民医院	二级	综合	公立
1573		昭通市	镇雄县人民医院	三级	综合	公立
1574		昭通市	昭阳区妇幼保健计划生育服务中心	二级	专科	公立
1575		曲靖市	麒麟区人民医院	二级	综合	公立
1576		楚雄彝族自治州	永仁县妇幼保健院	二级	专科	公立
1577		楚雄彝族自治州	大姚县中彝医院	二级	综合	公立
1578		丽江市	丽江市人民医院	三级	综合	公立
1579		红河哈尼族彝族自治州	红河县人民医院	二级	综合	公立
1580		大理白族自治州	祥云县人民医院	三级	综合	公立
1581		曲靖市	宣威市第一人民医院	三级	综合	公立
1582		昆明市	宜良县第一人民医院	三级	综合	公立

续表

序号	省(直辖市、自治区)	市(区、自治州、地区、盟)	医院名称	医院级别	专科/综合	公立/民营
1583		丽江市	华坪县人民医院	二级	综合	公立
1584	云南省	昭通市	彝良县人民医院	二级	综合	公立
1585		大理白族自治州	巍山彝族回族自治县中医医院	二级	综合	公立
1586		昌都市	西藏昌都市藏医院	三级	综合	公立
1587		昌都市	左贡县人民医院	二级	综合	公立
1588		那曲市	嘉黎县人民医院	二级	综合	公立
1589		那曲市	那曲市聂荣县人民医院	二级	综合	公立
1590		那曲市	索县人民医院	二级	综合	公立
1591		拉萨市	林周县人民医院	二级	综合	公立
1592		那曲市	那曲市嘉黎县藏医院	二级	综合	公立
1593		日喀则市	日喀则市康马县中心医院	二级	综合	公立
1594		昌都市	西藏芒康县人民医院	二级	综合	公立
1595		日喀则市	日喀则市藏医医院	三级	综合	公立
1596		那曲市	比如县人民医院	二级	综合	公立
1597		那曲市	那曲市妇幼保健院	二级	专科	公立
1598		林芝市	波密县人民医院	二级	综合	公立
1599		昌都市	丁青县人民医院	二级	综合	公立
1600		日喀则市	仁布县中心医院	二级	综合	公立
1601		那曲市	班戈县藏医院	其他	综合	民营
1602		昌都市	西藏贡觉县人民医院	二级	综合	公立
1603	西藏自治区	山南市	贡嘎县人民医院	二级	综合	公立
1604		拉萨市	堆龙德庆区人民医院	二级	综合	公立
1605		那曲市	申扎县人民医院	二级	综合	公立
1606		拉萨市	西藏自治区妇产儿童医院(妇幼保健医院)	三级	专科	公立
1607		拉萨市	西藏司法警官医院	二级	综合	公立
1608		山南市	加查县人民医院	二级	综合	公立
1609		日喀则市	岗巴县中心医院	二级	综合	公立
1610		那曲市	班戈县人民医院	二级	综合	公立
1611		阿里地区	改则县人民医院	二级	综合	公立
1612		山南市	桑日县卫生服务中心	二级	综合	公立
1613		山南市	错那县人民医院	二级	综合	公立
1614		阿里地区	噶尔县人民医院	二级	综合	公立
1615		拉萨市	当雄县人民医院	二级	综合	公立
1616		拉萨市	拉萨美年大健康健康管理有限公司察古体检医院	其他	专科	民营
1617		阿里地区	普兰县人民医院	二级	综合	公立
1618		拉萨市	西藏阜康医院	三级	综合	民营
1619		山南市	乃东区卫生服务中心	二级	综合	公立
1620		林芝市	林芝市人民医院	三级	综合	公立

序号	省(直辖市、自治区)	市(区、自治州、地区、盟)	医院名称	医院级别	专科/综合	公立/民营
1621		山南市	西藏山南市曲松县人民医院	二级	综合	公立
1622		林芝市	米林县人民医院	二级	综合	公立
1623		那曲市	西藏那曲市尼玛县人民医院	二级	综合	公立
1624		那曲市	安多县人民医院	二级	综合	公立
1625		阿里地区	札达县人民医院	二级	综合	公立
1626		阿里地区	西藏阿里地区藏医院	二级	综合	公立
1627		阿里地区	措勤县人民医院	二级	综合	公立
1628		拉萨市	西藏自治区第三人民医院	二级	专科	公立
1629		山南市	山南市妇幼保健院	二级	专科	公立
1630		山南市	山南市人民医院	三级	综合	公立
1631		山南市	西藏隆子县卫生服务中心	二级	综合	公立
1632		山南市	藏医医院	三级	综合	公立
1633		日喀则市	南木林县中心医院	二级	综合	公立
1634		昌都市	卡若区人民医院	二级	综合	公立
1635		拉萨市	曲水县人民医院	二级	综合	公立
1636		林芝市	墨脱县人民医院	二级	综合	公立
1637	西藏自治区	山南市	扎囊县卫生服务中心	二级	综合	公立
1638		山南市	措美县卫生服务中心	二级	综合	公立
1639		日喀则市	吉隆县中心医院	二级	综合	公立
1640		拉萨市	西藏拉萨市妇幼保健院	二级	专科	公立
1641		日喀则市	日喀则市拉孜县卫生服务中心	二级	综合	公立
1642		那曲市	那曲市人民医院	三级	综合	公立
1643		拉萨市	西藏自治区人民医院	三级	综合	民营
1644		日喀则市	日喀则地区江孜县人民医院	二级	综合	公立
1645		日喀则市	日喀则市人民医院	三级	综合	公立
1646		昌都市	类乌齐县人民医院	二级	综合	公立
1647		阿里地区	西藏阿里地区人民医院	三级	综合	公立
1648		林芝市	工布江达县医院	二级	综合	公立
1649		拉萨市	自治区藏医院	三级	综合	民营
1650		阿里地区	革吉县人民医院	二级	综合	公立
1651		日喀则市	桑珠孜区人民医院	二级	综合	公立
1652		昌都市	昌都市人民医院	三级	综合	公立
1653		日喀则市	萨嘎县卫生服务中心	二级	综合	公立
1654		西安市	长安区医院	二级	综合	公立
1655		汉中市	汉中美年大健康管理服务有限公司体检中心	其他	专科	民营
1656	陕西省	铜川市	耀州区人民医院	二级	综合	公立
1657		咸阳市	陕西中医药大学附属医院	三级	综合	公立
1658		西安市	西安大兴医院	三级	综合	民营

序号	省(直辖市、 自治区)	市(区、自治州、 地区、盟)	医院名称	医院 级别	专科/ 综合	公立/ 民营
1659		西安市	陕西省第二人民医院	三级	综合	公立
1660		安康市	安康市人民医院	三级	综合	公立
1661		汉中市	镇巴县人民医院	二级	综合	公立
1662		西安市	西安市儿童医院	三级	专科	公立
1663		渭南市	渭南市中心医院	三级	综合	公立
1664		宝鸡市	宝鸡高新医院	三级	综合	民营
1665		西安市	西安市中心医院	三级	综合	公立
1666		商洛市	商洛市中心医院	三级	综合	公立
1667		西安市	核工业四一七医院	二级	综合	公立
1668		铜川市	铜川矿务局中心医院	三级	综合	公立
1669		安康市	旬阳市人民医院	二级	综合	公立
1670		榆林市	榆林市中医医院	三级	综合	公立
1671		安康市	汉滨区第三人民医院	二级	综合	公立
1672		渭南市	临渭区中医院	二级	专科	公立
1673		渭南市	白水县医院	二级	综合	公立
1674		铜川市	耀州区孙思邈中医院	二级	综合	公立
1675		西安市	西安国际医学中心医院	三级	综合	民营
1676		商洛市	商洛市中医医院	三级	综合	公立
1677	陕西省	延安市	延安大学附属医院	三级	综合	公立
1678		渭南市	富平县医院	二级	综合	公立
1679		榆林市	靖边县人民医院	二级	综合	公立
1680		渭南市	韩城市人民医院	二级	综合	公立
1681		咸阳市	陕西省核工业二一五医院	三级	综合	公立
1682		渭南市	澄城县医院	二级	综合	公立
1683		咸阳市	泾阳县医院	二级	综合	公立
1684		榆林市	子洲县人民医院	二级	综合	公立
1685		渭南市	渭南市华州区人民医院	二级	综合	公立
1686		渭南市	合阳县中医医院	二级	综合	公立
1687		咸阳市	三原县县医院	二级	综合	公立
1688		渭南市	大荔县医院	二级	综合	公立
1689		咸阳市	咸阳市中心医院	三级	综合	公立
1690		西安市	西北妇女儿童医院	三级	专科	公立
1691		西安市	西安市人民医院(西安市第四医院)	三级	综合	公立
1692		西安市	西安交通大学第一附属医院	三级	综合	公立
1693		西安市	西安交通大学第二附属医院	三级	综合	公立
1694		汉中市	洋县人民医院	二级	综合	公立
1695		安康市	白河县人民医院	二级	综合	公立
1696		西安市	陕西省肿瘤医院	三级	专科	公立

序号	省(直辖市、自治区)	市(区、自治州、地区、盟)	医院名称	医院级别	专科/综合	公立/民营
1697		西安市	陕西省人民医院	三级	综合	公立
1698		汉中市	宁强县天津医院	二级	综合	公立
1699		安康市	石泉县医院	二级	综合	公立
1700		渭南市	渭南市妇幼保健院	三级	专科	公立
1701		商洛市	商南县医院	二级	综合	公立
1702		延安市	延安市人民医院	三级	综合	公立
1703		咸阳市	咸阳市第一人民医院	三级	综合	公立
1704		汉中市	城固县医院	二级	综合	公立
1705	陕西省	榆林市	榆林市第二医院	三级	综合	公立
1706		宝鸡市	宝鸡市妇幼保健院	三级	专科	公立
1707		汉中市	汉台区妇幼保健院	二级	专科	公立
1708		宝鸡市	宝鸡市中医医院	三级	综合	公立
1709		西安市	西安凤城医院	三级	综合	民营
1710		安康市	汉阴县人民医院	二级	综合	公立
1711		汉中市	南郑区妇幼保健计划生育服务中心	二级	专科	公立
1712		商洛市	商洛市妇幼保健计划生育服务中心	三级	专科	公立
1713		安康市	紫阳县人民医院	二级	综合	公立
1714		汉中市	三二〇一医院	三级	综合	公立
1715		临夏回族自治州	临夏回族自治州人民医院	三级	综合	公立
1716		张掖市	河西学院附属张掖人民医院	三级	综合	公立
1717		陇南市	陇南市第一人民医院	三级	综合	公立
1718		白银市	白银市第二人民医院	三级	综合	公立
1719	甘肃省	平凉市	平凉市庄浪县人民医院	三级	综合	公立
1720		兰州市	兰州市第二人民医院	三级	综合	公立
1721		兰州市	兰州大学第二医院	三级	综合	公立
1722		平凉市	庄浪县人民医院	三级	综合	公立
1723		天水市	天水市第一人民医院	三级	综合	民营
1724		海北藏族自治州	祁连县人民医院	二级	综合	公立
1725		西宁市	青海省交通医院	三级	综合	公立
1726		西宁市	青海大学附属医院	三级	综合	公立
1727		海东市	循化撒拉族自治县人民医院	二级	综合	公立
1728	青海省	玉树藏族自治州	玉树市人民医院	二级	综合	公立
1729		果洛藏族自治州	班玛县人民医院	二级	综合	公立
1730		西宁市	青海省第四人民医院	三级	专科	公立
1731		海西蒙古族藏族自治州	海西州人民医院	三级	综合	公立
1732		西宁市	西宁市第二人民医院	三级	综合	公立

序号	省(直辖市、自治区)	市(区、自治州、地区、盟)	医院名称	医院级别	专科/综合	公立/民营
1733		黄南藏族自治州	尖扎县人民医院	二级	综合	公立
1734		海西蒙古族藏族自治州	格尔木市人民医院	三级	综合	公立
1735		西宁市	青海省人民医院	三级	综合	公立
1736		西宁市	青海红十字医院	三级	综合	公立
1737		黄南藏族自治州	黄南藏族自治州人民医院	三级	综合	公立
1738		西宁市	大通县人民医院	三级	综合	公立
1739		海南藏族自治州	海南藏族自治州人民医院	三级	综合	公立
1740		玉树藏族自治州	囊谦县人民医院	二级	综合	公立
1741		海东市	互助土族自治县人民医院	三级	综合	公立
1742		西宁市	湟中区第一人民医院	二级	综合	公立
1743		西宁市	康乐医院	三级	综合	民营
1744		西宁市	青海省妇幼保健院	三级	专科	公立
1745		海西蒙古族藏族自治州	乌兰县蒙医医院	二级	综合	公立
1746		西宁市	湟中县第二人民医院	二级	专科	公立
1747	青海省	西宁市	西宁市第一人民医院	三级	综合	公立
1748		海东市	海东市第二人民医院	二级	综合	公立
1749		果洛藏族自治州	玛沁县人民医院	二级	综合	公立
1750		海西蒙古族藏族自治州	格尔木健桥医院	二级	综合	民营
1751		西宁市	西宁市中医院	二级	综合	公立
1752		海西蒙古族藏族自治州	乌兰县人民医院	二级	综合	公立
1753		海北藏族自治州	海北藏族自治州第一人民医院	二级	综合	公立
1754		海东市	海东市第一人民医院	二级	综合	公立
1755		西宁市	青海省妇女儿童医院	三级	专科	公立
1756		海北藏族自治州	海晏县人民医院	二级	综合	公立
1757		海东市	民和县人民医院	二级	综合	公立
1758		海北藏族自治州	海北藏族自治州第二人民医院	二级	综合	公立
1759		西宁市	青海省心脑血管病专科医院	三级	专科	公立
1760		西宁市	青海省第五人民医院	三级	综合	公立
1761		西宁市	湟源县人民医院	二级	综合	公立
1762		中卫市	中宁县人民医院	二级	综合	公立
1763		固原市	西吉县人民医院	二级	综合	公立
1764		银川市	宁夏回族自治区妇幼保健院	三级	专科	公立
1765	宁夏回族自治区	银川市	银川市第一人民医院	三级	综合	公立
1766		中卫市	中卫市人民医院	三级	综合	公立
1767		固原市	隆德县人民医院	二级	综合	公立
1768		石嘴山市	平罗县人民医院	二级	综合	公立

续表

序号	省(直辖市、自治区)	市(区、自治州、地区、盟)	医院名称	医院级别	专科/综合	公立/民营
1769		石嘴山市	石嘴山市第一人民医院	三级	综合	公立
1770		固原市	原州区人民医院	二级	综合	公立
1771		吴忠市	吴忠市人民医院	三级	综合	公立
1772		固原市	固原市人民医院	三级	综合	公立
1773		吴忠市	同心县人民医院	二级	综合	公立
1774		银川市	银川市第二人民医院	二级	综合	公立
1775		银川市	银川市妇幼保健院	三级	专科	公立
1776	宁夏回族自治区	银川市	宁夏中西医结合医院	二级	综合	公立
1777		银川市	宁夏医科大学总医院	三级	综合	公立
1778		银川市	灵武市人民医院	二级	综合	公立
1779		石嘴山市	宁夏回族自治区第五人民医院	三级	综合	公立
1780		固原市	固原市中医医院	三级	综合	公立
1781		银川市	宁夏回族自治区第三人民医院	三级	综合	公立
1782		银川市	宁夏回族自治区人民医院	三级	综合	公立
1783		银川市	宁夏回族自治区第四人民医院	三级	综合	公立
1784		乌鲁木齐市	新疆医科大学附属肿瘤医院	三级	专科	公立
1785		乌鲁木齐市	新疆医科大学附属中医医院	三级	综合	公立
1786		克拉玛依市	市中西医结合医院(市人民医院)	三级	综合	公立
1787		哈密市	哈密市中心医院	三级	综合	公立
1788		伊犁哈萨克自治州	伊犁哈萨克自治州友谊医院	三级	综合	公立
1789		乌鲁木齐市	新疆医科大学第八附属医院	三级	专科	公立
1790		伊犁哈萨克自治州	伊犁州中医医院	三级	综合	公立
1791		哈密市	哈密市伊州区人民医院	二级	综合	公立
1792		乌鲁木齐市	中国人民解放军新疆军区总医院	三级	综合	公立
1793		阿克苏地区	新和县人民医院	二级	综合	公立
1794	新疆维吾尔自治区	吐鲁番市	鄯善县人民医院	二级	综合	公立
1795		和田地区	和田县人民医院	二级	综合	公立
1796		塔城地区	裕民县人民医院	二级	综合	公立
1797		吐鲁番市	吐鲁番市高昌区人民医院	二级	综合	公立
1798		和田地区	民丰县人民医院	二级	综合	公立
1799		塔城地区	沙湾市人民医院	二级	综合	公立
1800		阿克苏地区	阿克苏地区中医医院	三级	综合	公立
1801		和田地区	于田县人民医院	二级	综合	公立
1802		和田地区	和田市人民医院	二级	综合	公立
1803		乌鲁木齐市	市中医医院	三级	综合	公立
1804		伊犁哈萨克自治州	伊犁州奎屯医院	三级	综合	公立

续表

序号	省(直辖市、自治区)	市(区、自治州、地区、盟)	医院名称	医院级别	专科/综合	公立/民营
1805		阿勒泰地区	阿勒泰地区人民医院	三级	综合	公立
1806		巴音郭楞蒙古自治州	巴州人民医院	三级	综合	公立
1807		阿克苏地区	阿瓦提县人民医院	二级	综合	公立
1808		阿克苏地区	阿克苏地区第一人民医院	三级	综合	公立
1809		博尔塔拉蒙古自治州	温泉县人民医院	二级	综合	公立
1810		喀什地区	岳普湖县人民医院	二级	综合	公立
1811		克拉玛依市	第二人民医院(康复医院)	二级	综合	公立
1812		塔城地区	塔城地区人民医院	三级	综合	公立
1813		哈密市	哈密市维吾尔医医院	二级	综合	公立
1814		和田地区	和田地区人民医院	三级	综合	公立
1815		喀什地区	巴楚县人民医院	二级	综合	公立
1816		乌鲁木齐市	新疆维吾尔自治区人民医院	三级	综合	公立
1817		伊犁哈萨克自治州	察布查尔锡伯自治县人民医院	二级	综合	公立
1818		乌鲁木齐市	乌鲁木齐市友谊医院	三级	综合	公立
1819		喀什地区	麦盖提县人民医院	二级	综合	公立
1820		喀什地区	伽师县人民医院	二级	综合	公立
1821		阿克苏地区	沙雅县人民医院	二级	综合	公立
1822	新疆维吾尔自治区	阿克苏地区	库车市人民医院	二级	综合	公立
1823		伊犁哈萨克自治州	尼勒克县人民医院	二级	综合	公立
1824		阿克苏地区	温宿县人民医院	二级	综合	公立
1825		喀什地区	喀什地区第二人民医院	三级	综合	公立
1826		阿克苏地区	阿克苏市人民医院	二级	综合	公立
1827		阿克苏地区	拜城县人民医院	二级	综合	公立
1828		哈密市	巴里坤哈萨克自治县人民医院	二级	综合	公立
1829		喀什地区	喀什市人民医院	二级	综合	公立
1830		伊犁哈萨克自治州	新源县中医医院	二级	综合	公立
1831		伊犁哈萨克自治州	巩留县人民医院	二级	综合	公立
1832		博尔塔拉蒙古自治州	精河县人民医院	二级	综合	公立
1833		乌鲁木齐市	乌鲁木齐市第一人民医院(儿童医院)	三级	专科	公立
1834		巴音郭楞蒙古自治州	和静县人民医院	二级	综合	公立
1835		哈密市	哈密宝石花吐哈医院	二级	综合	民营
1836		阿克苏地区	新疆维吾尔自治区阿克苏地区第二人民医院	三级	综合	公立
1837		乌鲁木齐市	新疆医科大学第二附属医院	三级	综合	公立
1838		阿克苏地区	乌什县人民医院	二级	综合	公立
1839		伊犁哈萨克自治州	伊犁哈萨克自治州妇幼保健院	三级	专科	公立
1840		阿克苏地区	阿克苏地区妇幼保健院	三级	专科	公立

续表

序号	省(直辖市、自治区)	市(区、自治州、地区、盟)	医院名称	医院级别	专科/综合	公立/民营
1841		伊犁哈萨克自治州	霍城县第一人民医院	二级	综合	公立
1842		阿克苏地区	柯坪县人民医院	二级	综合	公立
1843		喀什地区	英吉沙县人民医院	二级	综合	公立
1844		喀什地区	泽普县人民医院	二级	综合	公立
1845		哈密市	哈密市第二人民医院(哈密市肿瘤医院)	二级	综合	公立
1846		博尔塔拉蒙古自治州	阿拉山口市人民医院	二级	综合	公立
1847	新疆维吾尔自治区	乌鲁木齐市	新疆医科大学第六附属医院	三级	专科	公立
1848		博尔塔拉蒙古自治州	博尔塔拉蒙古自治州人民医院	三级	综合	公立
1849		昌吉回族自治州	奇台县人民医院	二级	综合	公立
1850		乌鲁木齐市	新疆医科大学第一附属医院	三级	综合	公立
1851		昌吉回族自治州	昌吉回族自治州人民医院	三级	综合	公立
1852		喀什地区	叶城县人民医院	二级	综合	公立
1853		喀什地区	莎车县人民医院	二级	综合	公立
1854		阿勒泰地区	新疆生产建设兵团第十师北屯医院	三级	综合	公立
1855		乌鲁木齐市	新疆生产建设兵团医院	三级	综合	公立
1856		自治区直辖县级行政区划	第八师石河子市总医院	三级	综合	公立
1857	新疆生产建设兵团	阿勒泰地区	新疆生产建设兵团第十师北屯医院	三级	综合	公立
1858		阿克苏地区	新疆生产建设兵团第一师医院	三级	综合	公立
1859		自治区直辖县级行政区划	石河子大学医学院第一附属医院	三级	综合	公立
1860		阿克苏地区	新疆生产建设兵团第一师阿拉尔医院	三级	综合	公立